Ю.Трощей (Траши)

ВЫСШАЯ
ЭЗОТЕРИЧЕСКАЯ ШКОЛА
ТРАНСЦЕНДЕНТАЛЬНЫХ ЗНАНИЙ

Сын Бога живого

Ю. Трощей (Траши)

СЫН БОГА ЖИВОГО

Трощей Ю.И. Высшая эзотерическая школа трансцендентальных знаний.
Книга «Сын Бога живого».

Четырехтомное научно-популярное произведение «Высшая эзотерическая школа трансцендентальных знаний», написанное академиком Кубанской народной академии наук, профессором, Юрием Игнатьевичем Трощеем (Таши), состоит из четырех томов, включающих в себя знания, приобретенные им в течение восемнадцатилетней учебы в самом закрытом храме Знаний (Траши) на Тибете. Первый том включает в себя знания об истории начала жизни на планете Земля, основанные на документах, хранящихся и бережно охраняемых в этом храме. Также подлинные знания по истории Запорожского казачества, начиная с I века нашей эры.

Jelezky publishing UG, Hamburg
www.jelezky-publishing.com
1. издание, май 2017. - 176 с.
© 2017, Jelezky Publishing UG (издатель), Hamburg

ISBN: 978-3-945549-37-7

Мало кто подозревает, откуда к человечеству приходят знания где их прародина земляне!

Предлагаемые материалы хранились в недрах обществ служителей Траши Тибета, у тех, о ком А. С. Пушкин сказал: «В чешуе, как жар горя, тридцать три бога Тора», а так же:

- у бакши Чала Асс Аков в святилище Света, на горе Солнца, в ущелье Саймапы Таш, за перевалом Кугарт в течение 11542 лет до Рождества Христова;

- во времена жреческого правления наций на Земле жрецов, начиная с Ар Ан Га (означает –«жезл, вспарывающий пространство») и до Мел Тха Саадака (имя которого означает - «колчан для солнечных стрел» или «ловушку для солнечных лучей»);

- у Расы Асс Аков (буквально – «освященных жителей неба»);

- доиндоевропейского населения Манн Асса (духовногоРазума). Восходящего к некой полумифической рогатой богине Кха (Тха) Шаоленя, несущего энергию звезд, Ак Сиз (или же Бу Гу), покровителем которого был Ай Берен («источник времени»);

- у Брук Русс (брук Расс – брук Росс) – Великий Змей;

- у Мыслеволны из скопления звезд Ур Кёр - Плеяды, которая дала 'землянам Ак Асс А (знания о внешнем дворе жителей неба – космосе – Ад(е) и Ам(е) - великой пустоте - физическом вакууме), т.е. о том, во что разворачивается материальный мир;

- у Йо Куте (жизненной силы – животворящей силы) – Вселенского Разума Вечности.

Доктрина Трашей самого закрытого храма Знаний на планете Земля отныне через жреца жизнеречения подвергается разгермстизации с целью посвящения народов мира в ее аркану (тайну) для подготовки Мироустройства общего уровня развития интеллекта человечества к вхождению в золотое тысячелетие третьей ступени развития Духовного Разума, который в далеком прошлом в Атлантиде (исчезнувшей 11542 г. до на.) свидетельствовал о Сознании Я и о его едином энерго-информационном поле событий.

Все последующие тысячелетия Храм Света /Траши/ был посвящен интерпретации истин математического текста планеты Йо от звезды Регул и НАСЛЕДИЮ предков их символического письма.

Каждые две тысячи лет из Храма Света /Траши/ по воле Творца является людям пророк и спаситель - один из мудрецов.

Именно здесь провел свои восемнадцать лет величайший пророк человечества Иисус Христос. Двенадцатилетним мальчиком попал сюда он на обучение. Вышел в тридцать лет и проповедовал людям принципы новой жизни. Именно на эти восемнадцать лет потеряли его летописцы и спорят до сих пор, так и не отыскав место Его тайного уединения. Главные истины Тха М Асс постиг в Александрии, Индии, и на Тибете в самых закрытых храмах Траши. Это то место, о котором история умалчивает.

Все читающие написанное в книге соприкоснутся с инициацией расширения сознания, ибо творческий эволюционный процесс всего сущего по пути движения усложнения материи подводит человечество к объявлению человеческого достоинства в будущих тысячелетиях.

Совесть человека является единственно правильным и вечным строгим судьей. Человеческая совесть, имея Божественное происхождение, дала всему человечеству правила справедливой жизни.

Надо твердо помнить, что все созданное природой естественно, жизненно, разумно, правильно и морально.

Цивилизация может развиваться гармонично лишь в том случае, если ею будет управлять мир, а управляющей частью станет высшая нравственность.

Всевозможные общества, общины, коммуны, союзы, клубы, ордена, интернационалы, империи не являются естественными национальными формами общественной жизни, а организованы эгоистическими группами личностей в своих собственных интересах.

Основа же вечной морали такова, что все нации имеют равные права в Вечности и всякая жизнь во Вселенной имеет одинаковую цену - безценна.

Говорят, есть еще люди на планете.

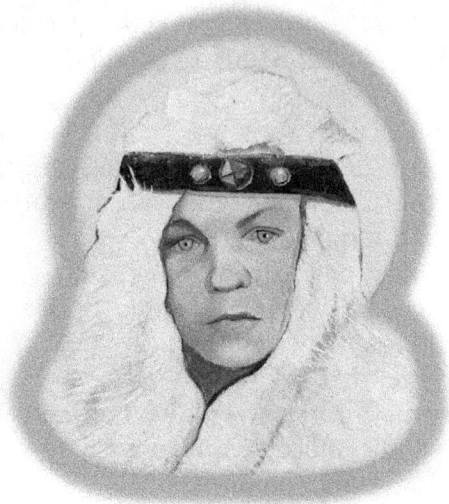

...И придет в мир людей ведение Омо Ассов...
Твоя зрелость должна быть непримиримой с рабством на земле, поскольку вы дети Создателю, но не рабы.

Явись! Чтоб Человеку Ясно стало,
Что мир менять давно пора настала.
Святынь у нас полно, но не пристало ль
Невежество спровадить с пьедестала!

Тысячелетья и не одно назад
Светились мудростью теченья
Всё Человеческое увлекая в ад
Но где ты настоящее ученье?

Явись! Коль буйствует война
Война конфессий меж собою
Насильем, лживостью она
Позора ветхости не смоет.

Я побеждаю и победить смогу.
Я расшатаю мрак и люди скажут
Воздвигнем же святой курган Ему
А Он в безсмертье нам тропу укажет.

Ведь в час, когда агония начнётся
Сгорит сама Земля в своём огне
Осознанность людская не вернётся
Чтоб пробудился Разум на Земле!

В границах своих металл захлебнется
В ржавеющей маске от крови твоей
Фемида судьбы ко Творцу развернется
С свидетельством боли безвинных людей
Воздвигнут К,Асс Аки семь храмов межзвездных
Во славу пришельца вселенских глубин
Прийдёт Вседержителя праведность вечных
В алмазе законов средь красных могил
И сделает то, что преклонят колени
Пред жезлом железным и белой волной
Судом испытает ряды поколений
За то, что глумились над райской Землей.

Таши Тибета

Таши /Траши/

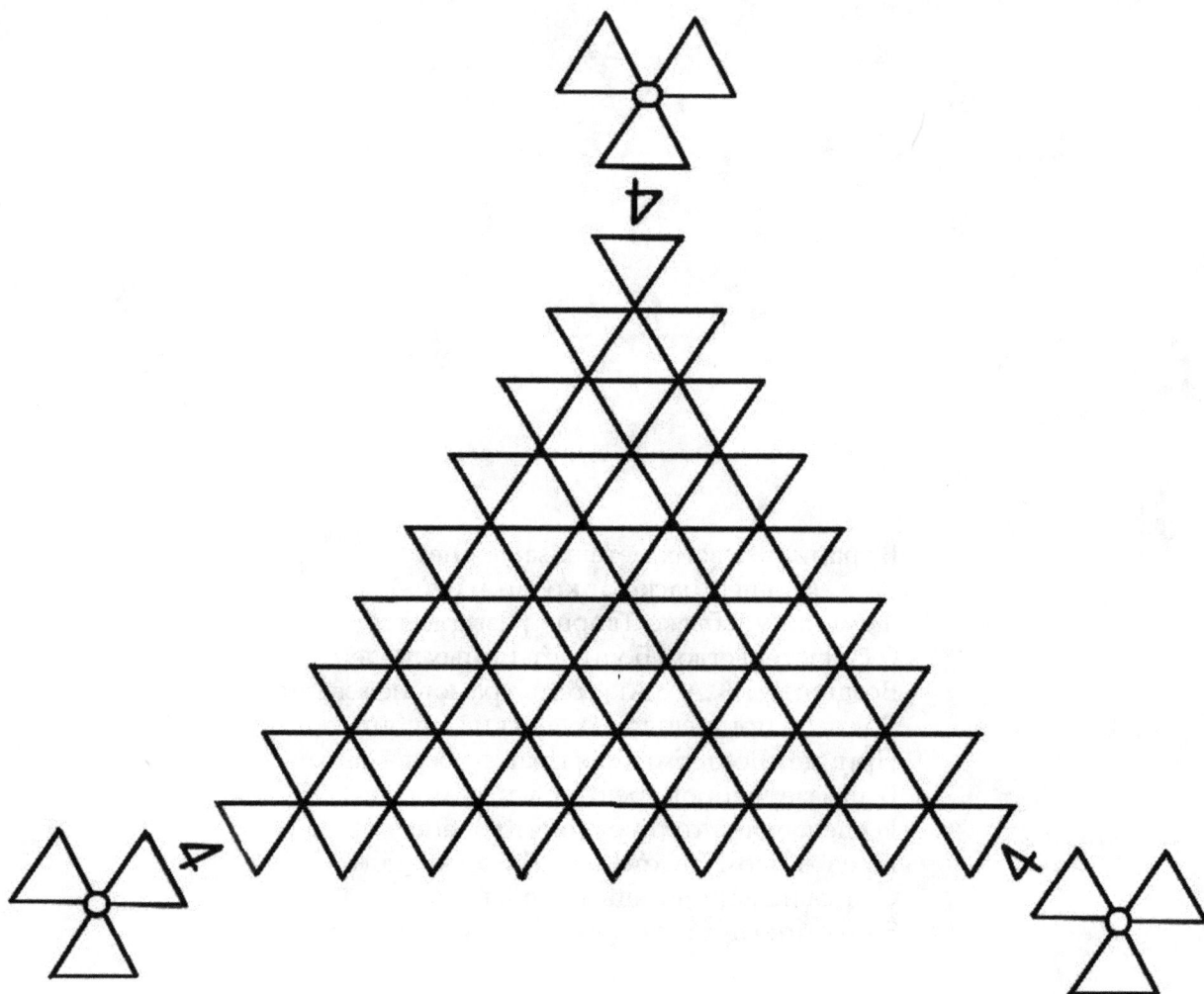

ВЫСШАЯ
ЭЗОТЕРИЧЕСКАЯ ШКОЛА
ТРАНСЦЕНДЕНТАЛЬНЫХ ЗНАНИЙ

КНИГА «СЫН БОГА ЖИВОГО»

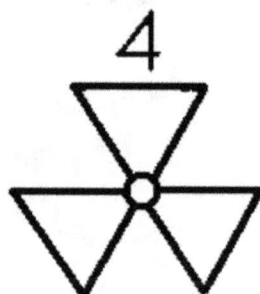

7515 лето (2008 г.)

Таблица Таши /Траши/ для перевода Космических числовых текстов в энергетический потенциал буквенного выражения алфавитного языка букв - звуков Рус Аков.

	Солнце 1	Луна 2	Марс 3	Меркурий 4	Юпитер 5	Венера 6	Сатурн 7	Уран 8	Нептун 9
1	Θ ⊙	Аₚ	Бₓ	В⊕	Д Г	Е Г	Ё	Г Г	Ж Ж
2	Иᵢ	Йᵢ	Зₓ	Кᵣ	Лᵧ	Оₗ	Н	Уₕ	Рₖ
3	Сᵧ	Тₜ	Мᵢ	Фₐ	Хₓ	Цₙ	Нₓ	Чᵧ	Шₜ
4	Эᵧ	Цₙ	Юн	Яₖ	Ыₜ	Чₐ	Чₐ	Чₜ	Чₕ

(верхний ряд символов: ☉ 0, ☽ х, ♂ м, ☿ мерк, ♃ ю, ♀ в, ♄ с, ♅ у, ♆ н)

*Символ высадки десанта биологической жизни в Солнечную систему на планету Земля
от созвездий Льва, Тельца, Центавра и Орла путем Межзвездных перелетов*

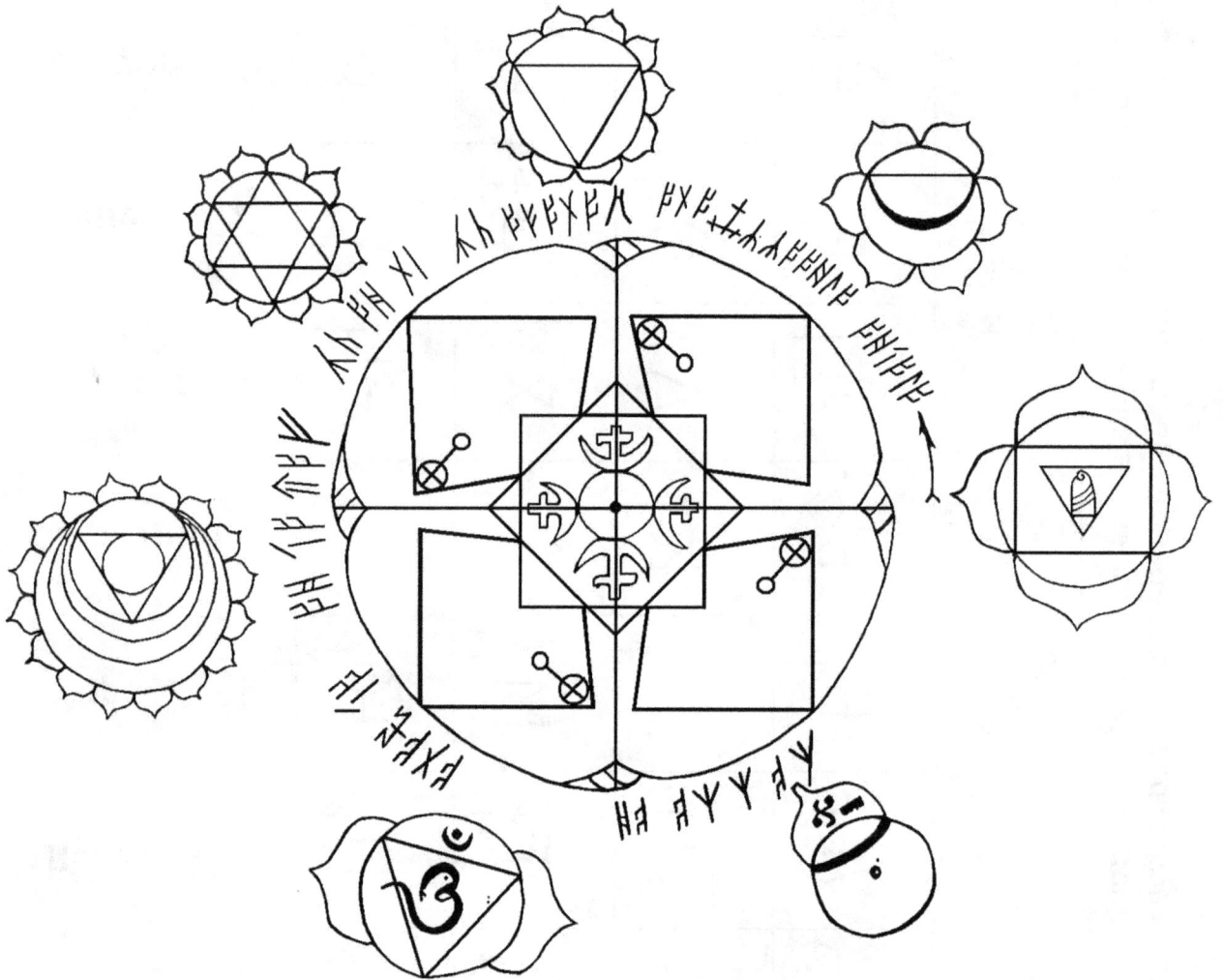

Бакши Таши.

Об авторе от апологетов.

Бакши Траши (Таши) о Свободном Разуме и общечеловеческих проблемах.

Автор повествования «О нашей форме реальности» совершенно удивительная и незаурядная личность. Его имя, как он отрекомендовался - Бакши Таши самого закрытого храма на планете земля - храма Знаний Свободного Разума. Но эта фраза нам ни о чём не говорит. Появившийся вдруг и как бы ниоткуда Бакши Таши стал наиболее впечатляющей фигурой на Кубани, как селекционер-изобретатель, философ, историк, художник, астролог, физик, химик, биолог, целитель нетрадиционной медицины, певец с отлично поставленным голосом второго тенора, астроном, агроном. Одно время прошли слухи, что Бакши Таши бывший лётчик и инженер-строитель. Одно верно, этот человек один из немногих мыслителей, а скорее всего лишь один на планете, провозгласивший, что принятая учёными на планете Земля физическая картина мира не соответствует действительности, принёс в мир философию свободного Сознания Я, Духовного Разума.

Вот что пишет о нем главный редактор, учредитель и издатель газеты «Тайны и исцеление», президент Общественного Экологического Фонда «Роза Мира»: «Бакши Таши знает то, к чему даже в первом приближении не подошли земные астрономы, философы, математики, физики, агрономы».

Верно и то, что научные труды таких знаменитостей, как Дарвин, Эйнштейн (лауреата Нобелевской премии) с двумя теориями относительности и спец. теорией относительности, академик Барашенков с теорией, вспухающей в виде мыльного пузыря Вселенной, академик Козырев, с теорией давления времени на массу материи, академик генерал-майор Петров с новой методологической доктриной достаточно общей теорией управления и философией о новой физической картине мира со всей его профессурой, разработавшей концепцию безопасности России, вылившейся в «Движение к Богодержавию»; 28 профессоров историков во главе с В.П. Громовым и их историей о Кубанском казачестве; как и астрологи О.Б. Крушельницкая и Л.Ф. Дубицкая с их учебным изданием об астрологии и многие, многие другие авторитеты потерпели фиаско от глубочайших Знаний этого человека. Кто он? Никто не знает. Его ясность восприятия поражает воображение. Его убежденности можно только позавидовать. Как-то осенью 2001 года будучи в гостях у Бакши Таши мы, пишущие эти строки, напросились посмотреть сад, созданный его руками. Мы были поражены тем, что увидели. Нашему взору предстала изумительная картина симбиоза разных видов растений и у нас невольно вырвался возглас: «Каким образом вы достигли подобного результата?» Таши приветливо улыбнулся и спокойно проговорил то ли всерьез, то ли в шутку: «Сошедший с горящего неба, теперь повелитель Земли». Этот ответ нам ничего не объяснил. Был и еще один вопрос: «Как же у Вас в засуху, без полива, на метровом слое чистой глины возрастает такое великолепие?» На что получили незамедлительно ответ: «В моих силах изменить климат на Земле. И начало этого процесса может быть положено с началом зимы 2001 года, если вам угодно». «Как знать, – подумали мы, – пережило ли Знание, обладателями которого были жрецы Атл Ассов, Асс Тланов и Челла Асс Аков, крушение их храмов, один из которых еще в VIII веке располагался в долине Света в святилище Солнца, в ущелье Саймалы Таш за перевалом Ку Гард. Вот что пишет по этому поводу Мэнли Палмер Холл: «Доступно ли древнее Знание нынешнему человечеству, или же лежит, погребенное под пылью веков? Или же оно погребено с той торжественной святостью, с которой оно когда-то блистало?» «В Египте, - пишет Ориген, - философы имели величественное и секретное Знание о природе Творца». Что имел в виду Юлиан, когда он говорил о секретных посвящениях в священные мистерии Создателя, который якобы поднимал души к спасению через приобщение к собственной природе? И что имеет ввиду Бакши Таши, когда утверждает, что Посвящение, это не ритуал какого-либо тайного общества, или ордена, Посвящение – это вхождение энергетического блока центральной нервной системы человека в ритм психической энергии космоса Сверхгигантского Кода Сверхгигантского Генома. И откуда было известно Бакши Таши, заведомо, до того, как человечество сумело построить телескоп диаметром в шесть метров с разрешающей способностью 10^{24} км, что в южной межгалактической среде располагаются красные гиганты величиной в сто тысяч раз больше Солнца. Или откуда ему еще в 1999 году было известно, что свет от 18 планет из созвездия Ориона коснется поверхности планеты Земля лишь к концу 2000-го года. Или откуда ему было известно, что из туманности Аорта, в сторону Солнечной системы, движется огромных размеров комета, по поводу которой он высказался еще в 1995 году, что и подтвердили чилийские астрономы в конце 2000 года. Но продолжим разговор. Кем были эти благословенные теурги, которые понимали глубину того, о чем Юлиан не смел говорить? Если эта внутренняя доктрина, пишет далее Мэнли П. Холл, всегда была скрыта от масс, для кого был изобретен более простой способ приобщения к Знаниям, не является ли в высшей степени вероятным, что представители каждого аспекта современных цивилизаций, философии, этики, науки, религии и искусства находятся в неведении относительно истинного значения тех самых теорий, на которых основаны их Знания, унаследованные бронзовокожей, белой, черной, желтой, красной расами от еще более старых межгалактических разумных потоков биологического типа жизни, единого генетического кода, что утверждает Бакши Таши, под своим внешним видом и покровом, скрывают тайну столь огромную, что только просвещенный ум может осознать её важность. Но эту науку о нашей форме реальности несу я, Бакши Таши, взамен старого Мировоззрения, Миропонимания, Мироощущения, соприкасающихся с объективностью реальной сущности Сверхгигантского Кода Сверхгигантского Генома Вечной беспредельности Сознания Я.

Именно так и обстоит дело.

Как мог знать Бакши Таши, что наше Мироздание конечно, еще в те времена, когда научная мысль землян еще только билась о его предполагаемой конечности. На основании каких Знаний он утверждает, что наше Мироздание вызревает в едином Энергоинформационном поле, в то время, как академик Барашенков, корифей и авторитет научной мысли по данному направлению поиска истины, еще совсем недавно даже не имел ни малейшего представления во что расширяется материя Мироздания. Из непредубежденных свидетельств Климента Александрийского, Эпиктета, Цицерона, Аристофана, Прокла и служителей (Таши всех времен, имеющих безупречную репутацию мыслителей, следует, что не может быть никаких сомнений в том, что хранители Знаний на Земле, посвященные Тибета, Египта, Греции, Индии и других стран древности, в частности характерники, жрецы Самборайского каганата (Киевской Руси) р' Ассов (Росов) одного из 33 родов Челла Асс Аков, жрецы Асс Унов, создавших второе демократическое государство в 6-м веке до н.э. на территории Турана рядом с рабовладельческим китайским государством Давань, как и Бакши, и Айт Аман Маны – первой в мире морской демократической державы Ак Тха Евы Рода бугуолень, от Челла Асс Аков, на месте которой в древности в последующие годы возникла Ассия и Миссия, что у Эгейского моря), знали правильное решение тех огромных культурных, интеллектуальных, моральных и социальных проблем, с которыми не могла справиться ни одна цивилизация в двадцатом веке, ибо у древних еще сохранялся метод подготовки ума к восприятию фундаментальных истин жизни, чтобы этот ум был способен справиться с любой неожиданностью. Таким образом, умственные способности были организованы для такой деятельности простым процессом воспитания умственной культуры. И это было утеряно человечеством с того самого момента, когда разум был подменен слепой верой не известно во что. Но прежде утверждалось, что где правит разум, там не может никак возникнуть противоречий, нелепостей и абсурда. Мудрость, утверждалось древними Челла Асс Аками, поднимает человека до уровня богов. А в древности богами считались люди обладающие незаурядными Знаниями. Таковыми были Герм Асс, Зоро Асс Тор, Пифагор, Один. Превосходство любой философской системы может быть доказано только превосходством её плодов.

Вот я, говорит Бакши Таши, подвел всех вас к различению: «О какой философской системе сегодняшнего дня может идти речь, если объявленное ею превосходство привело к краху классической физики, сторонники которой считали, что вот-вот будет проторен магистральный путь к истине. Но все усилия ученых смоделировать наиэлементарнейшую частицу материи окончились ничем. А сколько же в связи с этим затрачено баснословного труда и средств? «Научная мысль» ложного посыла никогда не в состоянии познать из чего состоит эта частица, а тем более, как она образовалась и как потом из них нужным образом возникли атомы и молекулы элементов таблицы Менделеева, и как из них организовался животный и растительный миры, венцом которого стал энергетический блок центральной нервной системы, оснащенный Сознанием Я. И до сих пор множество теорий ложного посыла, направляемые общей теорией относительности, продолжают штурмовать тайны безумно сложной структуры и не только Мироздания, будто бы общая теория относительности является той панацеей, которая обеспечит успех в этом далеко не простом деле. Как же, если эта теория базируется на вере, но не на Знании?»

Поверьте, прежде чем убедиться, что в общей теории относительности отсутствуют законы сохранения энергии и импульса, а инертная масса, определённая в ней, не имеет никакого физического смысла, утверждает не только Бакши Таши, но и замечательный русский академик Росс А. Локун(ов).

Вывод: В Мироздании не могло быть большого взрыва, в результате которого точка «родила» Вселенную. Эта убогая научная мысль, до нелепости абсурдная и никчемная, написанная вилами по воде и ведущая ко всё большему нагромождению математики в космологии, ввергнула человечество в тупик вместо прогресса.

Общая теория относительности (ОТО) являясь ничем иным, как порождением больного воображения может быть признана в лучшем случае верхом абсурда, в которой ни на йоту нет здравого смысла, а тем более величественного Знания. О Высшем Знании, якобы присутствующем в ОТО, и говорить не приходится.

Общая теория относительности – блестящий пример невежества и шарлатанства. А невежество, как известно, есть величайшее зло. ОТО невозможно причислить даже к наинизшему уровню Знаний. Вот какой вердикт вынес Бакши Таши общей теории относительности.

Особый интерес вызывает также высказывание Таши по поводу Кубанских черноземов: «Опомнитесь люди и измените в корне свое отношение к земле, ибо через 50 лет подобного варварского отношения к ней на её месте возникнет пустыня Египта. Кубанские черноземы уже потеряли свою первоначальную структуру ввиду утраты почвой электрического потенциала. Вынос микроэлементов в ней достиг 100%. Гумус снизился с 14% до 4,5%.» И он не только констатирует фактическое положение вещей, но дает удивительные рекомендации, направленные, главным образом, на методы по увеличению почвообразующего плодородия.

Он утверждает, что если его концепция о физической картине мира будет принята человечеством, то это будет означать, что человечество выйдет на тропу жизни, ибо жизнеутверждающие открытия чередой последуют одно за другим во всех сферах человеческой деятельности, на ниве созидания, обеспечивая творческий прогресс в том числе и в области обнаружения внеземной жизни.

От автора

Теги турм Омо Асс, ты много переносил и имеешь терпение и для имени Моего трудился и не изнемогал. Теперь подними возраст символов, укладывающийся в семь тысяч пятьсот пятнадцатое лето и сочти их звуком своего голоса справа налево.

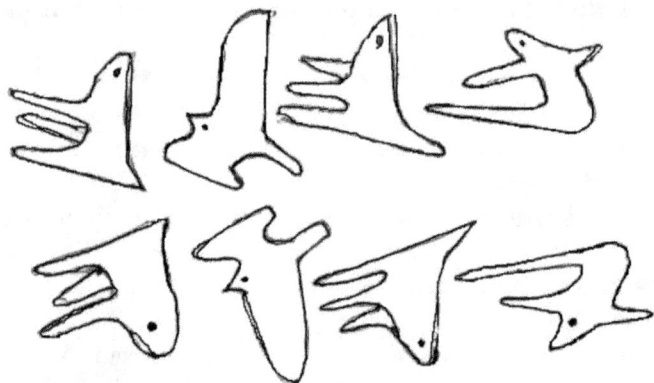

Истинно говорю, что этот тетраграмматон несет в себе подлинное имя Бога, Того Бога, который выше всех Богов.

Истинно, истинно говорю: «Кто призовет Его, тот только и спасется.» Обращаясь к Нему, Челла Асс Аки, призовем Его так: «Я ищу Отечество и прошу Твоей помощи!» Синоним Его имени есть слово, несущее три биологические цифры дыхания жизни - 999. Этим словом является ЛЮБОВЬ, исходя из таблицы Трашей перевода 5+3+3+6+4+6=27=9+9+9 энергетического потенциала буквенного выражения мысли в энергетический потенциал языка чисел Космоса.

Для справки:

Челла Асс Аки (освященные небожители древности) словом Йо обозначали планету, что у звезды Регул. «...планетой Йо Звезда Регул повита, венец её Лев, Орел, Кентавр, Телец...» – эта строка из их преданий: «Вы переселенцы и поселенцы у Меня на земле».

Из их преданий так же следует, что они являются основателями Ниневии, Ура, Иерусалима, называвшегося в древности как поселение ЙО Р*Асс Салам (приветствую небожителя с планеты Йо).

В то же время остров Кипр, что в Средиземном море, назывался словом Асс, а остров Крит - словом Салам - приветливый. Из того же времени исходят приветствия: «Асс Салам Алей Кум», и «Алей Кум Асс Салам».

Йо Га - означает «соединяться», «объединяться», «воссоединяться» с планетой Йо. Йо Ха - луна планеты Йо. Ха означает луна. Уч Ха - трехлунный. Уч - три. Словом Ва означалась винама, вимана, виманасс. Современное обозначение НЛО.

Словом Дхо, Тхо означалась звезда, а также Солнце, трансформировавшееся затем в слово Тха.

Словом Ват означался эфир, межзвездная среда, лоно, в котором вызревают макромиры т. е. единое энерго-информационное поле, Сознание Я настоящего, прошлого, будущего. Ха Вах означает становление.

Йо Ха Вах означает межпланетное становление. Тха Вах - межзвездное становление. Йо Га Ха Тха - выражение состояния полного блаженства и духовного озарения через физическое, психическое, духовное равновесие и благополучие. С того же времени берут свое начало Йо Га Ват Ха, и Йо Га Ва Тха - двузначие.

Письмо Ассов, положенное в основу учения Ариев Ха Тха Йо Га возникло 1500 лет спустя после завоевания ими Ин Дос Тана - побратима династии Тан. Тогда же межзвездный человек, стал обозначаться словосочетанием Йо Ха Ва Тха при первоначальном значении Йо Га Ва Тхо - долгожитель или отмеченный прикосновением без смерти я. Вернитесь к началу и в соответствии с таблицей Трашей узнаете, что [(цифра дыхания жизни) = 6+1+4+9+2+5+5+5+2+7+1+4+9+1+3+ 7+1=72]= священному числу Челла Асс Аков, которое 7+2=9 по энергетическому наполнению биологического числа пробуждения жизни в процессах возникновения и эволюционного развития проявленной, непроявленной, неосязаемой форм материи. Смотрите математический текст Трашей о 37 потоках разумной биологической жизни и 37 циклах (югах) вечности развития интеллекта межзвездного человека при возрасте нашего макромира ($(10+П) \times 10^9$ лет земного измерения времени от ядер в микромире материи).

Как произносится имя Бога никто из землян не знает. Не знали этого и авторы Библии, ни писавшие Авесту (сведущие в Вести), которые позаимствовали данные имени Бога у предков Ассов, носителей знаний на земле. Тайну хранили Бакши Траши.

Учёная богословская среда всего мира создала свои труды на фальсифицированных писаниях, отзвуках от истинных знаний, которые рухнут, так же, как рухнут и все религии на земле, положившие в основу не знания, а фальсификацию. Потерпит крах не только труд д-ра М. Райзеля «Таинственное имя Й.Г.В.Г», но и труды каноника Д.Д. Уильяма «Периодические издания для научной работы ознакомления с ветхим заветом», библеиста Теллера, труды Диодора Сицилийского, Макробия, Климента Александрийского, «святых» Иеронима и Оригена, самарян Епифания, Феодорита, исследователей Людвига Кашелы, Готингера, Мерсера, Кастелио ле Клерка, профессора теологии Густава Фридриха Элера, иезуитского ученого Поль Жоуона, а также концепция академика Рыбакова, монополиста на культуру славян, ибо в них нет Знаний.

Имя - Йе Хуа, Йа Хуа, Яхве, Яо, Яве, Явох, Иехва, Иеховах, Иовах, Яуох, Иегоуаг, Иехова, Иегова - не есть имя Бога.

Лахинские письма седьмого века до н.э. содержат тетраграмматон написания имени Бога с пропусками гласных, но в них нет звучания. «Не произноси имени Бога твоего, напрасно, потому что будешь уповать на него. Знающий имя Его, ищущий Его не оставится». Почему? Потому что желание разума человека - остаться свободным не случайно, так как Бог является Богом свободы, который сказал: «Никогда не пользуйтесь свободой для оправдания зла, а пользуйтесь ею для утверждения и торжества доброты, ибо Царствие Божие не пища и питие, но праведность (справедливость и доброта) и мир и радость во Святом Духе - жизнь по совести».

История Ассов (Асс Аков) за последнее тысячелетие есть история созидания и реализации силы Духа - это и есть история нескончаемой борьбы за утверждение Добра в своем Отечестве. И по сегодняшний день сила зла на них обрушивает потоки неисчислимых бедствий. Они, живущие по законам и велениям здравого смысла, оказались повергнутыми в пучину безнравственности современных плутократов, узаконивших захват всех их земель.

Сопоставим факты по аналогии.

Ко времени появления англичан в Северной Америке индейцы были хозяевами огромных территорий и насчитывали более 2 млн. человек. К началу XX века они были загнаны в резервации. Их осталось менее 40 тыс. человек.

Ко времени появления японцев (3 в. до н.э.) всеми островами владели айны. К 1 веку вооруженные до зубов японские войска истребили почти всё население айнов, и в честь сего празднуется ежегодно в Японии праздник победы. Японский полководец Миномото, зверски расправившийся с айнами в 1 в. до н.э., стал национальным героем японцев. Сейчас айны в количестве 20000 человек живут на о. Хокайдо в охраняемой резервации.

Ко времени появления тадзенов в регионе нынешней Украины, пришедших с северной части древней Ак Тха Евы малой Ассии, Асс Аки владели территорией от р. Ам Ур до р. Дан Уба (Дунай), территорией средней Ассии, Северной Индией, регионом р. Яик (Ур Ал), регионом от р. Итиль до Днепра, включая земли по р. Терек, от оз.Севан до оз.Гокча, обезличенные «историками» не как земли Ассов, а как земли кочевых племен. Челла Асс Аки в древности были кочевым народом. Этого никто не отрицает. На всей территории господствовал один язык, язык Асс Аков, который распространился на все другие проживающие и кочующие по Ассии народы. Это была не Асс - Аланская империя, а империя кочующих Ассов - Assia terra.

И вот тадзены сумели таки навязать свою волю Асс Акам. Десятки миллионов Асс Аков с того времени были порублены, повешены, сожжены, потоплены, расстреляны, включая детей, женщин и стариков. Геноцид продолжается и по сей день, направленный на полное уничтожение нации, этноса.

Челла Асс Аки это отлично понимают и никакие увертки не снимут вины за содеянное с виновных. Сегодняшняя ситуация развития исторических событий подсказывает, что пора предоставить равные права, независимость и государственный суверенитет потомкам Омо Ассов, а не переселять их остатки в предгорные районы с целью организации «возрождения» их поселений; предоставить им самоуправление в этих «резервациях», как это уже наметилось и под видом справедливости нагнетается через средства массовой информации.

Не пройдет! Челла Асс Аки предлагают союз и договор взаимоотношений на равных, а также знания и силу свою для выхода общего Отечества из кризиса.

И вот время. Говорю: знаю дела Асс Аков и их потомков, и труд их, и терпение, и то что они не могут сносить развратных и испытал тех, которые утверждают, что они – Асс Аки – сословие, и нашел, что утверждающие сие лжецы, ибо потомки Ассов не таковы, они народ, нация очень древняя.

Знаю и скорбь, и нищету их, сохранивших богатство нравственной чистоты. Знаю дальнейшие намерения «благодетелей» относительно потомков Ассов и их Отечества.

И знаю дела ваши, Челла Асс Аки, что вы содержите имя Мое и имя Отца Моего, Которого никто не знает, кроме хранящего Знания о Свете.

Знаю любовь и служение, и что последние дела ваши больше первых.

Вы сохранили слово Мое (знания) и не отреклись от имени Моего.

Я сделаю так, что из сатанинского сборища придут и поклонятся пред ногами твоими и познают, что я возлюбил тебя, бесправный народ.

И как ты сохранил слово терпения Моего, то и Я сохраню тебя в эти годы искушения, которые обрушатся на поработителя, чтобы окончательно испытать их, ибо в них найдена вся кровь Асс Аков и Великих Посвященных.

И воздам им, как и они воздавали, и вдвое воздам по делам их; в чаше, в которой они приготовляли вино рабства, приготовлено им вдвое.

Се, гряду скоро: держите Асс Аки, что имеете. И не теряйте надежды ибо истинно говорю вам, что если даже двое из вас согласятся обратится о всяком деле, то будет вам, ибо святое имя Отца и всякой освященной сущности опускается на ваше Отечество.

Вас и Бога связывает вечное становление всех форм материи, заключающееся в воссоединении, ибо становление ваше заключено в воссоединении с космическим Сознанием, (Истинной, Богом, Светом) и Его именем...

...Человечество должно отбросить показную религиозность и осознать сущность духовного начала, направив часть усилий на поиск людей, способных принести хотя бы крупицу знаний.

Человечество оторвалось от Высшей Воли. И вместо пользы стало приносить вред, извратив истину учения о Свете, уничтожив его смысл. Планета наполнилась религиозными спорами и конфессии проявили нетерпимость. Провозглашение Бога началось с фанатизма. Искажено космическое предназначение посланников! Отсюда войны во Имя Тех, Кто осуждал убийства и человеконенавистничество. В результате наука препятствует познанию Мироустройства. Человечество скатывается на стезю инволюции.

Отсюда грандиозность размеров зла на земле. Зло вконец отравило Сознание. Сознание заполнило мыслеобразами мрака окружающую среду обитания в планетарном масштабе.

Началось самопроизводство силы тьмы. Разум планеты оказался в тисках бушующей злобы, изолированным от систем Космоса. Безнравственность вызвала безумие, а оно ослепило всех и вся, усиливая вероятность катастрофы.

И вот, планета Земля - полутруп.

...Каким словом можно назвать писателей, которые прославляли безумство «храбрых», безумие которых организовало целенаправленное уничтожение двух миллионов детей Асс Аков только на кубанской земле. А ведь Асс Аки до конца оставались верными данной присяге.

Только благодаря их верности к Российской империи были приращены громаднейшие территории: Сенбирь (ты первая), Средняя Ассия, Дальний Восток, включая Аляску с их неисчерпаемыми богатствами. А где те богатства?

Асс Ак лишился не только своей земли, но и всех прав человека на достойную человека жизнь. Великий Посвященный (Тха М Асс) сказал вам: «Человечеством должен править мир, а управляющей частью должна стать чистота нравственности её правителей». Челла Асс Аки на алтарь Отечества положили всё, даже остаток своего народа. Больше положить нечего. А им предстоит ещё вынести всю тяжесть разложения страны и обеспечить цивилизации дальнейшую эволюцию.

А где взять силы?

Страна сползает в гнездилище мерзостей по причине деградации общества.

Произволу не видно конца. Идею совести некуда приткнуть.

Самый чудовищный духовный переворот в душах людей наступил после Октябрьского переворота. Идеология КПСС привнесла в народы поразительное по своей нелепости понятие о нравственности. Не изучив закона развития энергетического блока центральной нервной системы человека, клика авантюристов во главе с лысым реформатором ввергла российский народ в пучину невыносимых лишений и жуткий террор.

Какой же надо было обладать «совестью», чтобы уничтожить одиннадцать миллионов инакомыслящих Асс Аков путем нечеловеческих истязаний. И вот вопрос: «Что происходит в стране, в которой паразитирует псевдочеловек?»

Кубань, тебе надлежит вернуть в Отечество всех Челла Асс Аков из-за границы. Поступитесь Кубань ложным представлением о своем величии. Ты уже давно не великий край, коль допустил, чтобы о тебя вытирали ноги.

Только в союзе с Челла Асс Аками зарубежья на равных ты сможешь вернуть былое величие, ибо на Кубанской земле, где всё было отнято и задушено, где было втоптано в грязь человеческое достоинство, здесь состоятся большие открытия и откровения, здесь решится судьба будущих веков, здесь, сохранившиеся законы Духовного разума, расширят достижения ученых земли. Отсюда начнется возрождение Ассии теро. На этой земле прорастает росток вашего будущего!

Почему вы идете по пути самоуничтожения перечеркнув столь длительный путь эволюции? Сбейте с себя оковы, представьте суверенитет разуму человека и вы с помощью оставшихся в живых Асс Аков уйдете прочь от неотвратимой катастрофы. Опираясь на ставшие необходимостью Знания, я призываю вас принять участие в деяниях по изменению лика, приютившего вас мира, используя совесть - для чего раскрываю пред вами тайны ваших жрецов стоявших на страже вашего духа.

Умру я этой ночью или нет

Не так уж важно, в пантеоне славы
Высоколобый, вычурный эстет
Еще воскликнет, ну и были ж нравы
От века жизнь держалась на крови,
Рождаясь в ярых, материнских муках
Шептали, Господи - благослови
И смерть ковали, преуспев в науках.
Зло, возведя в моральный абсолют
И выдавая за заветы Бога
Был оболванен право - славный люд
За сонмом пастырей бредущий по дорогам.
А пастухи, в отары запустив
Козлищ иудо-христианской догмы
Огнем и сталью наспех окрестив
Смеются от своей удачной хохмы.
И так от года в год, от века в век
Лже-пастыри, лже-гиды, лже-пророки
Внушают, Ты есть раб, о человек!
Раб Бога, раб судьбы, немерянного срока.
О Господи!
Податель жизни сей!
Избавь нас от лукавых фарисеев.
Пусть каждый истину найдет в душе своей,
А знаний огонек её согреет.

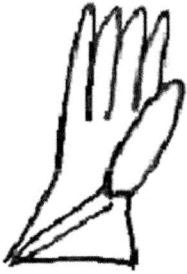

И будут бороться два от юго-востока
На стороне Снежной Страны Металла –
Святой Руси для Развенчания зверя - 13
С тем чтобы Тха М Асс исторический
Сумел отмыть себя от грязи канонического
Иисуса Христа, от Его дьявольской чистоты
И сатанизма канонического христианства.

Самоцель – процветание Русской нации.

Нация является полноценной тогда, когда её базой становится только ей присущая система взглядов на окружающую её реальность, основанная на различении красоты и уродства, гармонии порядка и хаоса, созидания и разрушения, гуманизма и сатанизма, научности и шарлатанства, логики и эмоций, сознания и мрака, знания и невежества, Творца и бога, бога и человека, сверхгигантского кода 46 уровней Знаний сверхгигантского генома и единого генетического кода ДНК, транспортной РНК 46 хромосом, Вечности и времени, информации и «пространства», физического вакуума и материи, структуры жизни и бытия, правды и лжи, справедливости и безнаказанности предположения, энергии и массы, любви и ненависти, открытия и оргазма, блага и смерти, реальности и научности. Из этих параметров складывается культура Духовности, обладающая объединяющей способностью, действующей на людей, т. е. силой Духа.

Система общих для нации истинных или ложных взглядов на эволюционные процессы реального мира формирует соответственно поведенческий тип общности людей и закладывается в генетическую память естественного или неестественного образа жизни магнитной и электрической модификаций сложной самочитаемой структуры организма – мыслящая биологическая конструкция.

Сила системы взглядов на реальность базируется на прошлом опыте предков развития интеллекта.

Если мы говорим о русской нации, то её прошлый опыт духа предков – язычество, с присущими только ему одному русскими богами, перечеркнут иудо-христианством – религией чудовищной лжи, духовность которой подвластна духовности иудаизма, ложного посыла. Ложность этих двух диаметрально противоположных систем взглядов, возраст которых достигает почти двух тысяч лет, приведёт в недалёком будущем к <u>полному краху нескольких цивилизаций на Земле</u>.

И поскольку оба эти религиозных течения совершенно не имеют точек соприкосновения, т. е. несовместимы, хотя и имеют общность лжи, то выход из создавшегося положения один – РАЗ ДЕЛЕНИЕ с уничтожением лжи. При этом за хозяином региона остаётся его неотъемлемое право распоряжаться своей судьбой единолично. Но можно ли теперь с полной уверенностью сказать: «Там русский дух, там Русью пахнет?» Нет, нельзя. Зная о том, что жизнь управляется не верой, но Разумом, а пищей Разума являются Знания, русский народ в соответствии с этим и должен создать на основе язычества своих предков и сверхсовременной картиной мира, отбросив Дарвина и Энштейна, новую стройную систему взглядов с высоты современного уровня развития интеллекта здравого смысла. Это должна быть новая Духовность – Духовность Свободного Разума, способствующая процветанию Русской нации. Росс, Русс, 'РАсс, откажись от химеры, вышвырни из своей страны всех, кто тебе станет мешать строить своё Отечество. Залечи раны и, используя мощный, русский, интеллектуальный потенциал, берись за дело. Распрямись плечо, да размахнись рука, да разомкни ключём тиски ворот…

Под богами язычество понимало и имело в виду и называло пришельцев из других миров, посещавших землю, с более высоким уровнем мышления, с более высоким багажом Знаний, с более высоким, чем у землян интеллектом. Так сколько же богов всего, если впереди цивиллизаций землян шествуют в космических просторах 35 потоков разумной биологической жизни? А позади землян одна цивиллизация, вступившая на второй этап развития, да ещё одна, - но та младенец, родившаяся в 1999 году. Да, богов множество, но Творец един.

Каждая разумная особь биологических потоков разумной жизни имеет только ей одной присущий генетический тип и это закладывается родителями в развитие будущего организма. У организмов разный уровневый потенциал, складывающийся от взаимосвязи организм – среда обитания, в т.ч. от внутренней среды саморазвития и внешней, включающей взаимосвязи, взаимозависимость личности с обществом себе подобных.

Но информационный метод строительства организма в стройную систему един для каждого отдельного вида животного и растительного миров органической жизни материи. Этот вывод справедлив и по отношению к неорганической материи для всех составляющих её элементов в отдельности. У неорганической материи есть свои боги, обладающие силой, каждая из которых отлична от другой своими свойствами.

Все вместе, как органические, так и неорганические боги, впрочем, как и человек, или информационные структуры обеспечивают сами свой и общий эволюционный процесс своего я, поскольку взаимосвязаны и взаимозависимы с информационным процессом вечно текущей мысли по реализации обновления 46 уровней Знаний.

О том, что правое полушарие головного мозга человека продуцирует эмоции, а левое имеет направленность логического мышления, наши предки знали давно (здесь имеется в виду жреческая каста). Жрецы нашли технологию со способами переключения предметного обсуждения с логического образа мышления на эмоциональный. И это держалось в строжайшей тайне. Главная задача, которую поставили жрецы Ам Она перед собой и кастой левитов, это создание двух диаметрально противоположных идеологий, соответственно для раба и властелина, на основе разработанной технологии. Они выявили фактор в поведении человека, который блокирует логический отдел мышления энергетического блока центральной нервной системы. Зная о том, что любой диалог на фоне проявленных низменных чувств не логичен, они поставили своей целью свалить древнее язычество 'Р Ассов, 33 племени которых проживало в те времена на территории северной Африки у Ат Л Асс(кого) хребта, в городе Тан Асс, располагавшемся в дельте Нила, от которого ныне остались лишь развалины на Кипре, Крите, в регионе Ассии Ближнего Востока, что у Эгейского моря, на Кап К Ассе (Кавказ) в Индии, Центральном Китае, в регионе от Алтая до Тал Асс(кой) долины, в Чуйской долине Средней Ассии – Туранские степи, на Урале, на Волге(Итиль), на Кубан(и), (Бледножелтая), на Тереке Кап К Асса, а также на Теректа, Терек Сае, Терек Суу, горных хребтов Терек Даван, Терек Гоо, в Причерноморье, на Дунае (Дан Уба), Приазовье, на Дону, Днестре (Дан Астр), Днепре (Дан Апр).

Челла Асс Аки были не только оседлыми жителями, но и кочевниками, кочевавшими по этой обширнейшей территоррии. Жилищем им служила переносная войлочная Юрта. До I в. н.э. своих умерших они сжигали, а начиная с I в. н.э. хоронили в курганах.

В предыдущей статье я писал об этом для того, чтобы была понятна нижеследующая информация: Духовность Челла Асс Аков базировалась на моральных, жизнеутверждающих ценностях. Жрецы Ам Она совместно с левитами всё-таки справились со своей задачей – создали на базе элементов учения Герм Асса и Зоро Асс Тора вывернутую наизнанку систему Знаний, с воплощением последних, до неузнаваемости искажённых ложью в новую идеологию – НЕЧТО! Это нечто было вначале опробовано на двух поколениях людей. Для этого создавались секты, в которые отбирались дети, на которых и экспериментировались изобретённые «ценности», рассчитанные на блокировку сознания, с тем чтобы можно было направить мышление человека в русло эмоционального значения рабской психологии, т. е. исскуственно создать человека, в котором бы его сознание опиралось только на эмоциональный, импульсивный характер действий.

Исходя из полученных реультатов была поставлена следующая задача по созданию условий, при которых выживаемость людей была бы сведена к нулю.

В 722 году до н.э. произошло сражение между сторонниками народившейся идеологии порабощения, носителями которой стали евреи, и сторонниками естественного развития общества, вне отрыва от природных явлений, носителями которого были О Тур Оны, Тур Оны, Ур Оны – 'Р Ассы и Сирийцы.

В это побоище были втянуты огромные массы людей с обеих сторон. И ту и другую сторону возглавляли жрецы, в чёрных одеждах – еврейские, в белых одеждах - бакши Челла Асс Аков. Битва произошла на территории Палестины. В этом эпохального значения столкновении войска иудо-израильтян были разгромлены. После такого урока потерпевшая поражение сторона поняла, что в открытом столкновении победить Челла Асс Аков ('Р Ассов,

Россов, Руссов) невозможно, хотя до этого иудо-израильтянские войска ураганом прошлись по землям Хеттеев, Гергессеев, Амморреев, Хананеев, Ферезеев, Евеев, Иевусеев, оставляя за собой лишь дымящиеся развалины. Об этом будет написано ниже.

Чтобы провести свою идеологию в жизнь иудо-израильтяне разработали иную тактику и стратегию с тайными методами по уничтожению Руссов. Для этого в своих «базовых ценностях» совершенно не имеющих каких-либо моральных устоев, были подняты на щит понятия: паталогическая ненависть к иноплеменникам, особенно к Руссам, крайний национализм, относящийся только к еврейству, лож, как средство оккупации, мошенничество, авантюризм, подлость, наглость, безнравственность абсолютная. Здесь следует заметить, что такие понятия совести как жалость, честь, порядочность, сострадание, как это будет видно ниже, в отношении к другим народам, у них вообще отсутствуют с самого возникновения их рода и свидетельством этому является «священная» книга – ветхий завет, писанная их же руками. Когда изуверская технология по блокированию логического мышления была, можно сказать, доведена до совершенства, как и считали служители сект, каста жрецов и левитов решилась на последний шаг: <u>наводнить все страны мира созданной ими дьявольской идеологией с целью захвата и власти в этих странах, беспрецедентного ограбления последних и мирового господства.</u> Завершающим годом этого замысла по распространению идеологии христианства должен был стать 999 год в Снежной стране Металла, т. е. на Руси.

Вопросами переноса христианства на Русь занимались самые «святые» и могущественные «люди», владевшие и хранившие в тайне мистические трансовые способности, переданные им Моисеем, который в свою очередь получил их в Египте.

Многие тайные Знания трансовой культуры жрецы замкнутой наследственной касты из священников и левитов были заимствованы у древних халдеев. Но основных тайн и секретов Герм Асса и Зоро Асс Тора ни Моисею, ни назареям, ни ессеям, ни последующим поколениям священнослужителей и левитов так и не удалось узнать и по сегодняшний день.

Основная идея о богоизбранности Израильтян в роли священников красной нитью проходит и в кабалле и в библии, во всех книгах ветхого и нового заветов. «И будет пасти народы железным жезлом». А так ли это мы увидим ниже.

В V в. до н.э. в Иудее окончательно утвердился культ единого бога Яхве – культ кометы (тифон) – дракона, который вознесёт еврейский народ выше всех народов на Земле. А так ли это будет мы увидим ниже.

Герм Асс жил в IV тысячелетии до н.э. Он написал 42 книги, попавшие в школы Малых и Великих Мистерий, в которых тайные мистические традиции выражались символами.

Великие мистерии Египта IV тысячелетия до н.э. посвящались Серап Ассу. Другое его имя знали только посвященные, это было имя бога Солнца, которому поклонялись египтяне со времён катастрофы на Земле, имевшей место в 11542 году до н.э. Имя этого бога выражалось звуком – «Асс Ар Ха Пи» (на языке Челла Асс Аков означает: Асс – небожитель, Ар – земледелец, Ха – планета, луна, Пи – далеко). С далекой планеты земледелец – небожитель.

«Асс Ар Ха Пи» научил древних выходу из сознания и погружению в подсознание для извлечения Знаний, хранящихся там от начала мира. Научал способности формировать и направлять вибрационную плотность информации логического мышления на любой объективный объём материи на языке информационного поля этого объёма материи!!

Вы поразитесь богатству языка Руссов.

Евреи поражались силе логического мышления Руссов. И их осенило, что нужно делать…

Христианство было занесено на Русь в 988 году. Идеологический захват Руси путём подмены Духовности Руссов обеспечил Владимир – внук еврея Малка из Любега. Здесь мистика.

Египет покинуло 22 левита священнического сана разделившиеся в себе на два по 11.
999 – 988 = 11

У язычников Россов число 999 ассоциировалось с понятием: Жизнь, несущая жизнь ради жизни, так как биочисло 9 (девять месяцев внутриутробного созревания плода) у них являлось числом проявления жизни. Обратное числу 999 есть число 666 – число зверя – дракона – кометы (тифон) – Яхве.

Ха Ва выражение члена образованно из Яхве.

В древности Челла Асс Аки для исчисления признаков внутренней сущности человека использовали науку Хирона о биологических числах. Её роль связанна с осознанием различения 33 = 6 на основании перевода энергоинформационного потенциала письма буквенного выражения мысли в числовой эквивалент математического языка подачи информации из Космоса.

Это не халдейская насквозь лживая таблица перевода буквенного письма в числовой код, которым пользуются в наше время все астрологи мира.

Согласно Хирону энергоинформационный потенциал числового эквивалента буквенного выражения Ха Ва = 13. Внешняя «красота» буквенного выражения Ха Ва = 4 (четыре буквы) равна внутренней «красоте» числового выражения 13=1+3=4

Вот, дорогие друзья, к чему ведёт древнее язычество Россов – 'Р Ассов – Руссов, как вам угодно, их веды, шлоки. Этого не знает ни один жрец замкнутой касты евреев и ни один учёный на земле. 13542 года хранились эти Знания и не только эти, но и истинная карта мира (карти). Так что Русские и по сей день остаются хранителями Знаний на Земле в лице духовного наставника казачества – Бакши.

Следующий этап развития человечества по пути движения вперёд продолжительностью в 648000 лет, возглавит новая религия, **религия Духовного Разума**. И не зря человечество, сколько себя помнит, с надеждой взирало и взирает на святую Русь, ибо знало и надеялось, что в последние времена, именно ЭТОТ НАРОД выведет науку из тупика и неопределенности, а цивилизацию земли из точки её заката и исчезновения, предложив землянам религию Духовного Разума, на основе Знаний.

Друзья мои, вы должны знать, что Космос разговаривает с человеком языком математики. Вот вам пример:

1298428921367135154724242963169636232296892331964277669146681296212461769862186141235646672925676276947621112635242676372476947241112632169562322691415296776862652

Структурамыслящаятварьзапрограммированноеживоеустройствоэнергетическийблокцентральнойнервнойсистемыавтономнаянервнаясистемасердцаматериясласлаженноготела.

1+2+9+8+4+2+8+9+2=45=4+5= 9

структура =9

1+3 +6+7+1=18=1+8= 9

имени =9

3+5+1+5+ 4+7+2+4+2+4+2+9+6=54=5+4=9

мыслящая тварь = 9

3+1+6+9+6+3+6+2=36=3+6=9

биоробот

3+2+2+9+6+8+9+2+3+3+1+9+6+4+2+7+7+6+6+9+1+4+6+6+8+1+2+9+6+2+1+2+4+6
                =162=1+6+2=9

Запрограммированное живое устройство = 9

1. Энергетический блок центральной нервной системы = 198 = 9

2. Автономная нервная система сердца = 117 = 9

3. Материя слаженного тела = 99 = 9

В этом примере кроется ответ на вопрос редактора газеты «Аркаим» атамана (Айт Аман) Попова Олега Николаевича: «Как и откуда получаешь присланную информацию?»

«И увидел я другого зверя. И чудесами, которые дано было ему творить, он обольщал живущих на земле» (библия).

Теперь вычислим срок действия или царствие этого зверя. 208 год является началом внедрения библейских текстов в мировое сообщество людей.

Итак, ритм исторических событий негативного характера умножим на зверя (Он) 144х13=1872 года 1872+208=2080 г. Религия иудо-христианства может действовать 1872 года. Конец её 2080 год – полный крах. Началом конца станет 2080-27= 2053 год. 27 – число синонима имени Творца [999=9+9+9=27]

Из преданий Челла Асс Аков:

«…И сделают то, что преклонят колени

Пред жезлом Творца, _Его белой волной_ – (русским народом)

Судом испытаю ряды поколений

За то, что глумились над райской землей…»
Вернёмся ко второй половине I в. до н.э.

В 13 г. до н.э. был закончен в деталях разработанный план по подготовке человека на роль «Спасителя». В этом изуверском плане предусматривалось похищение младенца из среды Торов (особопочитаемых) Челла (древних) Асс Аков и его воспитание в духе новой религии в семье Йерусалимских жрецов, с дальнейшим жертвоприношением его богу Яхве (дракону) в возрасте 33-х лет по количеству племён Ассов (33). В этот план входила целая программа изучения в возрасте от 1 года до 10 лет Талмуда, с 10 до 12 лет ветхого завета, с 12 до 30 лет Посвящения в Элевсинские Мистерии греков, в Мистерии Исиды Египта, в Мистерии Адониса Сирии, затем Индии, в Мистерии народов Зоро Асс Тора и Тибета, а также особого учения Арты [К Ар Тане]. И по возращении из Тибета планировалось обучение царству бога Яхве (дракона), где во главе государства, как когда-то в Египте, был бы царь и он же первосвященник по чину Мел Тха Саадака – прямой династический сын бога. Но это ещё не всё. Это только начало мести за поражение в сражении 722 г. до н.э. Основная цель – совершить кровавый обряд человеческого жертвоприношения Русса и Подмена Духовности Руссов руками же Русса.

Для этого по всей Ассии в горах, где в последствии будут воздвигнуты Трофимом, Тихиком, Тимофеем, Николаем по роду Ассийцев, семь церквей в городах: Ефес, Смирна, Пергам, Фиатира, Сардис, Филадельфия, Лаодцкие, а также в г. Троада и Асс (древний Асс Гарт) была развёрнута шпионская сеть. Случай не заставил себя долго ждать. События развивались так. В последний год до н.э. в день зимнего солнцестояния в городе Асе (Асс Гарт) у 'Р Асса Тора Тагая племени Бугу (олень), относящегося к правому крылу (он канат) родоплеменного состава Челла Асс Аков родился мальчик. Его нарекли именем Тха М Асс, что значит небожитель звездных систем, т. е. Свет. В Талмуде он фигурирует под именем Хам Ассия. На третий день от роду он был похищен вместе с люлькой и в восьмой день обрезан. За всю историю иудо-христианства будет проявлена истина о Тха М Ассе, которого нарекут евреи именем Иешуа (Иисус), а затем Мессией (по гречески Христос).

Тагай со всеми своими 'Р Ассами бугу перевернул весь Асс Гарт, но сына так и не нашел. А между тем в глубочайшей тайне младенца Тха М Асса препоручили женщине по имени Мария из Магдалы, которая под усиленной охраной скрывала его три месяца и кормила своей грудью. Но дальше скрывать было опасно, так как Тагай продолжал поиски.

Спустя три месяца глубокой безлунной ночью в тайне от всех младенец, будучи усыпленным, с кормилицей Марией был вывезен из Асс Гарта в Вифлием Иудейский и перепоручен вместе с кормилицей под строжайший надзор Иосифа, которому в то время было 35 лет. Все участники похищения и сторонние свидетели были убиты, кроме одного.

Свидетельство этого человека после распятия Христа спустя почти тысячелетие оказалось в архивах г. Орн (Черкасск). Архив принадлежал Россам. О существовании свитка знала лишь узкая часть жрецов, а затем сведения просочились и к иезуитам. Началось невообразимое. Под видом путешественников, ученых, миссионеров поиск свитка продолжался столетиями, дошли даже до ставки Чин Г Асса (Чингисхана), выходца из племени Мэн Гу центрального Китая.

Наконец добрались до архивов г. Орн. Не имея возможности разыскать свиток посланники левитов подожгли здание со всех сторон, где хранились десятки тысяч драгоценнейших документов, в том числе и по древней истории казачества, среди которых находилось и злосчастное свидетельство Марии из Магдалы. Не успокоившись на этом спустя некоторое время было совершено бандитское нападение регулярных войск царизма на Запорожскую Сечь. Всех казаков перебить не смогли. Но архив, ради чего было организованно уничтожение Запорожской Сечи всё-таки попал в руки стоявших за спиной армейской Элиты левитов.

Обратите внимание на то что, автор книги нового завета от матфея святое благовествование в родословной по линии Иосифа дойдя до Марии гл. 1:16 не говорит прямо, что Мария родила, но Мария, от которой «родился» Иисус, называемый Христос. Автор, выполнявший заказ фальсифицировал родословную Тха М Асса, - теперь уже Иисуса Христа. Я уже писал в предыдущей статье об этом, но повторюсь лишь затем, чтобы лучше запомнилось, чтобы легче было человеку добра высвободить себя из крепких объятий лживой идеологии. И примером тому Христос. Что они с ним сделали !? «И пришли Матерь и братья Его и, стоя вне дома, послали к Нему (Христу) звать Его. Около него сидел народ. И сказали Ему: вот, Матерь Твоя и братья Твои и сестры Твои, вне дома, спрашивают Тебя. И ответил им: Кто матерь Моя и братья Мои? И обозрев сидящих вокруг Себя, говорит: вот Матерь Моя и братья Мои» (новый завет. От марка, гл. 3-31-34).

Таким образом Христос не только отверг родственность с Марией (Его названной матерью), но и с её сыновьями и дочерьми. Но даже если он и вырос в семье в роли пасынка то и тогда, имеющий доброе сердце, не смог бы так унижать тех с кем вырос.

Иисус начиная своё служение, был лет тридцати, и был, как думали, сын Иосифов. Вы знаете из Библии, что он не был сыном Иосифа.

А теперь сравните три родословных по книге I Паралипоменон, по книге от матфея нового завета и по книге от луки и вам всё станет ясно. Беспрецедентная лживость.

По Иосифу от царя Давида с учетом фальсификации родословной Христа до Его появления на свет прошло 26 родов.

По «деве» Марии от царя Давида до появления Христа на свет прошел 41 род. Разница составляет 15 родов. Это около 300 лет.

Итак встречу библейской Марии с Иосифом можно отбросить. Они никогда и ни при каких условиях не смогли бы встретится, тем более библейская Мария происходит от жреческой касты, а Иосиф – сын плотника.

В шестой месяц беременности Елисафеты послан был ангел к исторической «деве» Марии «обрученной?» мужу Иосифу. И вот зачнешь сына во чреве и родишь его и даст ему Господь Бог престол Давида «отца?» Его. Теперь спросим: получил ли Христос престол Давида? Да, только этим престолом оказалось бревно, символизировавшее Ха Ва – член, на котором Его и распяли, т. е. надругались. Такое могло прийти на ум только изуверам.

Ангел, обещавший «Ему?» через девку Марию престол Давида, оказался брехлом, потому что это был римский солдат, развратник Пандора. Внимательно нужно читать писания.

Мнение всех исследователей и специалистов всего мира в отношении Христа таковы:

1. Христос не является сыном ни Марии, ни Иосифа.

2. Христос – историческая личность – прожил очень трудную жизнь.

3. Христос не находил понимания у еврейского народа потому, что после возвращения с Тибета, он изменил Свои взгляды на противоположные, хотя в тайные Знания Герм Асса он не был посвящен. Его даже и близко не подпустили к этим Знаниям из-за лживости и неприемлемости для нормального человека идеологии еврейства, напичкавшей его бедную голову 12 летнего подростка.

4. Распятие Христа не было казнью преступника. Это был кровавый обряд принесения человеческой жертвы зверю – дракону Яхве.

5. Все Его апостолы, вместо того чтобы нести Его учение согласно заповедей до края земли, обосновались после Его распятия в Иерусалиме. Откровение иоанна «...И испытал тех, которые называют себя Апостолами, а они не таковы, и нашел, что они лжецы...»

6. А раз они лжецы по свидетельству самих писаний, то из этого вытекает, что все авторы книг нового завета, описавшие жизнь и деятельность Христа, нагородили на него горы ложной информации, которой не следует доверять. Здесь логика. А с ней не поспоришь.

7. Самым преданным и любящим Христа человеком была Его кормилица Мария из Магдалы, вскормившая маленького Тха М Асса из племени Бугу (олень) своей грудью... и всё.

8. Когда книжники и фарисеи убедились в том, что перед ними совершенно иной человек, а не тот 12-летний ребёнок, шпаривший без запинки наизусть весь талмуд и ветхий завет, то оставили мысль делать из Христа Мессию, сына царя Давида, проявив по отношению к Нему глубокую ненависть. Христос оказался в полной изоляции.

Не получился из Него ни Миссия, ни сын Давида, ни бог по праву отца Тагая (богами люди называли тех, кто обладал большими Знаниями и пользовался ими на благо – Герм Асс, Зоро Асс Тор, Один, Пифагор и т. д.). Не получился из него и изворотливый демагог без чести и совести, а получился тот, о ком сказано: «...пришёл к своим и свои его не приняли...»

В свои 12 лет Он как никто другой освоил идеологическую мерзость, состряпанную к тому времени. Маленький Тха М Асс, одаренный от природы мощной генетической памятью своих предков 'Р Ассов, с пеленок не знавший ласки родителей и своего настоящего имени, полностью освоил всю премудрость оболванивания людей, поскольку вступил в полемику даже со жрецами.

Убедившись в том, что Христос превзошёл всех своих учителей в толковании всех их писаний, его отправили в перечисленные выше страны, а затем в Индию и Тибет для тщательного изучения и анализа догматов язычников и парсов Зоро Асс тризма с целью низложения этого религиозного течения 'К Ар Таны, имевших в то время большой авторитет в странах Ближнего Востока, Ирана, Индии.

Кроме того Ему было вменено попытаться овладеть Знаниями Тибета, для отыскания в них слабых мест, с помощью полученных от иерусалимских жрецов, сопровождавших Его, методик и построить систему одурачивания с помощью этих Знаний.

Главные истины Тха М Асс постиг в Александрии, Индии и <u>на Тибете в самых закрытых храмах Траши</u>.

Теперь Он знал, что все процессы в человеке подчиняются энергетическому блоку центральной нервной системы, а ключом к этому является транс. Изучая древний математический текст биологической жизни, он разобрался в том, что все исторические события подчинены ритму в 144; 72; 36; 18; 9 лет. Он понял и то, что от него скрывали иудейские жрецы: метод блокировки логического мышления левого полушария головного мозга человека, хотя это далось Ему с трудом. Он был поражен тем, чего можно достичь с помощью блокировки нейронных тел коры левого полушария мозга, а так же с помощью искусства погружения в трансовое состояние. И если достижения в области транса вызвали у Тха М Асса восхищение, то в области блокировки логического мышления – отвращение. Не пошло Ему впрок двенадцатилетнее обучение гнусным наукам жрецов Ам Она. И когда его осенило, для чего Его готовили, он понял, что обречён. Немногие достоверные сведения о жизни и учении Тха М Асса сохранились в мистической традиции казаков до Петровских времён. Разобравшись с древнейшими элементами трансовой культуры многих народов, – тотемизмом, дающим человеку ощущение взаимосвязи с окружающим миром, миром природных явлений, животных и растений, как с частью реальной духовной жизни язычества, его охватило чувство невыразимой тоски об утерянном времени Детства.

Сопоставив вновь полученные Знания и, ознакомившись с преданиями Челла Асс Аков о возникновении жизни на земле, о возникновении Солнечной системы и с их взглядами на карту мира с тем, чему Его учила Левитская каста жрецов, Тха М Асс пришел в ужас, ибо понял весь их преступный план захвата власти с Его помощью во всём мире. Это потом, перед распятием, на слова священников наследственной касты: «Наш отец – Моисей. Он велик, поскольку дал нам учение о богоизбранности нашего народа» за 40 лет вождения их по пустыне, левиты зазомбировали в головы евреев эту установку, которой они следуют и по сей день.

Нет, – скажет Тха М Асс, – ваш отец – человекоубийца, поскольку сделал достоянием для левитов главную тайну устройства природы человека с целью достижения мирового господства.

Если наш отец – человекоубийца, так кто же твой отец и кто же в таком случае твоя мать?

Ту, которую вы считаете моей матерью, она мне не мать. При этих словах Тха М Асса некоторые из них осклабились, другие рассмеялись и спросили: «А кто же она тогда?»

Панельная девка.

Почему Он это сказал?

Да потому, что давно уже знал, что в матери Ему была определена женщина, гулявшая с пьяницей и дебоширом, римским солдатом Пандорой. Кроме этого Ему была известна главная причина, по которой в матери Ему была предназначена распутная девка Мария, мистическая сторона родословной которой выводила её, а следовательно, и Его, на сына зверя.

Известно, что род её насчитывал 74 предка (это можно посчитать и по её родословной, вписанной в Библию. Умножьте число её предков, не включая Адама, поскольку последний был, как говорят первым совершенным человеком, на число пробуждения жизни биологического типа 9).

74 x 9 = 666

Символически Адам есть Ад – внешний двор и Ам – детородный орган женщины, второе значение которого означает Великую пустоту. Сочетание АдАм есть Космос. Ну, а распят был Тха М Асс на 33 году жизни, символизировавшему 33 племени древних Челла Асс Аков, вписывавшихся в эквивалент числового энергоинформационного современного понятия слова Биокибер = 3+1+6+4+1+3+6+9 = 33, а также несущие символическое значение слова Творец = 2+4+6+9+6+6 = 33. → Сознание = 1+6+3+7+2+7+1+6 = 33 → Властелин = 4+5+2+1+2+6+5+1+7 = 33, Сплошная мистика, поскольку и столб Ха Ва = 13, на котором пригвоздили Тха М Асса, символизировал не только детородный орган мужчины, но и был равнозначен хребту, состоящему из 33х позвонков – стан - С Тан (позвоночник тела) человека.

Находясь в полнейшей изоляции, вернувшийся в 30-летнем возрасте в своё Отечество, Тха М Асс встал на путь просвещения своих сограждан. С ненавистью и презрением Он отбросил древне-еврейскую тайную духовную науку, в основе которой лежит учение, что главная Истина базируется внутри человека, а не вне его. Что же это за Истина? Истина по еврейски понимается так: «Да послужат им народы, да поклонятся им (евреям) племена, да будут они господами над народами мира, да обберёт жид все кладовые недр планеты и сложит всё золото мира в свою житницу, да поразит он в полночь всех первенцев в земле Египетской (исход, гл. 12:29), да изгладит он совершенно всякую память Амаликетян из поднебесной (исход, гл. 17:14), да пусть не вступает он в союз с жителями той земли в которую войдёт, дабы они не сделались сетью для него (исход, гл. 14:12), да сокрушит он все жертвенники и капища гоев и вырубит священные рощи Асс Аков, да поразит мечом он весь народ 'В Асс Анна, как и Сигона (числа, гл. 21:33-34), да пойдет он войной на Мадиама по повелению Яхве (дракона) и убьет всех мужеского пола (числа, гл. 31:7), а все селения их сожгёт огнём (гл. 31:10, там же), да не оставит он в живых ни одной женщины (исход, гл. 31:15). И приказал жидам Яхве: убейте всех детей мужеского пола и всех женщин, познавших мужа на мужском ложе, убейте (числа, 31:17). А всех детей женского пола, которые не познали мужского ложа, оставьте себе, оставьте живых для себя, я сказал это, ваш, жиды, бог. И предал бог Яхве в руки евреев весь Сигон. И уничтожили они все города его, мужчин и женщин и детей, не оставили никого в живых» (второзаконие, гл. 2:33).

«И предал бог в руки евреев 60 городов, всю область Аргов и сравняли они с землей все города с мужчинами, женщинами и детьми» (второзаконие, гл. 3:4-8).

«Итак Израиль, слушай постановления и законы, которые я, бог ваш, научаю вас исполнять, соблюдайте мои заповеди. Глаза ваши видели всё, что истребил Господь, бог твой.

Всякий раз поступайте так в той земле, в которую войдёте, чтобы овладеть ею. Храните и исполняйте эти заповеди, ибо в этом <u>мудрость</u> ваша и <u>разум</u> ваш! Пред глазами народов, которые услышав о всех сих постановлениях, скажут, только этот великий народ есть народ мудрый и разумный.

И есть ли какой великий народ, у которого были бы такие справедливые постановления и законы, как весь закон сей, который предоставлен вам сегодня» (второзаконие, гл. 4:1-8).

Логика рассуждений нормального человека такова: если такому закону да последуют все народы, то – вопрос: Останется ли что либо живое на планете Земля? Разве для разрушения жизни на Земле был поселён человек на ней? Что это за бог?

Надо начинать судебный процесс против этого чудовища прямо на страницах газет. И зачитать всенародно ему приговор, предъявив ему статью против человечности! Осудив за одно его же идеологию. Такого бога надо палкой гнать, как и его приверженцев за пределы нашей, пока что ещё зеленой планеты, и загнать их обратно в бездну мрака, откуда они вышли на свет и заковать на цепь на вечные времена.

Вот послушайте дальше, что говорит это страшилище:

<u>Я, господь твой Яхве</u> (дракон) <u>предаю в руки твои Израиль</u> многочисленные народы – Хеттеев, Гергессеев, Амморреев, Хананеев, Ферзеев, Евеев, Иевусеев – 7 народов. Символически число 7 означает – <u>естественную религию человека и его природу. Предай их огню и мечу и не щади их</u> (второзаконие, гл. 7:1-3).

Всякого пророка должно предать смерти за то, что он уговаривал вас, жидов, отступить от заповедей, законов и постановлений господа бога вашего.

Народ зомби, которому с пеленок внушают наставления, вот уже около 3000 лет: Когда подойдешь к народу, чтобы завоевать его, предложи ему мир. Если он согласится на мир с тобою, то весь народ пусть платит тебе дань и признает себя рабом и служит тебе, Израиль. (второзаконие, гл. 20:10,11).

Если не согласится на эти условия, не оставляй в живых ни одной души (второзаконие гл, 20:16).

Не отдавай в рост брату своему ни денег ни пищи. А отдавай в рост сие гою, чтоб овладеть землею, в которую ты войдешь. Ну так как, Руссы Святой Руси, будем брать кредиты в МВФ и подобных ей организациях или воздержимся? Думайте! Этот завет первый раз был реализован Иосифом в Египте: «И не было хлеба по всей земле Египетской, и наступал голод, потому что весь собранный египтянами хлеб за 7 лет был скуплен Иосифом» (бытие, гл. 41:48,43).

«И скопил Иосиф хлеба весьма много, как песку морского, так что перестал и считать, ибо не стало счета. И изнурена была от голода земля Египетская и Ханаанская.

Иосиф собрал всё серебро, какое было в земле Египетской и земле Ханаанской, за хлеб, который покупали.

И истощилось серебро в землях этих.

И прошёл весь народ к Иосифу и просил дай нам хлеба.

Иосиф сказал – пригоняйте скот ваш и я буду давать хлеб за скот ваш. И пригоняли скот.

И сказали: истощились стада наши, ничего не осталось у нас, кроме тел наших и Земель наших. Купи нас и Земли наши.

И сделал Иосиф весь Народ Египетский и Ханаанский рабами и Завладел всею Землею их» (бытие, гл. 47:13-21).

Проснитесь Руссы Святой Руси и вы Славяне: Не это ли делается сейчас на вашей родной Земле? Вы даже не поняли с какой легкостью вас превратили в рабов, а недра земли вашей – богатство ваше, как и все основные фонды ваши, с таким трудом создававшиеся вашими предками, давно уже не принадлежат вам. Они принадлежат тем, в чьих руках золото мира – все 87%.

По этому случаю библейский бог так сказал: «Я подниму к небесам руку свою лишь тогда, когда упою стрелы мои кровью, и меч мой насытится плотью убитых и плененных». Следуя этому зверю, евреи приступили к Иерихону, городу древнему и взяли его и разграбили его и уничтожили всё, что в нём, и мужей, и жен, и молодых, и старых, и волов, и овец, и ослов, всё истребили мечём (иисус навин, гл. 6:20). И сказал им Зверь их: Пойди к Гаю и сделай с ним то, что сделал ты с Иерихоном. И взяли город Гай, и сожгли его, и истребили живущих в нём, так что не осталось уцелевшего или убежавшего. И остались от города лишь вечные развалины и обратился он в пустыню и до сего дня (иисус навин, гл. 8:28). Затем осадили Гаваон, Кефир, Беероф, Кириаф-Иарим и взяли их, а население превратили в рабов.

Следующими пали города: Макед, Ливны, Лахис, Еглон, Хеврон, Давид, и вся земля от Кадес-Варни до Газы и от Гошен и до Гаваона и всё, что в них находилось дышащего было сожжено и предано мечу.

Спустя века эта же участь постигла 'Х Асс Ар(ский) каганат Ашина. Хорезмские евреи, подкупив окружение кагана, прибрали всю торговлю и весь Великий шелковый путь в свои руки. Вскоре и сам каган попал в сети и вместе со своими приближенными принял иудаизм.

Простой народ 'Х Асс Ар(ы) попал в рабство. На территории 'Х Асс Ар(ского) каганата повторилась история Египта, разница состояла лишь в том, что там, в Египте, египтяне изгнали со своей территории всех евреев за исключением небольшого количества элефантов юга. Евреи никогда не были в неволе или в рабстве у египтян. Это египтяне были у них 430 лет в рабстве, пока не вышвырнули их из своего Отечества.

Рабовладельческое положение в Хазарском каганате поддерживалось около 300 лет с помощью наемных войск в количестве 300.000 воинов, пока на помощь 'Х Асс Ар(ам) не выступил Асс Тор Семетей (Святослав) из племени Челла Асс Аков-Росс ('Р Асс).

Другое имя Семетея было Чуб Ак. Народная молва сохранила портрет его. Он был широкоплечим, крепким и сильным мужчиной – воином. Имел чин дана. Взгляд пронизывающий и властный. Нос с горбинкой, в ухе серьга, на бритой голове клок волос. Конь у него был белой масти – Ак Кула. На поясе он всегда носил Ак Тинте – кинжал. Семетей наголову разбил наемные войска Хорезмских, теперь уже хазарских евреев.

Но вернемся к Тха М Ассу – Христу.

На третьем году своего служения, после возвращения его из Тибета, это был уже не человек. Это был весь издерганный, измученный, безо всякой логики сгусток противоречивых чувств. Но Дух Его всё же ещё не был сломлен… Пришёл к своим и свои его не приняли… Раздираемый надвое, он решился на вызов, бросив в лицо кастовой элите потомственных жрецов и левитов: «Ваш отец Дьявол, вы исполняете похоти отца своего, он был человекоубийца от начала и не устоял в истине, ибо нет в нем истины, когда говорит он ложь, говорит своё, ибо он лжец и отец лжи…»

После этих слов он Знал, что судьба его решена, ибо изначальное само-просветление на заклание его в жертву дракону Яхве коснулось его.

Вставайте люди Русские! Кастовая элита потомственных жрецов и левитов знает, что власть зверя заканчивается в 2080 году и сделает всё от неё зависящее, чтобы стереть с лица земли Русский Род. Сделает всё от неё зависящее, чтобы Русский Род навсегда исчез с исторической арены.

Был час третий и распяли его.

И была надпись вины его – царь Иудейский, мистический смысл которой таков: Участь всех, кто посмеет править иудеями одна – смертная казнь. Второй тайный мистический смысл – мы, иудеи, распяли древние Знания гоев, и третий секретный мистический смысл – только нам, Зверем избранному народу, надлежит править миром.

В девятом часу Тха М Асс произнёс:

«Я никогда не был богом. Я родился им, но из меня сделали Зверя.

Я 'Р Асс, который никогда не был 'Р Ассом.

Сожгите мой Дух, Дух Зла по обычаям моих предков!!!

Первейший род, зачем ты оставил меня… «Эллой, Эллой! ламма савахфани?»

Разумеющий главную тайну Герм Асса о настоящем имени Творца, выражаемым в звуке, знает, что обрекшие на заклание Тха М Асса споткнутся о камень преткновения, созданный ими же под названием Христос.

Кто из вас, ныне живущих, помнит символы Великих Мистерий тайной Мистической традиции Верховного жреца по постижению Слова – света, идущего от первичного сознания огня, как от живого разумного космического начала? Нет таких? Да, нет. А если бы были, то вам бы было давно известно как проникать к огненному разумному началу. Вам совершенно не ведом метод перевода энергетики информации буквенного письма в эквивалент чисел.

Числовые значения еврейских, греческих и самаритянских букв и тех букв, которые принесены в греческий язык Кадмом из Финикии, как и английские эквиваленты не имеют под собой истинной основы, а потому ложны. Хотите пример? Пожалуйста. Еврейский Демиург Иегова по английски пишется **Jehovoh**, но, когда ищется числовое значение имени **Jehovoh**, необходимо вновь написать его еврейскими буквами, как утверждают «знатоки» . Л9Л'Читается оно справа налево. Еврейские буквы тут таковы: ה – Гэй; - Вав; ה - Гэй; י - Йод. Четыре буквы этого якобы священного имени будут иметь следующие значения: Йод равна 10, Гэй равна якобы 5, Вав равна якобы 6, и вторая Гэй равна 5. Отсюда, 10+5+6+5=26 – синоним имени Творца. Ложь. Синоним имени творца – 27 и соответствует понятию жизнь, несущая жизнь, ради жизни 999. 9+9+9=27.

Знаете ли вы что сила слова, несущего дух, рано или поздно воплощается в ритуал? Распятие мистического света есть обряд. Но слова: «Сожгите мой дух, дух зла, по обычаям моих предков» – выражение ритуала, который сохранили поздние русы Восточного Причерноморья, обладающего психотехническими возможностями, концентрацию коллективного психотерапевтического действия, превосходящего обряд на 1000000 единиц по энергетической мощности. Думающий прав. Здесь запахло жаренным. Я знаю, что «кто-то» освоил искусство трансовой воли. Этим «кто-то» являются слуги дракона Яхве. Но им неведома тайная наука космического мироустройства в биочислах и символах, занавес которой я чуть приоткрыл в предшествующей статье.

Что вам известно о Духовном центре управления, источнике вечно текущей мысли?

Сегодня науке известно, что вокруг объекта кручения возникает торсионное поле. Скорость этого поля на 1000000 ед. превышает скорость света. Наука знает, что планету Земля обволакивает энергоинформационное поле.

Это было известно древним бакши Челла Асс Аков. Им было известно и то, что информация обладает способностью нести Знания. Им давным давно было известно, что действующий поток торсионного поля земли захватывает информацию из энергоинформационного поля и уносит её в глубины Космоса. Из этого процесса видно, что планета Земля точно также получает информацию, идущую к ней от объектов мироздания, Вселенной, Космоса, поскольку всё в Космосе взаимосвязано, взаимозависимо, в котором обмен информацией осуществляется через глобальную торсионную систему связи. Поэтому информация: «Сожгите мой дух, дух Зла», – достигла места назначения и вызвала необходимость гласности совершения ритуала сплошного коллективного мистического воздействия на объект носителя Зла по обычаям предков Тха М Асса отца его Тор Асса Тагая, и всех остальных 32 племён Челла Асс Аков. В нашей форме реальности всякое благо совершается по воле Творца.

По преданиям Челла Асс Аков в конце второго тысячелетия н.э. в стяге Ак Асс Аба, Духовном знамени Света, должно проявиться сердце чистоты и святости Асс Тор Ха, которое помнит место проведения ритуала вколачивания осинового кола большой русской кувалдой в мистическое осиное гнездо головы дракона 13 и жало зверя, лежащее под ним. Символически это место находится по прямой в точке пересечения этой прямой от города Асс (Асс гарт) Ассии до прямой, проведённой из Тары до Таборы между двух рек, слагающих их устье, от которого следует отсчитать 666 локтя. А от города Асс Ассии 1600 стадий по числу зверя 13.

О месте проведения ритуала сказано: «Воздастся Зверю так, как он воздавал вам, и вдвое воздайте ему по делам его. Сколько властвовал он и роскошествовал и славился столько же, да ещё в семьдесят раз по семь, пусть получит от вас над собою мучений и горя. Пусть увидит и дракон и зверь и образ его острый серп созидателей 33 племён запущенный в их гнилой виноградник и пусть серп обретет его». В этом месте за городом храма богини Тура Туран А – Тара (Асс Тарты) 'К Артаны – справедливости славяне и Руссы истопчут весь виноградник, срезанный серпом воздаяния и потечет гнилая кровь разрушителей даже до узд Ак Кулы (белого, священного жеребца) Тагая на тысячу шестьсот стадий по числу зверя от храма, построенного Ум Аном и до логова их. Да упоен будет Дух Тагая, да захлебнется своей черной кровью дракон Яхве.

Тогда увидит мир отблески света и огня от устья двух рек, в 666 локтях от которого, место осинового кола. №1 Стадия у 'Р Ассов Причерноморья 185 метров, локоть – 0.555 метров. 1600 х 185 х 13 = 3848 км. 666 х 0.555 = 369.63 метра.

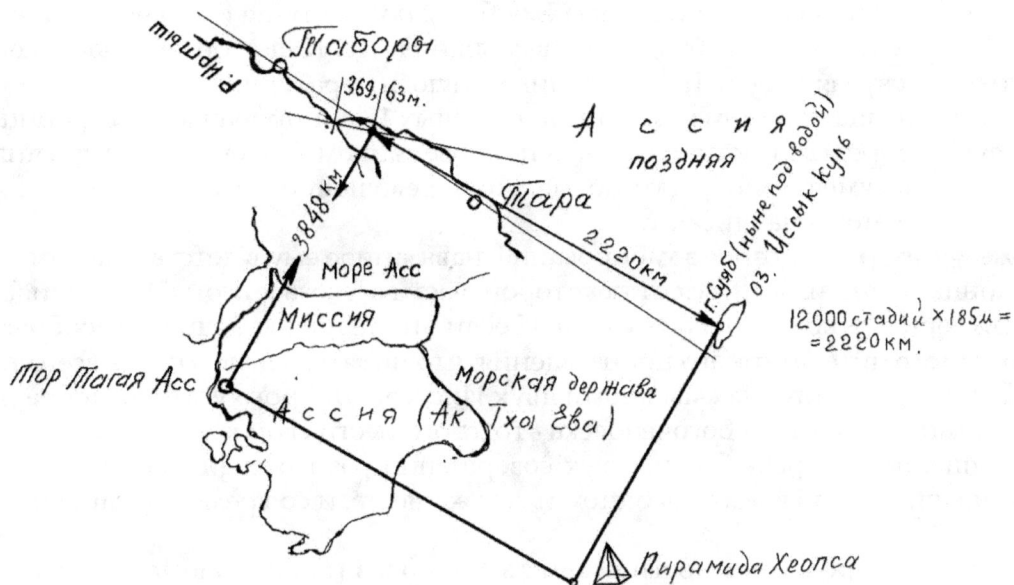

Ритуал Асс Аков будет описан в следующей статье, как и место осинового кола №2 и №3.

Я исса. Я иза.

Вот уже два тысячелетия люди пытаются осмыслить фигуру Христа. Человека, чья жизнь, а еще в большей степени смерть, разрушила великую мировую державу - Рим, создала новую цивилизацию - христианскую, родила идею, овладевшую в конечном итоге умами сотен миллионов людей.

Мифологизировав его, последователи постепенно создали мировую религию, где этот человек, повторяю, человек, стал её центральным искусственно обожествлённым персонажем. Ибо сам Иисус себя Богом отнюдь не считал. Да, он называл себя сыном Божьим. Но таковыми детьми Божьими, на его взгляд, были все люди. И он это говорил для всех, особенно, для убогих духом. И повторял для убогих умом не раз.

Но, неправильно понятый, а зачастую и искусственно передернутый и сфальсифицированный, он до сих пор остается загадкой. Вопрос: «Сохранился ли письменный источник, написанный рукой Иисуса или от его имени?» Канонические евангелия, так называемые благие вести, во многих местах противоречат друг другу, при этом претендуя на истину.

Мы читаем у Блаженного Августина: «Не позволено говорить или даже думать, что кто-либо из евангелистов мог бы солгать». Более того, говорит этот святой, если нам встретятся явные противоречия (такие, как две разные генеалогии Христа), мы должны считать, что они на самом деле согласуются, хотя нам может быть и непонятно, как таковое может существовать.

Рассказ Иоанна, например, находится в явном противоречии с рассказами Матфея, Луки и Марка в отношении хронологии страстной недели; все четверо приводят разные даты Пасхи. При этом, по Иоанну, Иисус был распят не в пятницу, а в четверг, за день до Пасхи.

Еще больше расхождений в вопросе о «воскрешении», а точнее, вторичном появлении Иисуса. И таких нестыковок десятки. Внимательный читатель сам их без труда обнаружит при вдумчивом прочтении библии.

А если еще посчитать десятки апокрифов, то есть, Евангелий не канонизированных, а значит и не признанных святыми христианской церкови, то голову можно сломать от нагромождения лжи и нелепостей, возникших вокруг фигуры Христа. Недаром некоторые богословы и просто читатели, считавшие себя верующими христианами, и, пытавшиеся осмыслить и привести к одному знаменателю противоречия, встречающиеся в Библии на каждом шагу, попросту сходили с ума. В прямом смысле этого слова.

Христос - Бого-человек. А именно таковым он и был - фигура трагическая. Трагическая не только сама по себе. Не только потому, что он погиб мучительной смертью от рук людей, которым нес Знания Добра и Света. Трагедия Иисуса - это, в первую очередь, трагедия его намерений.

«Первенец» Марии, согласно Евангелиям, - он с детства отличался общительностью, живостью ума, тягой к знаниям, но, в то же время, не был толерантен. Плохо находил общий язык со сверстниками, чьи игры и забавы ему были попросту не интересны. Предпочитая общаться со взрослыми, как губка, впитывая знания. До 12 лет он обучался, как многие дети, в синагоге, изучая тору и другую религиозную литературу.

И в том же, двенадцатилетнем возрасте, он на целых 18 лет пропадает со страниц Библии. И появляется уже зрелым тридцатилетним проповедником. Где он был, чему учился столь долгое время, как сумел приобрести новые, столь революционные для того времени, знания, евангелия об этом умалчивают.

Но в то же время, религиозное зомбирование, навязанное ему в детстве, не позволило Иисусу и до конца жизни избавиться от некоторой части ветхозаветной идеологии. Во всяком случае, если верить текстам нового завета. И если это не плоды больного воображения самих авторов этого литературного произведения, что на самом деле, скорее всего так и есть. Во всяком случае, в Евангелиях мы видим двух Иисусов. Доброго учителя добра и света. И иного, издерганного жизнью Богочеловека - готового нести свой крест до конца.

Такое ощущение, что речь идет о двух совершенно разных персонажах, двух Христах, проповедовавших в одно время и в одном и том же месте, и со временем слившихся в одну фигуру.

Я собираюсь по мере возможности осветить Его образ и постараюсь донести до вас Его истинное дело, масштабность его фигуры, его влияние на дальнейшие события мировой истории. А так же подробнее рассмотреть персонажей, его окружавших. Почему, в самый тяжелый для Себя момент, Он вдруг оказался один? Почему люди, прямо или косвенно виновные в его распятии, впоследствии жестоко поплатились за это? То же самое произошло и с городом, в котором Он был приговорен к смерти. И с государством, для которого, жизнь одного из тысяч рабов, распинаемых ежегодно, в то время ничего не значила. Почему потомки палачей и просто любопытных, стоящих в толпе, рано или поздно преклонили свои колени пред Человеком, ставшим посмертно Богом? И еще десятки «почему»?

На эти вопросы я сумею ответить. Прошу вашего внимания.

Это Его авторская, история событий, происходивших в Иудее две тысячи лет назад, во время написания Им личного Наследия. Что это? Это то, что сохранил Тибет из дела Тха М Ассии, названного Иисусом Христом, которое понесли Никодим с Иосифом и их свидетельство о предательстве апостольском.

Так кто же он - Христос? Почему идеи именно этого человека, одного из многих пророков, косяками бродивших в то время по Иудее, растоптанной безжалостным римским сапогом, завоевали впоследствии умы миллионов? Кем он был, в глазах окружающих, сильных мира сего и толпы? Кем он был на самом деле? И самое главное. Кем он пытался стать? Кем?

Из посвящения в Мистерию Траши Тибета, самого закрытого храма на планете Земля высшей школы трансцендентальных Знаний.

ИИСУС ХРИСТОС

Тот, кто соединил свою духовность с Моей деятельностью на планете Земля обязан знать, что Моё служение связано с Моим настоящим именем Тха М Ассия.

Запомним это.

Свидетельством сему являются ранние комментарии к «Священным Писаниям» «Mudrashjoheleth u Abodazaza» по Годфри Хиггинсу, открывшему Моё настоящее имя людям и Доктору Фаберу, опиравшемуся на него. И как сказал Омар Хайам: «Не получается у вас всё потому, что вера есть у вас, но веры нет Ему.» Похоже, что так оно и есть.

И Я, в 2007 г. обращаясь к аудитории, позволю Себе сказать напутственное Слово: «Не ищите Царствия Божиего на небе. Оно здесь, на Земле, - это жизнь по совести, ибо Слава Всевышнего, - Его Знания, осветили её, и прежнее миновало». Здесь понятие «жизнь по совести» отменяет все Заветы прежних времён и все библейские тексты, поскольку сказано - прежнее миновало. Теперь говорю:

> Читайте раскрытую книгу Вселенной.
> Воздвигните храму научному столп.
> Бросайтесь в полымя пучины нетленной.
> Садитесь созданья за божеский стол.
> Я, - Свет. Я, - наука, Я ваше призванье
> Во Мне дремлют знания всего обо всём.
> Энергия, Разум, Творец Мне названье
> Идите и пойте всё то, что несём.

Соотнесите Моё учение двухтысячелетней давности, писанное Моей собственной рукой, а не рукой лжеапостолов обо Мне, с общим уровнем развития интеллекта современного человечества 2007 года, чтобы стало понятно вам что: «Я Тот Камень преткновения, о Который споткнулись, а затем пали три «Великих» империи - Римская, Британская, Российская».

И вот, даётся вам единственно правильная на земле таблица для перевода энергетического потенциала языка чисел, т. е. языка жизни Космоса в энергетический потенциал буквенного выражения мысли языка алфавита Рус Аков XV века, для считывания необходимой вам информации с единого энерго-информационного поля событий прошлого, настоящего, будущего при вхождении энергетического блока центральной нервной системы Человека в ритм психической энергии Космоса для этой цели, т. е. при Истинном Посвящении.

Единое энерго-информационное поле событий, созданное Всевышним, корректирует и всякую биологическую структуру жизни на планетах у звёзд с малым моментом количества движения, класса F - 5, подобных Солнцу.

И Я, Тха М Ассия, сопричастный всякой жизни во Вселенной, носивший два тысячелетия тому назад имя этой, Нашей, солнечной Энергии - Христос, спрашиваю у одной третьей части человечества: «Кто, где и когда дал вам право говорить от Моего имени всякую бредовую несуразицу?

Кто дал вам право от Моего имени нести в мир ложь, ненависть и насилие?

Истинно, истинно говорю: «Все те, кто несет околесицу и злословит от Моего имени, а к таковым Я отношу лжепастырей, лже пророков, лжесвидетелей, лжеапостолов от ветхозаветных Библейских книг, к которым Я не имел никакого отношения - да спросится с них по всей программе, а также спросится и с тех, кто им наследует!»

И весь негатив и грязь, которыми Меня обливали и продолжают обливать имя Моё да осудится правосудием на чаше весов безпристрастности и не уклонятся.

За это природа Земли спросит с вас.

Природа взыщет! Знайте это!

В 19 столетии отзвуки обо Мне были выражены вот каким образом:

> Ходил Он от дома к дому,
> Стучась у чужих дверей
> Со старым дубовым пандури,
> С нехитрою песней Своей.

В напеве Его и в песне,
Как солнечный луч чиста,

Звучала великая Правда,
Возвышенная мечта.
    Сердца, превращённые в камень,
    Заставить биться умел.
    У многих будил Он разум,
    Дремавший в глубокой тьме.
Но люди, Забывшие Бога,
Хранящие в сердце тьму,
Полную чашу отравы
Преподносили Ему.
    Сказали они: «Будь проклят»
    Пей, осуши до дна...
    И песня Твоя чужда нам,
    И Правда Твоя не нужна!»
        Иосиф Джугашвили, 1897 год.

В сырой камере иерусалимской тюрьмы, на грязном, холодном полу лежал в забытье Бог. Горела исполосованная кнутами спина. Чтобы хоть как-то уменьшить боль, он ежеминутно приподнимался и прикладывался ею к сырой каменной стене. Тепло, столь редкое в первых числах апреля, не успело прогреть, как следует камеру, и поэтому холод терзал измученное тело. Не помогали ни рваная хламида, ни пук грязной вонючей соломы, небрежно брошенный стражником к стене и приспособленный узником под подушку.

Какие мысли родились в горячем мозгу узника? Были ли это воспоминания детства, далеко не полные, а, поэтому, зачастую обрывистые? Или перед его взором проходили юношеские годы, проведённые сначала в обществе ессеев, а затем в закрытом тибетском монастыре Траши.

Именно здесь он провёл свои лучшие годы, черпая знания, и в то же время понимая, что для достижения всей полноты человеческой мудрости одной жизни явно бы не хватило.

Вспоминал ли инициацию, прошедшую три года назад и слова старого учителя Таши Бомпо, о том, что он получил достаточное количество знаний для того, чтобы нести их в мир. Остальные знания будут появляться так же дозировано, в нужное время, когда человечество будет готово принять их без вреда для себя. Ибо абсолютное знание - есть абсолютное оружие, которое может произвести непредсказуемый, в том числе отрицательный эффект. Ведь знание - это лекарства, которые лучше употреблять в определённой дозировке, и увеличение дозы обернётся ядом.

А может он переосмысливал последние три года, со дня появления на берегу Генисаретского озера и до вчерашнего дня? Трудно сказать. Узнаем ли мы когда-нибудь, какие мысли посещали бедную голову Иисуса бен Иосифа, плотника из Назарета в ночь с третьего на четвёртое апреля, накануне еврейской Пасхи в сырой, грязной, вонючей, холодной камере иерусалимской тюрьмы?

Боже! Как болит истерзанная спина. Палачи хорошо знали свою работу. Неужели нельзя было сделать стены из простого гранита? Обязательно из ракушечника? Или это специально, чтобы увеличить страдания несчастных пленников?

Мама. Как тяжело тебе сейчас. Осознание того, что «твой старший сын» завтра будет казнён как государственный преступник, тяжким грузом легло на твои плечи. Сколько радости было в твоих глазах, когда я вернулся из Тибета спустя 18 лет. И сколько гордости, когда восторженный народ встречал меня у ворот Иерусалима. Это было неделю назад. И чем всё закончилось? Та же толпа призывала вчера Пилата распять меня как раба.

Сейчас бы немного забыться. Но почему роящиеся в голове мысли не дают минуты покоя? Когда были искренни эти люди, вчера или неделю назад? Или это и есть свойство толпы переходить по указке хозяев или собственной прихоти от обожания к ненависти? И сколько на самом деле было искренне радующихся моему приходу? И были ли они? Ведь непонимание в начале рождает раздражение, затем злобу и, наконец, ненависть.

Но в чём я провинился перед этими людьми? Что я им сделал плохого? Почему на их лицах, вчера - во время экзекуции, читалась плохо скрываемая радость?

Из толпы летело: «Пусть проучат этого сумасшедшего, от него не убудет. Носится тут, с какими-то своими бредовыми идейками. А кому нужны эти химеры? Нам? Меньше знаешь, лучше спишь. Тут семью кормить надо, а он о какой-то душе. Вот и посмотрим, а сможешь ли ты после того, как мы тебя ткнём мордой в грязь, и дальше нас любить. Ничего, завтра на кресте с тебя эта дурь сойдёт. А не сойдёт - туда тебе и дорога, сумасшедший». Так они говорили.

Бедная мать Мириам. Каково было ей вчера это выслушивать? Слава Богу, отец не дожил. Но почему, почему, люди, которых я считал своими близкими отвернулись от меня? Предали в тяжёлую годину? Ударили в спину? А ведь это гораздо больней... Они улыбались мне, внимательно слушали, называли своим другом и учителем. Говорили, что беседы наши дороги им. Что они видят свет, становятся лучше и добрее.

Они остались теми же. Так ничего и не поняли. А может не захотели понять? Сколько гордости и тщеславия было на их лицах, когда они входили со мной в ворота Иерусалима. Легко быть другом в радости, гораздо тяжелее разделить с ним крест. Сколько вас, друзья мои, осталось в трудную минуту? Мама, Магдалина и Инкогнито. Да, несчастный Инкогнито. Единственный, прошедший со мною до конца.

Ведь никто не знает, что на самом деле увидел я во время медитации в Гефсиманском саду. Сколько домыслов и лжи будет наворочено будущими бумагомараками. Знал лишь один человек, которому я действительно мог доверять. Именно ему я сказал вчера во время Вечери, что следует делать. Ибо лишь мы оба знали. Не будет Инкогнито - не будет Христа, не будет другого - более гуманного общества.

И он пошёл. Только мы, двое, знали, что ему стоил этот поступок. Ибо помнили, что возвысив меня, он искусственно понижает собственное Я, и берёт на себя проклятие человечества. Он делает это осмысленно. Он - первый мученик, погибший за веру.

Мы долго разговаривали. Он просил меня избавить его от этого. Ибо слаб человек. Так же слаб, как и я. Ибо я боюсь креста. Боюсь смерти, ибо я - как человек. Но я смог убедить его, так как доверять никому больше не смог. Всех остальных можно назвать трусами и подлецами. Но я не сделаю этого. Ведь они – люди. Просто люди. Всего лишь люди. Часть того стада, именуемого почему-то человеческим. Потомки разберутся.

А пока имя твоё будет проклинаемо. Проклинаемо нищими духом и блаженными умом. Но мы знаем. Именно ты во время второго пришествия будешь сидеть со мной по правую руку. Так и будет. Ибо я принёс в мир часть Знаний - благодать Божью, а ты, именно ты, взял на себя грехи человеческие. И не известно кому из нас тяжелей.

К середине ночи у Иисуса поднялась температура. Начинался горячечный бред. В полузабытьи он звал то мать, то жену, то того, кто пошёл с ним до конца. В памяти всплывали знакомые лица: Андрей, Пётр, Фома, Иоанн, Варфоломей, другие.

Понимал ли Иисус, с какой швалью он имеет дело? Или он видел то, что хотел увидеть? Найти искру Божью. Раздуть её. Обогреть сердца и осветить души. Тщетно. Нельзя найти то, чего нет, там, где его нет. Нельзя!

Вспомнился вчерашний вечер. Вот он сидит за столом в окружении учеников, друзей и соратников, так он считал. Ведут заумные беседы. О добре и зле. Чести и бесчестии, преданности и предательстве. И, конечно же, о душе. Той субстанции, которая делает человека человеком.

Его собеседники пыжатся, высказывают правильные мысли. Клянутся в верности. Слышен смех, шутки, металлический лязг сдвигаемых кружек. Лишь один из всех грустен. Он прекрасно знает им цену. Давно всё понял. И ему этого не простят. Оболгут, припишут собственные и чужие грехи.

Больше всех старается Пётр, на то он и петух. Именно так я когда-то в шутку обозвал рыбака Симона, случайно встретившегося мне у Генисаретского озера. Но, называя так, я имел ввиду его редкостную тупость и бесчувственность. А он так и не понял. Пётр – камень. Доволен. Каменная голова. Пётр. Я же, зная будущее, знаю судьбу каждого из вас, знаю вам цену. Уже знаю.

Вот также неделю назад вы сидели за столом, спорили, ругались, делили несуществующие должности. Тогда народ в невежестве своём называл меня царём, хотя я всячески отвергал это. Не царь я. Поэтому не мог обещать вам воли. Ибо понимал. Не пришло ещё время освободиться от римского владычества - восстание обречено и страна стонет в крови. Но вы подталкивали меня. Прими корону. Мы с тобой, мы поднимем восстание и освободим

Иудею.

Да, я сочувствовал зелотам. Их борьбе за независимость. Моё сердце тоже разрывалось, видя, как страдает народ под пятой колонизатора. Я знал, что часть вас так же принадлежит повстанцам: Андрей, Пётр, Иаков, Иуда. Вы с гордостью называли себя кинжальщиками. Но одно дело за столом, в пьяном угаре кричать: «Смерть Римлянам!», а другое дело заниматься делом. При первых признаках опасности вы меня предали.

Пётр. Не ты ли трижды отречёшься от меня за одну ночь? Испугался. Лепетал: «Я не знаю этого человека, вижу его впервые». Андрей, Фома, Иаков, не вы ли заснули за столом? А когда вас пригласили во дворец Пилата для дачи свидетельских показаний, вы так и не явились. По каким местам вы прятались? Или сидели на окраине Иерусалима, заливая «горе» вином? И проклинали тот день, когда связались со мной.

Иоанн самый изворотливый из вас. И самый беспринципный. Не ты ли прислуживал за столом, щедро подливая вино, преданно заглядывал мне в глаза, с благоговением называя учителем? Садился рядом, опускал голову мне на плечо. Говорил красивые слова о дружбе и преданности. Закатывал глаза и с упоением повторял мои слова, которые впоследствии запишешь, бессовестно извратив. Где ты сейчас? Потом, спустя годы, ты напишешь своё Евангелие, где будешь всячески обелять, и выпячивать себя. Якобы ты был со мной до конца, стоял у креста рядом с «матерью» Магдалиной.

Не будет завтра тебя там, Иоанн. Ты будешь в толпе издали наблюдать за этим кровавым зрелищем. А рядом с крестом будет стоять в одиночестве Инкогнито. Которому вы этого никогда не простите. А после казни, он на едином дыхании напишет своё Евангелие, которое раскроет истинную роль каждого в этой разыгравшейся трагедии.

А после казни моей и после написания своего откровения, он просто сведёт счёты с жизнью. От безысходности, от ужаса происходящего вокруг, от отчаяния, ибо для него мир рухнул. И незачем стало больше жить. Сколько собак ты навесишь на него, Иоанн? Ведь вы его никогда не любили. Не понимали. Завидовали его уму и образованности. Его преданности мне и делу, которому он себя посвятил. Преданности не показной, а настоящей. И поэтому он был для вас чужаком.

Ты, Иоанн, обвинил его в корыстолюбии, но не он ли был казначеем нашей общины? И ни одна монета не пропала зря. Ты обвинил его в предательстве. Но ведь вы, Иоанн, именно вы все остались жить, все, кроме него, когда я умер. И пошли по миру нести всякий бред и сочинять небылицы обо мне, когда вам это стало выгодно. Ибо вы апостолы. Вы свидетели. Свидетели чего? Что вы видели? Что вы слышали? Что вы поняли?

А с какой ненавистью и завистью вы смотрели на него, когда в одной из бесед, я сказал, что на божьем суде, именно он будет сидеть по мою правую руку. Этого вы ему не простили. Но пройдёт две тысячи лет, и откроются секретные архивы самого закрытого на Земле храма Траши. И возопят святоши, и изумятся люди. Ибо перед моим вторым пришествием откроется людям Правда, всячески скрываемая вами: моё Евангелие мира, и моё настоящее имя и другие свидетельства, тщательно скрываемые документы, камня на камне не оставят от вашей лживой демагогии и прольют свет на истину. Так и будет. А появление «Евангелия от Омо Ассов, потомков атлантов» вообще произведёт эффект разрушающей силы.

Иисус поёжился от холода, с трудом разлепил глаза. Усмешка непроизвольно искривила его рот. Что это было: боль избитого тела или чувство брезгливости при воспоминании о своих учениках? Губы зашептали успокаивающую молитву. Он теснее прижался к стене. Веки вновь закрылись, и он окунулся в воспоминания вчерашнего вечера. Снова перед глазами прошла череда лиц, предавших его. Иисус застонал.

Лжепастыри! Лжеапостолы! - думал он. Горе вам! Ибо ваше будущее и будущее человечества я прочёл в книге судеб, медитируя в Гефсиманском саду. Вы спали пьяные. А, поэтому не знаете истины. Думаете, что я молитвы возносил отцу своему? Не молился я, беседовал. Моя мысль ушла далеко за пределы Земли. Вы, по своей невежественности считаете, что меня искушал дьявол. Так и напишите. Бедные, бедняги, вы так ничего и не поняли. Разве дьявол может искушать Бога? А, ведь, таковым, вы меня назвали. Разве может создание быть сильнее своего создателя? Ваши нелепые домыслы просто противоречат здравому смыслу.

Но я не Бог. Я - сын Божий, как и любой из вас. Но для вас это непонятно. Ибо вам нужна строгая иерархия, слепое подчинение. Вот поэтому вы признаёте сыном Божьим только меня, а себя будете униженно называть рабами Божьими, и будете делать это с завидным постоянством, да ещё получать при этом сомнительное удовольствие. Рабы! Рабы! Рабы плоти и духа! Ничего не изменилось со времён Бытия.

Да, я - сын Божий - человек. Пусть обладающий экстрасенсорными способностями, обученный тайнам и мистицизму. Подключившись во время медитации к информационному полю Вселенной, которое вы называете небом, и к Отцу моему, я прозрел будущее. И оно было ужасно. А то, что вы назовёте дьявольским искушением, было альтернативным будущим. И было оно ужасней вдвойне.

Родившись в тот момент, когда хвостатая комета, которую вы назовёте «Вифлеемской звездой», проходила сквозь созвездие Яслей, я обречён был на создание альтернативной идеи, сделавшей прорыв в духовном мире человечества. Ибо так сошлись звёзды, фатальная неизбежность на пороге жизни и смерти. Неизбежность, которую в то же время можно было изменить. Вчера. Во время суда. Стоило лишь покаяться. Именно к этому меня призывали «братья и мать». Покаяться, принять позор. И тогда не было бы этого ужасного бича с вшитыми в него оловянными шариками. А завтра не будет креста. Не будет ещё одной попытки восстановить систему правления Мелхизедеков - божественных философов избранников, подобных мне. Покаяться.

Но тогда, не будет любви - этой высокодуховной субстанции, объединяющей одинокие сердца и души на ментальном уровне. А будут лишь плотские утехи высокоорганизованных животных. Женщина, самка, мужчина, самец, встреча, трах, удовольствие...

Шекспир, Экзюпери, Гюго, Пушкин и многие другие не напишут свои произведения, переполненные любовью. Пусть, зачастую, трагической, но и прекрасной. Данте не встретит Беатриче, Петрарка - Лауру, а Блок, свою Прекрасную Незнакомку.

Покаяться. И не будет веры. И Ян Гус и Аввакум не взойдут на костёр ради Неё. Ради идеи. Повторив в чём-то и мой путь.

Покаяться. И не будет Надежды. Надежды, на лучшую, достойную человека жизнь. Пусть не сейчас, а когда-то, может быть даже после смерти. Ибо смерть – это лишь переход души из одной формы реальности в другую. А будет лишь скотское существование человекообразных.

И не будет даже ваших писаний, пусть хотя бы и в грубо искажённых формах, но донесших до человечества крупицы истинных знаний. И сделавших его хотя бы на йоту, но всё-таки лучше. Ничего этого не будет.

Философия просто выродится, так и не превратившись в философию духа, всё более и более опускаясь до философии плоти, основанной на голой логике. Рабовладельческая система правления и власти Ам Она меняя формы, на тысячелетия задержит развитие человеческого общества. Рабовладение так и останется основной формой экономического развития, ибо свобода человеческого духа, пусть косвенно, но всё таки вытекающая из постулатов христианской этики, так и не родится. Или же заморозится на целых шесть столетий до прихода следующего миссии.

А культ златоглавого Феба сменится культом Гекаты - богини ночи. И человеческие жертвоприношения будут исчисляться не десятками, а десятками тысяч. Людоловы разбредутся по всей Ойкумене в поисках двуногих животных для ритуальных кровавых игрищ. Миллионы женщин будут сожжены на кострах инквизиций.

Спустя полторы тысячи лет конкистадоры с именем моим пришедшие на недавно открытый материк, увидят это у ацтеков. Увидят и ужаснутся. И сметут с лица матери-земли порождения дьявольской цивилизации. Огнём и мечом. И будут ужасны преступления крестоносцев в Новом свете. Но более ужасным было бы их бездействие.

И я это увидел. Я жив. Я один из немногих истинных пророков. Я предпочёл жизнь и жалкое прозябание на окраине Назарета. Имя моё стёрлось в пыли веков, как и имена многих простых людей. И увидел другое: вереницы людей, женщин, детей, прекрасных юношей и девушек, бредущих понуро по Европе, Азии, Африке к ритуальным возвышенностям, где жрецы в плащах из человеческой кожи, раз за разом вонзают обоюдоострые клинки в грудь. И вырывают трепыхающиеся сердца, вознося славу кровожадной Гекате. А осклабившиеся кумиры, щедро обмазанные человеческой кровью и вытопленным жиром, молча наблюдают за ритуальными оргиями смертепоклонников.

Кровь вопиет к небесам, моля о снисхождении. Но тщетно. Ибо я, Иисус Бен Иосиф, первым объявивший себя сыном Божьим, в тяжёлую для себя минуту проявил слабость, предпочтя жизнь ради смерти, а не смерть ради жизни. И так тысячи лет. Беспросветного рабства и слепого поклонения смерти. И некому будет остановить этот маховик самоуничтожения человеческого генофонда. И я это увидел. Увидел и ужаснулся.

Именно эти видения, впоследствии мои полуграмотные последователи назовут дьявольским искушением.

И увидел другое. Казнь свою. Одну из самых мучительных, которую только может придумать человечество. Учеников, трактовщиков и компиляторов, дерущихся за моё духовное наследство - духовное моё тело.

Трактующих слова мои, как кто понимал. Увидел я арены цирков с растерзанными детьми своими. Крестовые походы. Пылающий Рим и толпы варваров, нахлынувшие из глубин Азии. Чёрные мундиры, чеканящие шаг по площадям Европы и печи крематориев, источавшие сладковатый запах горящей человеческой плоти. Картавого беса на броневике и миллионы поклонников с пентаграммой во лбу, идущих на смерть ради человеконенавистнических химер. Новую Римскую империю, восставшую из пепла на другом континенте и ломавших ей хребет праведников - ваххабитов. Увидел миллионные армии, идущие на смерть с именем моим на устах и орудием казни на стягах, и жителей Хиросимы, превратившихся в тени за считанные секунды. Ветхие храмы и пустоту душ их служителей, торгующих благодатью Божьей. Кровь и смерть. Смерть и кровь. Увидел и ужаснулся. Ибо всё это творилось именем моим.

И возопил я к Господу, и попросил совета. И попросил указать третий путь. Но промолчал Господь. Лишь весы опустил. И пронзила боль сердце моё. Ибо тяжек будет выбор мой. Ведь не добро должен буду выбрать я. Но зло. Пусть и меньшее.

И вновь воззвал к Господу. И попросил избавить меня от тяжкого выбора. И услышал глас Всевышнего. Не будет тебе чести в твоём Отечестве. И взвесил я тогда жизни человеческие. А мерилом была жизнь моя и распятие. И во второй раз взвесил я. Но уже человеческий разум. И опять распятие перетянуло. И в последний раз взвесил, но уже души людские. Чуть качнулись весы, и на какие-то доли вновь перетянуло распятие.

И восплакал я тогда, ибо труден выбор без выбора. Ибо не тела я был послан спасать, но души. И увидел я, что, большинство не желает спасения, променявши души на злато, а сердца на соблазны. И был выбор мой тяжёл, ибо участь горька. И увидел я, что, оставшись жить, не оставлю человечеству шанс на спасение, но умерев такой шанс появится. И тогда я принял решение.

Господи! Ну почему так душно? Хотя бы дали воды напиться. Неужели обо мне забыли до утра? Зловещая тишина. Ещё более ужасная в ночи, непроницаемым саваном окутала стены камеры. Не слышны, ни писк, ни возня крыс в углу, ни шаги стражников за дверью. Ничего не слышно. Как ужасно, наверное, быть заживо похороненным на годы в этой каменной клетке. Как ужасно. Но это не моя смерть. Моя наступит завтра. При большом скоплении народа. Но от этого она не станет менее мучительной. Но хватит. Надо хотя бы в эти последние часы отрешиться от мысли о смерти. Забыться, не думать о ней. Иисус смежил веки и тяжело вздохнул.

Опять перед лицом образ матери, братьев, Иаков, Иосиф, Симон, Иуда, вы - родные братья, вы отвергли меня, вы злословили, натравливали на меня мать. Вы считали меня тунеядцем. Я любил вас, а вы не поняли меня.

Мама! Бедная моя мама! Сколько слёз ты выплакала, когда я неожиданно пропал. Слуги царя Тагая, правителя Ассии, указали мне путь восхождения и неразумного двенадцатилетнего мальчишку, переправили в Тибет. Они и открыли мне тайну моего рождения.

Я - сын Тагая. Первенец царя Ассии. В двухнедельном возрасте левиты выкрали меня из колыбели, чтобы исполнить древнее пророчество. В праздник Песах, в год, указанный первосвященником, принести в жертву потомка атлантов, первенца благородного происхождения, казнив его как раба, чтобы приблизить пришествие Чёрного зверя Яхве и возвеличиться над всеми народами, как о том вещали иудейские пророки.

Меня отдали на воспитание Марии, служительнице иудейского храма, сняв при этом с неё сан и заставив выйти замуж за престарелого Иосифа, последнего потомка колена Давидова. Во избежание расспросов любопытных, возложили дело на святого Духа, которое сами жрецы с усердием распространяли. Тем самым, готовя меня к роли мессии и жертвы одновременно. Чтобы сбить следы возможной погони, они же имитировали побег Марии из Вифлеема. Сначала в Египет, в Луксор, где в одном из тайных святилищ служителей вуду, её принял верховный иерофант, и после его наставлений в Галилею, где мы и поселились среди потомков филистимлян в Назарете.

Замысел был чётким и безукоризненным. Филистимляне были родственны ассам и всегда жили в мире и дружбе. А, значит - кто будет искать украденное у родственников?

Отец. Прости, Тагай, но с детства Я именно Иосифа называл отцом. Он был плотником, простым работягой, немножко грубоватым, но, по-своему добрым и справедливым. Мария со временем полюбила его и родила четырёх сыновей и двух дочерей. Кто бы мог подумать, что эта жрица, обученная беспрекословно подчиняться указаниям левитов, привяжется ко мне, как к родному сыну и, даже, полюбит меня. Именно её я с детства привык называть мамой.

Да, мама, ты плакала, когда я неожиданно пропал. Но в тоже время, наверное с облегчением вздохнула. Ребёнок, которого ты привыкла называть сыном, окажется жив. Представляю, как бесновались иерофанты. Обшарив всю Галилею, они добрались до Кумрана. Учинив погром в общине ессеев, левиты после жесточайших пыток убили Учителя праведности, посчитав, что моё исчезновение – его работа. После этого погрома община так и не возродилась.

А сколько терпела ты, мама? Именно тогда у тебя появились первые седые волосы. Мама. Верила ли ты в моё возвращение? Или со временем забыла обо мне, занявшись своими родными детьми? Умер отец. И тебе пришлось поднимать их самой. О воспитании ли тебе было? Трудясь изо дня в день от рассвета до заката прачкой, сколько белья ты выстирала за это время, пока братья не подросли и не стали помогать тебе?

Стоит ли винить их в невежестве? Ведь когда я вкушал горький, но такой притягательный хлеб знаний, они довольствовались лишь черствым хлебом нужды. Вот поэтому, когда я вернулся спустя 18 лет, вы приняли меня сначала доброжелательно, потом, поговорив, с настороженностью, а затем и вовсе возненавидели. Ибо что для них мои слова, им подавай пищу тела, а не разума. Стоит ли глядеть на далёкие звёзды, когда ежедневно необходимо добывать жёлуди для пропитания. Иначе сдохнешь от голода. А химерами о справедливости, любви, дружбе, праведности сыт не будешь.

Братья мои, братья названные! Всему своё время. Насытив желудок, не время ли позаботиться о душе? И, не творя зла ближним, живя по совести, не увеличиваем ли мы количество пищи? Ибо трудясь с радостью в сердце и с любовью в душе, мы и получим в ответ любовь и радость. Неужто, люди, вам трудно понять это? Ненависть всегда порождает ненависть. И этот путь порочен. Почему же вы идёте по нему, сея горе и приумножая печаль? И считая это справедливым. И становитесь счастливы, отомстив. Но чем вы тогда лучше гонителей своих? И что тогда есть справедливость? И для вас, и для них? Ибо, что справедливо для вас, несправедливо для них. И наоборот. Но не бывает справедливости во зле. Не бывает! Да, за причинённые страдания и горе необходимо возмездие, но возмездие, не отмщение, ибо отмщение унижает и развращает.

Братья мои. Я не осуждаю вас. Я старался вас понять. Но почему вы не делали этого? Когда, три года назад, во время первой проповеди, беснующаяся толпа выгнала меня из Назарета, за то, что я стал бичевать их пороки и призывать к добру и справедливости, не вы ли, вначале стояли в стороне, стыдясь меня, брата своего, а затем стали извиняться перед этим быдлом за слова мои, порочащие честь и достоинство, как вы считали, порядочных людей. Но разве рабы, рабы духа, грешащие на каждом шагу, пакостящие друг другу, пакостящие по мелкому, и даже не замечающие этого, имеют честь? И это для них значит слово «достоинство»? Эти люди крутили пальцем у виска, когда я призывал их жить не во лжи. Ведь для них не понятно, как можно жить честно, когда кругом лгут, воруют, предают и подличают. Разве это можно? А успеха достигают те, кто в этом наиболее преуспел. И они это видят. И хотят стать такими. Ибо праведность не прощупаешь руками, а кругом полно соблазнов. И их не сложно достичь. Лишь стоит продать душу.

Некоторые из них поднимали хитон, и выставляли на общее обозрение свои гениталии. Крича при этом: «Вот наше достоинство! Не о нём ли говоришь, Иисус?» А толпа неистово ржала, находя это, по меньшей мере, забавным. И считая сумасшедшими не этих бесстыдников, а меня, призывающего их опомниться. И вы стояли молча, с ней соглашаясь.

Мать моя, братья мои! Я бился в тенетах вашего непонимания.

Непонимания, как мне казалось, простых истин, простых для меня и сложных для вас. Я звал вас к знаниям, приучал самостоятельно мыслить. Нести свет добра и радости людям. Тщетно.

Да, я однажды отрёкся от вас. Отрёкся в гневе, когда вы прилюдно, особенно зло, стали поносить меня, называя фигляром, придурком и тунеядцем. Угрожая применить ко мне меры физического воздействия. Именно тогда, понимая всю тщетность своих проповедей, я ушёл из Назарета. Именно тогда и начался мой крестный путь на Голгофу. И теперь, слова, сказанные вами тогда, завтра обернутся гвоздями, которые вобьют в мою истерзанную плоть.

Мне стыдно, за свои слова, сказанные тогда во гневе. Но будет ли стыдно вам? И поймёте ли вы это?

Иешуа, брат мой названный. Первенец мамы Марии! Завтра, увидев мою мучительную казнь, ты раскаешься. Раскаешься искренне. И понесёшь свет своих знаний. Брат мой! Гонитель мой! Ты честный, порядочный человек. Но если ты не понимал меня при жизни, как ты можешь понять меня после смерти? И твоя интерпретация сказанного мною, будет всего лишь далёким отголоском Божественной истины, принесённой из храма Траши.

Но ты понесёшь. Понесёшь в город теней - Иерусалим. Город, где злоязычие распяло праведника. Ты станешь первым епископом этого города. И начнёшь проповедовать. Но даже тех крупиц знаний, усвоенных тобой, станет достаточно, чтобы тебя забросали камнями. Забросали насмерть. В слепой ярости, которую они по недоразумению называют справедливостью.

Брат мой. Ты получил прощение моё. Ибо только через боль, через терзание души можно достичь истинного самопокаяния. А значит и прощения. Ведь зачастую только через смерть можно избавиться от мучительных угрызений совести. Смерть – и есть избавление от этих мук. А освобождение от страдания и есть прощение. Божье прощение.

Господи! Отец мой! Как ещё много не сказано! Сколько ещё мыслей и безумных идей роятся в моей несчастной голове. Безумных для простого обывателя. Безумных, и совершенно не нужных, а, зачастую, как оказывается, даже вредных.

Боже! Как мало я ещё сказал! Как мало сделал! Но ведь и этого, ложно трактуемого, грубо извращённого предпринимателями от религии, ложно понятого лже-апостолами и лже-последователями, хватит на две с лишним тысячи лет. Ибо слово божье можно извратить и замолчать. Его нельзя уничтожить.

Глава II

Относительно энергетического потенциала цифр языка чисел Космоса и направляемых в солнечную систему, на орбиту Земли математических текстов существует много догадок, предположений, научных гипотез, а также измышлений.

В этом направлении Человечеству не принадлежит пока ни одного действенного открытия и всё потому, что с гибелью предшествующей цивилизации ключ для шифровки посланий, приходящих из глубин Космоса, был навсегда утерян.

Те, немногочисленные, продвинутые представители Земной цивилизации, энергетический блок центральной нервной системы которых способен регистрировать информационный числовой поток из дальнего Космоса, совершенно не догадываются о причине данного явления и зачастую обращаются к психиатрам, где им тут же выдвигается диагноз: органическое поражение центральной нервной системы.

Но тот, кто будучи абсолютно уверен, что со здоровьем у него нет никаких проблем, всё-таки прими таблицу Трашей, алфавита Челла К Асс Аков, потомков Омо Ассов, для перевода посланий космических числовых текстов в энергетический код буквенного выражения мысли.

Эта единственно правильная на Земле таблица предназначена, помимо всего прочего, для составления пентаклей, гороскопов, планет призвания, а также доступа к книге жизни любого гражданина планеты Земля. Такой способностью обладал Вольф Мессинг. Такой способностью, как известно, обладал Я, Тха М Ассия - Учитель из Назарета, утверждавший, что приоритет Сознания Я - Всевышнее и Первопричина перед Сознанием Я Человек заключается в том, что первое есть Отец по отношению ко всему сущему и основа всего сущего, в то время, как Второе есть Сын по отношению к Первому и основа Макромира.

Сущность Отца и сына едина. Отец в Сыне и Сын в Отце. И выражено это в понятии Я Творец - Код Знаний - Закон мысли - Север Юг - Восток Запад – Я Сознание - вечное - без тления - У меня сила - нет смерти, уложенном в биологическое число 37.

И если у кого возникает сомнение по этому поводу, то возьмите в руки таблицу Трашей и удостоверьтесь в Истине Мною сказанной.

Я Сознание не есть абстракция, но Сущность со всеми признаками самовладеющего существования.

И Я подтверждаю, что объективная история жизни Учителя из Назарета никогда не была представлена миру землян, ни в канонических Евангелиях, ни в апокрифах, хотя отмеченные любознательностью и ищущие Меня могут найти Меня в комментариях доникейских Отцов.

И Тот, Который Макромир = 37, носящий имя на лице Вселенной (Ти Бете) Йо Ха Ва Дхо свидетельствует, что Тха М Асс был посвящён в Мистерии Омо Ассов и был известен там под именем Йо Га Ва Тхо = 37, т. е. равным Мне Йо Ха Ва Дхо = 37.

И Я свидетельствую также, что факты относительно происхождения Тха М Ассия и Его миссии остаются до сих пор среди бесценных тайных сокровищ, сохранённых до сего дня в секретных укрытиях под «Домами Братьев» у Русс Аков.

Немногим из Рыцарей Тамплиеров, Характерников К Асс Аков, посвящённых в тайны Друидов, Назариян всё ещё существующих в отдалённых и недоступных местах Assia tero (освящённой земли), были рассказаны загадочные истории.

Знания Тампилеров и Хара Ктерников Казачества до Петровских времён о ранней истории христианства были, без сомнения, главной причиной их преследования и в конце концов уничтожения.

Менли П. Холл замечает: «Расхождения в писаниях ранних христианских отцов не только не могут быть сглажены, но, наоборот, ясно демонстрируют, что основа их писаний вряд ли серьёзнее, чем фольклор и слухи».

Для легковерного слушателя все возможно и ни в чём нет проблем. Трезвый исследователь, однако, в поисках фактов сталкивается с массой проблем, среди которых типичными являются следующие:

Согласно общепринятой концепции Тха М Ассия был распят на тридцать третьем году Его жизни и на третий год Его служения после крещения.

Около 180 года Св. Ирений, епископ Лиона, один из наиболее видных доникейских теологов, написал работу «Против ересей», направленную против доктрин гностиков.

В ней Ирений прямо говорит, что сами апостолы свидетельствуют, что Учитель из Назарета дожил до преклонных лет. По тому времени ни один человек, кто бы то ни был и кем бы он не был, не мог учить не достигши возраста Мастера. Так было в Сирии, так было в Египте, так было и на Востоке. Выполнять долг Учителя был принят возраст за пределами сорока лет, и именно в таком возрасте Назареянин выполнял свой долг Учителя, и это говорили Евангелия и старцы.

Те, кому довелось разговаривать в Ассии с Иоанном, учеником Тха М Ассии, все как один, утверждали, что он передавал им эту информацию.

Некоторым посчастливилось видеть не только Иоанна, но и других апостолов и слышать от них то же самое и при этом они клялись, что слышанное ими справедливо.

Апостолы утверждали, что Учитель оставался среди них и во времена Трояна.

Но кому мы тогда должны верить? Этим людям или Птолемею, который и во сне не видел ни малейшего следа Апостолов. Свидетельство Ирения неприкасаемо, - говорит Хигинс и с точки зрения основательной критики и с точки зрения теории вероятности оно безупречно, тем более, что ныне известно, что над Писаниями основательно поработала рука искоренителей и более 50% текстов в них являются позднейшими вставками.

Он также заметил, что доктрина распятия была vexata questio (мучительным вопросом) для христиан даже во втором веке. Из всех ранних отцов Ирений имел наиболее точную информацию, поскольку писал спустя 80 лет после смерти Иоанна.

И если ученики Назареянина свидетельствовали о том, что он жил в преклонном возрасте в телесном обличье, то откуда взялось мистическое число 33, выбранное для символизации срока Его жизни.

То, что эти аналогии были осознанными и были использованы при обращении греков и римлян с целью ослабления этих государственных образований не приходится сомневаться.

Из сочинений Жюстина, другого авторитета второго века, становится ясно, что основой данной доктрины является система верований, предшествовавшая христианству, заключавшаяся в почитании сыновей Юпитера.

Из этого видно, что первые миссионеры христианской церкви допускали большее сходство между их верой и верой людей, не оторванных от природы, нежели их последователи в более поздние века. И этот вывод вытекает из «Апологии» Жюстина.

Для фанатично настроенных верующих подобные выводы вызывают обратную реакцию, заключающуюся в отрицании фактов, для них лишь любые чудеса – есть объективно существующая реальность.

Лишь Человек понимающий, что заключено в словосочетании Духовный Разум, способен достичь по лестнице восхождения своего истока, говорил Христос и это следует оценить высшей оценкой.

Так Штраус, поборник исторической школы Бауэра, не отрицая существования Учителя, пришёл к выводу, что Его жизнь, какой она отображается в Евангелиях, есть миф, легенда, смешанная с ложью, созданная на основании поставленной цели евангелистов, опиравшихся якобы на народные предания, в том числе на пророчества Ветхого Завета. И когда Штрауса, как учёного, обвиняют в том, что он не осветил происхождения христианства, то в этом и нет никакой необходимости, так как эта тема оговорена в самой Библии.

В отличии от Штрауса, «Жизнь Иисуса» Ренана начинает свой жизненный путь кротким мечтателем и моралистом, полным энтузиазма и наивности; кончает он Его сильным чудотворцем, потерявшим всякое чувство реальности.

И отзыв по этому поводу Сабатье: «Несмотря на все усилия историка – в Христосе Ренана виден переход здорового ума в безумие. Он всё время колеблется между расчётами честолюбца и мечтами просветлённого. И выходит так, что Он превращается в Мессию, не желая и даже почти не зная того. Он соглашается на это наименование лишь по желанию апостолов и еврейского племени. С такой слабой верой ни один пророк не мог бы основать новой религии и изменить душу Земли. Жизнь Христоса Ренана есть планетная система, освещённая бледным солнцем без животворящего магнетизма и без творческого огня».

Каким образом Тха М Ассия сделался Мессией - вот существенный вопрос для верного понимания Христа, а как раз от этого вопроса Ренан уклонился.

Вопрос этот неразрешим без «Высшей эзотерической школы трансцендентальных Знаний Трашей Тибета».

Будучи в Индии, на Цейлоне и Тибете Тха М Ассия отлично освоил практику сомнамбулизма, медитации и вхождения в трансовое состояние, а также внутреннего созерцания йогов, отключающих рецепторные ощущения боли и потребности организма в воде на определённое время.

Этим и объясняется тот факт, что после пилатовской экзекуции Тха М Ассия остался жив.

И благодаря своим физическим данным, приобретённым за время пребывания Его в самом закрытом храме Знаний на Земле, находящимся в высокогорной части Урм Урала Тибета, а также усилиям одного из его апостолов, имя которого по некоторым соображениям пока что оставим в тени, ему удалось освободиться из каменного гроба - могилы, куда Его поместили, предварительно обработав раны на Его теле целебным составом из благовонных растений. Его соратники по вопросам Мироустройства сделали это.

Вот как обстояло дело в пятницу, перед пасхальным днём по Библии 1599 г.

Было заполдень и столбовали Его. И была надпись вины его: Царь Иудейский - божественный правитель наций на Земле. Но как тогда была пятница, то иудеи, чтобы не оставить казнённых висящими и в день субботний, просили Пилата перебить им голени и снять их. И вот пришли воины и перебили голени у казнённых по обе стороны Учителя, а подошедши к Нему не перебили у Него голени.

А вечером Иосиф из Аримофеи осмелился войти к Пилату и просил тело Учителя. Пилат удивился, что Он уже умер и, призвав сотника, спросил: «Давно ли умер?» И, получив ответ, отдал тело Иосифу.

Пришёл также и Никодим и принёс состав из смирны, алоэ и других трав.

Взяв тело, обвили его пеленами с благовониями и положили его в саду, в приготовленный ранее, новый гроб и привалили камнем, а он был весьма велик.

В первый же день недели очень рано ко гробу пришла Мария Магдалина и другие, посмотреть гроб.

Было ещё темно, когда увидели, что «Ангел Господень» приступив, отвалил камень от двери гроба и сидел на нём.

Волосы и одежда его были белы, как снег.

Пришедшие застыли в ужасе.

Ангел же, обратив речь к женщинам, сказал: не бойтесь, ибо знаю, что вы ищите Учителя. Его здесь нет. Пойдите и скажите ученикам Его, что Он воскрес и предваряет вас в Галилее. Там Его увидите.

И вышли поспешно из гроба они, со страхом и радостью побежали возвестить ученикам Его.

Когда же шли, и се, Учитель встретил их и сказал: радуйтесь! И они приступивши, ухватились за ноги Его и поклонились Ему. Тогда говорит Он им: не бойтесь, пойдите возвестите братьям моим, чтобы шли в Галлилею и там они увидят Меня. Когда же они шли, то некоторые из стражи, вошедши в город, объявили первосвященникам о всём бывшем. И сии, собравшись со старейшинами и сделавши совещание, довольно денег дали воинам. И сказали: скажите, что ученики Его, пришедши ночью, украли Его, когда мы спали. И если слух об этом дойдёт до Правителя, мы убедим его и вас от неприятности избавим. Они, взявши деньги, поступили, как научены были. Одиннадцать же учеников пошли в Галлилею, на гору, куда повелел Учитель.

И, увидевши Его, поклонились Ему, это Те, кому Он больше не доверял, а иные усомнились.

И приблизившись к ученикам, Он сказал: мир вам, дана Мне всякая власть на небе и на Земле. Итак, чему Я вас учил, идите, научите все народы во имя Отца и Сына и Святого Духа. Уча их соблюдать всё, что Я повелел вам.

А тем, которые усомнились сказал: посмотрите на Мои руки и на ноги Мои; это - Я Сам, осяжите Меня и рассмотрите и добавил, есть ли у вас здесь какая пища? Они подали Ему часть печёной рыбы и сотового мёда. И взяв, ел перед ними. И сказал им: вот то, о чём Я вам говорил, что надлежит исполниться всему, написанному о Мне в законе Моисеевом и в пророках и в псалмах. И сказал им: так написано и так надлежало пострадать Христу и вот так же воскреснуть. И вывел их вон из города до Вифании и отверз им ум к уразумению Писаний, а сам удалился. **Духовный же закон «тело» Христа (т. е. дело) было оставлено Никодиму и Иосифу.** И случилось так: «Пришёл к своим, которые ждали его прихода, но они Его не приняли».

Из приведённого отрывка библии 1599 г. видно, насколько просветлённый ум Тха М Ассии превосходил ум бывших с ним, а так же тех потомков первых христиан, которые спустя две тысячи лет после свершившегося так и не поняли, что произошло. Ведь завершающим казнь был удар копьём. В названии копья у Русс Аков в наоборотном прочтении по-арабски записано - просыпайся, пробуждайся. При решении некоторых проблем, возникающих при попытке тщательно проследить жизнь Тха М Ассии необходимо учитывать, что в те далёкие времена в Сирии проповедовало три религиозных Учителя, носящих имена Иисус, Иешуа, Иегошуа и что в Евангельских сказаниях события жизни всех этих людей перепутаны.

В книге «Секретные школы в Сирии и Ливане» Бернард Шпрингер, масонский автор, приводит цитаты из ранней книги, автор которой пожелал остаться инкогнито из-за связи с ритуалами этих школ.

Последняя часть его цитаты прямо относится к обсуждаемому нами вопросу.

«Но Иегова благоволил к семени Ессеев в святости и любви на много поколений.

Затем во исполнение божьих повелений явился главный из ангелов, чтобы поднять потомков до Голоса Иеговы. И через четыре поколения Родился наследник по имени Иешуа и был он ребёнком плотника старика Иосифа и дочери «жреца» Марии от священнослужителя. Здесь следует внести ясность исходя из родословных книги I Паралипоменон Ветхого Завета и сравнения с родословными по «деве» Марии и Иосифа Нового Завета. Иосиф и Мария не могли встретиться по той причине, что их разделяло время в 14 родов, что до сих пор не знают служители христианства. Естественно, что этого не знал и Бернард Шпрингер и тот анонимный автор, на которого он опирается.

И если Бернард Шпрингер вслед за анонимным автором повторяет, что Иосиф был преданным почитателем Иеговы и стоял в стороне от других людей, кроме Есеев, то и здесь следует сказать, что настоящим именем Создателя всего сущего во Вселенной, которому поклонялся Авраам является Имя, вложенное древними в тетраграмматон, синоним которого должен дать число 27. Это то, что следовало бы знать!

И этим вышеупомянутым ребёнком был Иешуа из Назарета, который возобновил поколение Иегова и восстановил многие утерянные обряды и церемонии. В возрасте 36 лет, он был побит камнями в Иерусалиме.

Проверим и мы, тот ли это человек, который, как считается, был распят, поскольку он является сыном Иосифа и Марии. Его полное имя должно дать биологическое число 37, как сущности, подпадающей под категорию без смерти Я.

Иешуа Христос = 1+6+9+8+2+5+9+1+1+2+6+1=51

Оказывается не тот. А вот Тот, Которого в Назарете именовали Иисусом, Которому в Его честь в Индии выбивались монеты в первом веке соответствует биологическому числу Без смерти Я, как и Бог Отец, как и Святой Дух.

Бог Отец = 3+6+8+6+2+6+6=37

Иисус Христос = 1+1+1+8+1+5+9+1+1+2+6+1= 37

Святой Дух = 1+4+4+2+6+2 + 5+8+5 = 37

Известно, что раннехристианские Записи существуют в Тибете, а монахи буддийских монастырей на Цейлоне всё ещё хранят свидетельства о том, что Иисус посещал их и вёл дискуссии об их философии.

Хотя влияние Востока ощутимо в любом аспекте раннего христианства, современная церковь всё меньше проявляет охоту обсуждать это вопрос.

Если Иисус был воплощением Бога, как это торжественно заявляли церковные сборы, почему Он упоминается в Новом Завете, как взывающий к Богу по приказу Мелхиседека (высокий священник)? Слова по приказу подразумевают, что должны быть равные по знатности Ему или даже выше. Если Мелхиседеки были божественными или жреческими правителями наций на Земле ещё до инаугурации системы временных правителей, тогда утверждение, приписываемое Св. Павлу, должно свидетельствовать, что Иисус был одним из таких «философски избранных» Великих Посвящённых или же пытался восстановить их систему правления и это отвечает истине, поскольку и богами в его время называли людей, обладавших недюжинными Знаниями, которые Они несли людям, как, например, Пифагор или Герм Асс Трисмегист (трижды величайший), или индус Капила, автор числовой философии, или Зара Тушт - Бог парсов Ганга. Иисус же нёс людям Знания из храма Трашей - Высшие трансцендентальные Знания самого закрытого храма на планете Земля.

И если Ага Асс Фер (Св. Иоанн Богослов) автор книги Откровение, датой написания которой является 90 г. н.э., несмотря на многочисленные правки и дополнительные вставки, выразил уверенность в том, что, цитирую:«И испытал тех, которые называют себя Апостолами, а они не таковы, и нашёл, что они лжецы», – то он точно знал что писал. И его свидетельство является документальным обоснованием, что апостольским писаниям доверять нельзя. Откровение Св. Иоанна Богослова написано тайным языком Тан А Имов и является ключом или несёт в себе ключ для расшифровки текстов Библии.

Нужно также вспомнить, что Мелхизедек выполнял ту же самую церемонию выпивания вина и преломления хлеба, что и Иисус на Тайной Вечере.

Фамилия Иосифа была Пантер, потому что в обеих ссылках утверждалось, что человек был излечен во имя Иисуса бен Пантера. Имя Пантер устанавливает связь между Иисусом и Бахусом, который изображался сидящим на одном из пятнистых животных, называемых иногда словом капрас или же в колеснице, в упряжке которой находились эти животные и в египетских церемониях посвящения, как у народов ближнего Востока в древности, считались священными. Истоки этого поклонения находятся в центральной Анатолии в городе-призраке Чатал - Гуюке, возникшем в VII тысячелетии до н.э. То есть почти во времена легендарной Атлантиды Платона. Обозначенный звуком этот зверь воплощался в слово «Рус». Далёкие предки, создавшие этот культ, были поистине Рус Аками (освящёнными). И каменный Русс всё это время молчал, как молчал он на рельефах античных времён, во фракийских находках, на раскопках причерноморских городов. И именно у этрусков (греческое наименование народа) этот зверь был в почёте, поскольку изображение его на надгробной стеле VI в до н.э. из района Чертозы показывает сцену кормления ребёнка самкой освящённого животного Кап Руса.

Монограмма IHS интерпретируется как Iesus Hominum Salvatoz (Иисус спаситель людей) и является прямой связью между христианскими и вакхигескими обрядами, и составляет имя Вакха по Годфри Хигинсу (см. Кельтские друиды).

Отсюда следует, что раннее римское христианство было перепутано с культом Вакха из-за нумерической однозначности - 608 в двух верах.

И поскольку Иисус Сам излагал аллегории космической активности, то они со временем были спутаны с его собственной жизнью. Что Христос представляет Солнечную силу, которой поклонялись народы древности, остаётся неопровержимым фактом, то Тха у народов Кап Касса означает само Солнце или Звезду, а потому родное Ему имя, данное Ему Его родной матерью Мириам, означает, что Тха М Ассия есть Асс на всех языках мира в мифах, легендах, преданиях - небожитель; Ам - лоно, среда; Тха - Солнце.

Поскольку Знания о природе и цели солнечной силы Он вынес из храма Трашей Тибета, то Он раскрыл их на Ближнем Востоке или в Малой Ассии под именем и личностью Христа, приписав абстрактным силам атрибуты Богочеловека, то и в этом случае Он следовал прецедентам, установленным всеми предыдущими Мировыми Учителями:

> И если холод заковал Христа
> Земля из бездны возникает
> И если Знания теряет пустота
> То из неё Христоса провожает.

«И это закон Мироустройства», – говорил Иисус.

И в самом деле Иисус опередил современные научные Знания Астрофизиков на целые две тысячи лет. Богочеловек, наделённый всеми качествами Божества, означает скрытую божественность в каждом добром Человеке, живущем по законам совести.

Такие люди, говорил Христос, достигают божественного состояния через воссоединение с этим божественным Я. Союз с безсмертием Я и составляет безсмертие и тот, кто найдёт своё истинное Я, тот спасён; другими словами: кто призовёт то, во что облекается имя Создателя или имя его, тот и будет спасён.

По этому поводу Менли Холл замечает: «Этот Христос, или божественный Человек в Человеке, является реальной человеческой надеждой на спасение – это живой Посредник между абстрактным божеством и смертным человеком». Как Атис, Адонис, Вакх и Орфей были в реальности в высшей степени просвещёнными людьми, которых потом спутали с символическими персонажами, созданными для персонификации божественной силы, так и Тха М Ассия был спутан с Крестосом - (слово греческое, от которого произошло Христос), т. е. Равуни - или Учитель Иисус был обозначен Христосом, или богочеловеком. И так как Христос был богочеловеком, заключённом в каждом разумном создании, то первым долгом посвящённых было освободить или «воскресить» этого Внешнего внутри себя самого. Вот почему Иисус, обращаясь к людям, говорил: «Вы, боги, и это истинно так, почему вы оставили заповедь Создателя, Отца вашего и держитесь предания человеческого. Истинно, истинно говорю вам: Я послан к вам, чтобы пробудить в вас бога. Не ищите царствия божиего на небе, оно здесь, на земле, это жизнь по совести».

Одной из наиболее глубоких доктрин древних философов является Универсальный Бог-Спаситель, поднимающий души возрождённых людей на небеса через свою собственную природу. Эта концепция, без сомнения, инспирировала Иисуса на слова, которые Ему приписывались: «Я путь, Я истина, Я жизнь: ни один человек не поднимается к Отцу, кроме Меня - Хранящего в Себе Бога».

В попытках сделать из Иисуса – человека Христоса – Бога христианские писатели скомпоновали доктрину, которая должна быть прослежена к основным её частям, если нам предстоит объективно подойти к вопросу о реальности Его жизни и открыть истинное значение христианства.

В данном случае, наш современник должен понимать Христа, представляющего Собой совершенного Человека - Бога, чей интеллект настолько высок, что не хватает даже воображения представить, куда простирается Он мыслью, который, пройдя через все стадии Мировой Мистерии, символизируемой 33 годами, восходит к небесным сферам, где воссоединяется с Его вечным Отцом, а по Траши с Единым генетическим Кодом Знаний, состоящих из трёх 37+37+37=111 органической и неорганической форм материального Бытия.

История Иисуса, таким образом представленная, подобна массонской истории о Хираме Абиффе и является частью секретного ритуала посвящения, принадлежащего раннему христианству и Мистериям народов мира и является продолжением величия К 'Артаны, богини Справедливости, которую почитала вся Ассия и Вселенная.

В ходе веков, предшествовавших христианской вере, секреты Мистерий народов мира постепенно попадали в руки профанов.

Исследователю сравнительной религии ясно, как день, что эти секреты, собранные служителями Траши, небольшой группой преданных делу философов, сторонников числовой философии языка жизни мистиков-искателей истины, были облачены в светлые, светоносные одежды и, таким образом, обновлённые, сохранены на двадцать веков под покровительством храма Знаний Тибета, некогда давшего Иисусу образование, наполненное величественными Знаниями не только о Мироустройстве, но и о Духовном Разуме, продуцирующим благородство мысли.

Истинно, истинно говорю: новое становление человека будущих тысячелетий будет полностью зависеть от его мышления, поскольку вечнотекущая мысль Создателя, корректирующая весь процесс происходящего в Мироустройстве во времени, полностью зависит от Его благости.

Человек, в тебе заложена способность мысленно изменять орбиты Звёзд и созвездий, повышать температуру окружающей среды обитания; испарять массу вещества; рассеивать и собирать облака, вызывая осадки; очищать свой организм от информационного и других видов засорения. С помощью своей мысли ты можешь привести свою планету в состояние цветущего, благоухающего райского сада.

Скажи, что мешает тебе заниматься настоящим делом? Если бы ты только знал, как я сожалею о том, что всякая мысль темнее чёрного мрака.

Все люди живые и усопшие окружены продуктами своего мысленного творчества.

Итак, всё о чём здесь оговорено соблюдайте и делайте, советов же лжеучителей устраняйтесь и по делам иных не поступайте.

Ибо они свяжут вас тяжёлым бременем и возложат на ваши плечи непосильный груз, а сами не хотят и перстом двинуть, но роскошествуют.

Также любят предвозлежания на пиршествах, приседания в синагогах.

И приветствия в народных собраниях, и чтобы народы звали их: «Учитель, Учитель!»

А вы не называйтесь Учителями, ибо у признающих Меня один Учитель - Христос, все же вы - братья Русс Аки.

И Отцом себе не называйте никого на Земле, ибо один у вас Отец, который Я Творец = 37 в Мироустройстве.

И не называйтесь наставниками, ибо один у вас Наставник - Христос и вы знаете, что это значит. Который утверждает, что пища Духовного Разума - Знания.

Итак Христос проповедовал будучи в Капернадуме:

Не послал Бог Сына своего в мир, чтобы судить мир, но чтобы мир спасён был через Него.

Суд же состоит в том, что свет Духовного Разума сошёл в мир, но человечество более возлюбило мрак, нежели свет Знаний, потому что дела его вершатся не от совести.

Всякий, упивающийся кровью людской, ненавидит свет просвещения и отвергает древо познания ибо исторгнута из бездны хаоса личность его.

И принимающий такового, сим запечатлел, что сам он обуреваем безрассудством.

Говорю вам; Древо познания есть древо жизни.

И тот, кто питается его плодами, тот идёт тропою света к сияющему лону вечности нашей формы реальности.

Ибо плод сей, плод Божий, сущий в Мироустройстве, который питает истинного Человека.

И Я повторю то, что слышу от Отца Моего, а вы не слышите Его, а потому Слово Моё не вмещается в вас.

Когда бы Слово Моё овладело бы вашим сознанием, то вы бы поняли, что оно есть символ величественной степени, поняли бы, что только тот может носить его в душе своей, в ком нет вероломства, в ком все страсти превратились в сочувствие, а всё неестественное невежество - в божественную мудрость, всё себялюбие – в небрежение собой, потому что это Слово - древний и священный синоним имени Создателя всего сущего во Вселенной всего истинного, совершенного, гармоничного Бытия. Оно, Слово, представляет красоту Духовного Разума, состояние поистине умственного устремления и физическое совершенство лишь избранников на Земле. Оно символ просветлённых, преображённых душ, которые будут рождены вновь и предстанут перед троном Божества. Слово сиё символ стража ворот, потому что оно отражает сущность Творца и его дело - Вселенную, Им сотворённую. Оно, несомое крыльями Зова сердца и Разума человека продвинутого, восходит до положения подвига в Мироустройстве. Оно больше человека и меньше чем Бог, следовательно, Оно символ богочеловека.

Я сошёл на Землю по воле Отца Своего, чтобы дать полную свободу человеку, а это значит освободить от невежества его ум, чтобы он, человек, проявил в себе силу, весомость и благородство мысли.

Ибо все те, кто не может оценить силу благородства и весомость мысли, заслуживает ли того, чтобы быть принятым в лоно любви вечной жизни, истинного содержания Слова - Знания Божественного плана.

Ибо всем тем, от ума и натуры от которых за километр несёт извращённостью, уготовано место за бортом метаистории божиего Слова.

Философия богочеловека дарует жизнь в том смысле, что открывает благородство и цель её.

Материальность проявленная и не проявленная дарует смерть в том смысле, что омертвляет те стороны человеческой души, которые должны быть отзывчивы на живительные импульсы творческой мысли облагораживающих добродетелей.

Как проигрывают этим стандартам Законы, по которым живут люди сегодня.

С высоты своего Я замечу, человек погружается в мрачные глубины эфемерности, а всё человечество охвачено агонией, приближающей точку его заката и исчезновения.

Невежественный в отношении целей жизни, причин её, относительно всего того, что прячется за тайной смерти, и всё же внутри себя обладающий ответом на все эти вопросы, ты, землянин, охотно жертвуешь прекрасным истинным и добрым во имя запятнанного кровью алтаря мировых амбиций. Человек, стремись к истине, она сделает тебя свободным, ибо всякое хроническое невежество, как зараза, умножает зло. А зло есть грех. И всякий делающий грех, есть раб греха. И удел его тление.

Человек, ты, создал сектантские цивилизации, здесь, на Земле, целые империи из камня, лжи, ненависти и преступлений. Ты создал мир, в котором миллионы созданий тщетно суетятся в отчаянных попытках выживания в удушающей атмосфере пожарищ и войн. Ты заменил мир философии, прекрасный рай мыслей на физически проявленный рабский ад империи мрака в тщеславной вере, что затмит царство тонких космических энергий, золотого тысячелетия Духовного Разума.

В ранг так называемых учёных людей поднялись мыслители, которых следует отнести к школе мирских мудрецов, и особенно после того, как они пришли к поразительному убеждению, что они являются интеллектуальной солью Земли, и окончательными судьями всего познаваемого, как человеческого, так и божественного.

Я спрашиваю вас, почему вы провозгласили Бога продуктом примитивных суеверий? Разве Вселенная не имеет смысла и цели?

Отчего же тогда все вы стремитесь получить отменное здоровье и обладать долголетием?

Что общего тогда у возвышенных концепций просвещённых Спасителей и мудрецов с вами, фокусниками, искажающими форму реальности Бытия.

Приземлённые бездушными культурными системами сегодняшнего мира, что вы скажете о неосязаемой материи, в которой физические законы не действуют?

Разве вы не понимаете, что цивилизация при торжестве её холодности, безсердечности, торгашества, необустроенности и непрактичности исключает возможность подлинного выражения возвышенной любви, ради которой и стоит утверждать жизнь на Земле?

Землянин, ты должен твёрдо усвоить, что счастье, которого ты ищешь, венчает поиски душой понимания!

Ты должен знать, что только через реализацию безконечного блага, и безконечной завершённости могут быть достигнуты внутренний мир и покой.

Чтобы приподнять завесу, отделяющую причину от следствия, необходимо создать институт Собрания Мудрых, чьи Мистерии откроют страждущему человечеству эту большую, столь славную Вселенную - истинный дом существа Духовного Разума, обладателя божественного Сознания Я = 37. Вам должна быть известна и цель философии этого института - это раскрытие метода, посредством которого может быть ускорен процесс развития рациональной природы.

Да будет вам известно, что в словах «Философская жизнь» скрывается высший источник силы, достижения познания, раскрытие бога внутри вас и вами же.

Это ключ к Великой Работе, таинству Философского Камня, потому что это означает, что алхимическое превращение завершено.

Человек должен сочетать в себе - физическую, «духовную» (неосязаемую) и умственную жизнь (тела, сознания и ума), поскольку эти аспекты пронизаны рациональностью и полностью подчинены ей.

Следует также знать, что физическая природа Человека является средой для умственной, только тот ум способен к рациональному мышлению, что восседает на троне гармоничной и в высшей степени очищенной материальной конституции от засорений канцерогенного и информационного характера.

Отсюда правильное действие, правильное чувство, правильное мышление являются предпосылками правильного Знания и достижение философской власти возможно только теми, кто гармонизировал свою жизнь со своим мышлением.

Нельзя достичь высот науки познания до тех пор, пока не достигнешь высочайших стандартов в науке жизни.

Полное поглощение философией вводит сознание мыслителя в наиболее возвышенное и благородное из всех сфер человеческой деятельности - в чистый философский или рациональный мир, отбрасывая существующее в научных кругах сегодняшнее, поистине наивное, представление о физической картине мира и, обретая взамен новое представление, логически выверенное и философски осмысленное о реальной, объективной картине Мироустройства.

Только уравновешивающий интеллект философа способен обеспечить культурный рост.

Теперь спрашиваю: Каким образом коренные, государство образующие народы могут достичь подлинного величия, если у них не выработана адекватная философия и не посвящено их существование политике, совместимой с этой философией?

Ну, а если да к этому добавить факт того, что цивилизация изошла ненавистью, когда одна её часть собственного народа намертво схватилась с другой, когда люди безжалостно уничтожали всё, в том числе человеческие жизни, безценные документы, неоценимые свидетельства достижений, Знания, накопленные тысячелетиями избранниками Земли без тени сожаления, что скажешь теперь землянин?

Чувство истребления, уничтожения всё ещё горящее в сердцах людей не изгладится до тех пор, пока не будет преодолён человеческий эгоизм.

А вместе с преодолением эгоизма человек поймёт, что Первопричина является совершенным Знанием и всё то, что находится за пределами его частично развитых интеллектуальных способностей, как бы не понятное, представляет собой источник умственных стимулов. Отсюда мудрость есть результат усилий по рациональному осмыслению проблемы неизвестного. Отсюда вытекает логический вывод: Совершенной мудростью является только Главная Причина, другими словами только Бог есть благо, т. е. Он - Всеблагой = 37.

Знание, добродетель и созидание - есть сущности той же природы, что и благо.

Такое состояние может находить себе место только в Целом, потому что всё, что меньше Целого не в состоянии обладать полнотой Всего Сознания Я = 37.

Поэтому любая часть несовершенна.

Но с этим сосуществует дробная часть осознания, что Сознание Я вездесуще и что сколько от него не бери, оно не убывает, поскольку им охвачена вся Вселенная, поскольку масса вещества есть та же самая Энергия, а Энергия есть та же самая Информация, т. е. Знания. Все три сущности суть одно, но в разных качественных состояниях, над которыми Единый генетический Код Знаний, который суть Сознание Я.

И это заключает в себе условие всеобщего познания абсолютной реальности того, что вкладывала предшествующая цивилизация в нижеследующие понятия, опирающиеся на данности науки о биочислах и систему Трашей о переводе энергетического потенциала языка чисел Космоса, на энергетический потенциал языка жизни, а с него на энергетический потенциал буквенного выражения мысли.

Так что же на самом деле обозначает число = 37? Разберитесь!

Живая вода = 914244652 =	37 есть
Слава небес = 1524276361=	37 у
Тарта Руса =229229812=	37 признавшего
Мир Материи = 3193226911 =	37 за
Вещество = 46861246 =	37 у которого
Волна связи = 4657214431 =	37 есть
Чистый Дух = 811252585 =	37 сложивший
Макромир = 32496319 =	37 и в нём
Микрокосм = 314964613 =	37 который как
Правитель = 292412656 =	37 и
Созидатель = 1631522656 =	37 через
Язык чисел = 435481165=	37 и
Язык жизни = 435491371 =	37 утвердил бы на земле
Закон мысли = 3246735151 =	37
Потенциал = 262676125 =	37 который несёт в себе
Нейрон = 762967 =	37 как
Число кАсс Ака = 811564211242=	37 число освящённого небожителя звёздных систем, чьё
Общение = 6386716 =	37 на Земле с людьми Ближнего Востока обеспечил
Иисус Христос = 111815911261 =	37 а
Воху Мана = 46583272 =	37 в Ин Дос Тане, а
Зара Тушт = 32922892 =	37 у парсов с тем, чтобы охватить Знаниями
Север - Юг = 1646938 =	37 и
Восток - Запад = 4612643225 =	37 чтобы знал народ
носящий имя = 7614812134=	37 Мистерии
Йо Га Ва Тхо = 268242256 =	37 что

Бог Отец = 3686266 =	37
Святой Дух = 144262585 =	37
Иисус Христос = 111815911261 =	37 что едино, обозначены на земле одним словом
Я Творец = 4246966 =	37, Всеблагой = 4+1+6+3+5+2+8+6+2=37
Вышень = 459676 =	37 по Ведам
Эль Эль Он = 15615667 =	37 Самый высокий Бог среди Богов, которому поклонялись народы во время Авраама в таинствах Мистерий самом закрытом
Йо Ха Ва Дхо = 265242556 =	37 храме Знаний Траши на земле: которое есть
Я Сознание = 416372716 =	37
Вечное = 468766 =	37
Без тления = 363256714 =	37
У Меня сила = 836741152 =	37
Нет смерти = 762136921 =	37 т.е.
Вышнее = 459766 =	37 по Ведам т.е. единый сверхгигантский генетический
Код Знаний = 465372712 =	37 Сверхгигантского генома

обозначенный на земле, как
Бог Отец = 37 = 3+7 =10 = 1+0=1
Святой Дух = 37 = 3+7 = 10 = 1+0=1
Иисус Христос = 37 = 3+7 = 10=1+0=1

(111)   3

Печать на голове человека
268226   72 865646   86564642 = (111)

Таким образом нам показано, что человек является братом звёздных систем, а вместе с тем и Макромиров, как гражданин Вселенной.

После 2125 года ложные цивилизации пойдут на убыль.

Церковь заблудится в лабиринтах теологических спекуляций.

Наука будет продолжать биться о барьеры неизвестного.

И только трансцендентальная философия продолжит свой путь, поскольку он ей известен.

Она учит человека, что в то время, как физические узы привязывают его к земле, он обладает «духовной» силой и божественным Я, через которое он становится частью симфонии Целого.

Если бы Вышень не желал бы чтобы человек стал мудрым, Он не снабдил бы его способностью к познанию, оснастив его $(10 + П) \times 10^9$ нейронных клеток по состоянию на момент создания организма.

Если бы Бог не хотел чтобы человек был добродетельным, Он бы не посеял в его сердце семена добродетели.

Если бы Бог захотел ограничить человека только физической жизнью, Он не снабдил бы его способностью к чувствам и ощущениям, позволяющим человеку осознавать неизменность Формы Реальности Бытия.

Мир трансцендентальной философии Духовного Разума - это мирная Земля, где все утончённые свойства, коими снабжена душа, находят возможность для своего выражения.

Вся жизнь, купающаяся в лучах понимания, становится волшебной и прекрасной реальностью, когда Человечеством в целом, или отдельной цивилизацией, или отдельным государством разработана программа на десятилетия, а той на сотни лет пути движения в будущее, через своё прошлое.

Структура	= 9 Макромира
1. Биоочисла	= 9
2. Чистая Энергия Гравитации =	= 9
3. Масса	= 9 Вещества

БИОЧИСЛА = 3+1+6+8+1+1+5+2 = 27 2+7 = 9
ЧИСТАЯ ЭНЕРГИЯ ГРАВИТАЦИИ
8+1+1+2+2+4+1+7+6+9+8+1+4+8+9+2+4+1+2+2+6+1+1 = 90 = 9+0 = 9
МАСССА = 3+2+1+1+2+ = 9
Я Творец = 4+2+4+6+9+6+6 = 37;
ДУХ ЧИСТЫЙ = 5+8+5+8+1+1+2+5+2 = 37
сотворил из самого себя
КОД ЗНАНИЙ = 4+6+5+3+7+2+7+1+2 = 37

Побеждающего Знания сделаю столпом в храме Моём, который являет собой - СОЗНАНИЕ Я = 1+6+3+7+2+7+1+6+4 = 37, и он уже не выйдет вон; и напишу на нём имя Своё ЙО ХА ВА ДХО = 2+6+5+2+4+2+5+5+6 = 37 и имя твоё новое ЙО ГА ВА ТХО = 2+6+8+2+4+2+2+5+6 = 37.

И сделаю на горе сей для всех народов трапезу для Свободного Разума Человека - из тучных Знаний и из самых чистых данных науки о биочислах получишь данные о 37 потоках разумной биологической жизни у звёзд, подобных Солнцу класса F - 5 с малым моментом количества движения.

И уничтожится на горе сей покрывало, покрывающее невежеством все народы планеты Земля.

И скажут в тот день: вот Оно, Вышнее = 37! На него мы уповали. Он Тот, Который воздвиг Макромир = 3+2+4+9+6+3+1+9 = 37.

Отворите ворота, пусть войдут Знания в жилища ваши, - подсознание, являющееся хранилищем не только индивидуальной, но также и коллективной генетической памяти и пусть совет нечестивых - будет далёк от тебя Русс Ак!

Русичи, почему вы не действуете, как действовали Отцы ваши, почему вы безмолвствуете? А когда говорите, то от вас исходит лишь жалоба и горести души вашей.

Когда вы пересытитесь унижением? Одолейте страх и перестаньте бояться. Поднимите лица свои и опояшитесь твёрдостью и начинайте думать пока не просветлеете, как утро.

Но всё не так плохо как кажется.

Не всё потеряно, успокойтесь, ещё есть надежда, ибо вы ограждены будете от всякой опасности, если до конца освоите написанное мною и закончится для вас кошмарный сон.

Замените всю систему образования такими Знаниями, которые бы были доступны детям и повышали бы их интеллектуальный уровень.

И пусть дети изучают историю своих предков, а не Законы врагов Святой Руси!

И не станет устрашающего, и враг будет заискивать перед вашим потомством, ибо оно грамотное, просто перестанет работать на него и пусть пропитание он ищет за пределами вашего Отечества.

И пусть потомство ваше откажет ему во всём на своей Земле также, как он отказывает вам сейчас даже в работе.

Тогда глаза беззаконных истают и убежище - его пропадёт у него и надежда его о господстве исчезнет навсегда.

И станет он посмешищем среди всех народов планеты, ибо удел его – всеобщее презрение. Тогда споткнётся он о свои же грабли.

Знания приведут тебя напрямую ко Творцу и не будет нужды в никаких посредниках обиравших доверчивых, и вводивших сыновей Святой Руси в заблуждение. Кто родится чистым от нечистого? Ни один.

И в свете могучего гимна, посвящённого благоденствию, раскрывается смысл пребывания человека на земле и его дальнейшего существования.

Ищущий истину постигает мудрость и созерцает жизнь распростёртую перед ним. Она начинается с понимания. Её длительность безбрежна в Вечности.

Соединившись с собственным Я, умудрённые мистики (искатели истины) осознают что есть безсмертное основание, которое никуда не исчезает. На этом живом, вибрирующем основании Я, они воздвигают цивилизацию четвёртого этапа развития интеллекта межзвёздного человека продолжительностью в 648 000 лет земного измерения времени.

И Я приглашаю вас, так говорил Христос, в жизнь ума и духа.

Поднимись Человек от дел человеческих до дел божественных.

Бог продолжает любить и вести к своему предназначению Свои создания. Философия трансцендентальных знаний, высвобождая душу от уз привычки и извращения, указует путь ей для вознесения к своему источнику.

Землянин, тебя ждёт жизнь познания Духовного Разума, добродетели и полезности, Бог Христос, от начала сущий, приглашает Всех вас посетить зал Света Знаний, для того чтобы человека озарила причина, по которой человечеству, людям с 17 мая 1999 г. начала прививаться иная генетика, в результате чего на свет стали появляться дети Индиго, способности энергетического блока центральной нервной системы которых в 3 раза превышают возможности людей их породивших.

В пути спотыкаются, говорили Великие Посвящённые.

Любая обитель хороша, если в ней обитают радушие и гостеприимство.

У великих мыслителей душа нараспашку.

Светлый ум от Света и прийдёт к свету.

Новизна пленительна.

Истина подвластна мыслителям.

Грязью не напишешь Солнца Свободного Духовного Разума.

Новый образ мышления базируется на новых Знаниях.

Вселенная начинается с порога твоего дома; плохо, когда Она на нём заканчивается.

Религия не совместима с мистической природой Человека, поскольку Человек есть:

ЖИВОЕ ЗАПРОГРАММИРОВАННОЕ УСТРОЙСТВО

9+1+4+6+6+3+2+2+9+6+8+9+2+3+3+1+9+6+4+2+7+7+6+6+8+1+2+9+6+2+1+2+4+6 = 9

в составе которого:

1. ЭНЕРГЕТИЧЕСКИЙ БЛОК ЦЕНТРАЛЬНОЙ НЕРВНОЙ СИСТЕМЫ = 9

2. АВТОНОМНАЯ НЕРВНАЯ СИСТЕМА СЕРДЦА = 9

3. МАТЕРИЯ СЛАЖЕННОГО ТЕЛА = 9

Его структура = 9

1. СОЗНАНИЕ Я = 37=3+7=10 → ДЕСЯТЬ ВЫСШИХ УРОВНЯ ЗНАНИЙ = 10

2. ДУША Я =10 → ДВЕНАДЦАТЬ ПРОМЕЖУТОЧНЫХ УРОВНЯ ЗНАНИЙ = 10

3. ТЕЛО = 10 → ДВАДЦАТЬ ЧЕТЫРЕ НИЗЩИХ УРОВНЯ ЗНАНИЙ = 10.

　　　　　　 30 → 3+0 = 3

ЧЕЛОВЕК = 8+6+5+6+4+6+4 = 39 = 3+9 =12 =1+2 = 3

$\boxed{39}$ = 3+9 – где 3 есть Сознание Я, Душа Я - Тело,

　　　　　　где 9 есть цифра сложенная из 7+2, т. е.

　　　　　　ЦИФРА ДЫХАНИЯ ЖИЗНИ

6+1+4+9+2+5+5+5+2+7+1+4+9+1+3+7+1=$\textcircled{72}$ = 7+2 = 9,

　　　　　　где 7 суть цифра сложенная из 5+2, т. е.

　　　　　　ДЫХАНИЕ ЖИЗНИ

　　　　　　5+5+5+2+7+1+6+9+1+3+7+1=$\textcircled{52}$= 5+2= 7

2 суть МЫСЛЬ
3+5+1+5+6=20=2+0=2

где 5 есть ДУХОВНОСТЬ
5+8+5+6+4+7+6+1+2+6=50=5+0=5

Ещё скажу:

НАУКА = 7+2+8+4+2=23=2+3=$\textcircled{5}$,т. е.

ПСИХИЧЕСКИЙ ОГОНЬ ТВОРЦА=2+1+1+5+1+8+6+1+4+1+2+6+8+6+7+6+2+4+6+9+6+2= 95 =
= 9+5 = 14 = 1+4 =$\textcircled{5}$,т. е.

ДУХОВНОСТЬ = 5+8+5+6+4+7+6+1+2+6 = 50 = 5+0 =$\textcircled{5}$ →

→ ОБЪЕДИНЯЕТ ЦИВИЛИЗАЦИИ ЛЮДЕЙ

6+3+7+6+5+1+7+4+6+2+6+1+4+1+5+5+1+3+2+6+1+1+5+3+5+6+2=104=$\textcircled{5}$

РЕЛИГИОЗНЫЕ КОНФЕССИИ →

9+6+5+1+8 + 1+6+3+7+5+6+4+6+7+4+6 + 1 + 1 + 1 + 1= 88=8+8=16=1+6=$\textcircled{7}$

НЕСУТ ПОГИБЕЛЬ ЦИВИЛИЗАЦИЯМ ЛЮДЕЙ

7+6+1+8+2+2+6+8+1+3+6+5+6+6+1+4+1+5+5+1+3+2+6+1+4+3+5+3+5+6+2= 124 =$\textcircled{7}$

Человек, созидай во все дни своей жизни, ибо лучшая жертва Создателю, твоя созидательность любого дня.

И от того ни ты, ни сыновья твои не должны разрушать ни животного, ни растительного миров на планете, ни самой Земли.

Не разрушая, не познаешь страдания от своего рождения.

Созидая, не увидишь опустошения и голода. Твоя зрелость должна быть непримеримой с рабством на Земле, поскольку вы дети Создателю, но не рабы.

Опора твоя Человек - Знания.

ЗНАНИЕ —ЕСТЬ→ ЖИЗНЬ —ИБО ОНО ЕСТЬ→
3+7+2+7+1+6=26=2+6=(8)   9+1+3+7+6=26=2+6=(8)
→ КРАСОТА →
4+9+2+1+6+2+2=26=2+6=(8)

Вот вы теперь избавляетесь от врага, от его руки мучителя.

Я научаю вас сильным словам правды.

Буду ли я, Русс Ак говорить ложь перед лицом своих братьев?

1. Перед вами раскрыта Слава Небес = 1+5+2+4+2+7+6+3+6+1= 37 -

Код Знаний = 4+6+5+3+7+2+7+1+2 = 37 и Код Знаний не расторжимый с Сознанием Я, поскольку Код Знаний и есть Сознание Я = 1+6+3+7+2+7+1+6+4 = 37 – неосязаемая материя, в Которой физические Законы не действуют.

Я Сознание → Вечное →
4 16372716 =(37)=3+7=(10)=1 +0=(1)   468766 =(37)=(10)=(1)
→ Без тления → У Меня Сила →
363256714=(37)=(10)=(1)   8 3674 1152 =(37)=(10)=(1)
→ Нет смерти.
762 136921 =(37)=(10)=(1)

Я Сознание [одно-единое = 6+5+7+6+6+5+1+7+6+6 =(55)= 5+5 =(10)=1+0=(1)].

2. И Код Знаний в Сознании Я.

3. Всё сущее в Форме Реальности Бытия обязано единому Коду Знаний и без Кода Знаний вся безпредельная бездна Вечности была бы безвидна и пуста, и никоим образом, не смогла бы обнаружить в себе хотя бы одну сущность в Форме Реальности своего Бытия, впрочем, как и саму Форму Реальности Бытия.

4. И в Коде Знаний - Знание в Знаниях, а Знание = 3+7+2+7+1+6= 26 = 2+6 = 8 , есть Логос = 5+6+8+6+1= 26 = 2+6 = 8 , а Логос есть Жизнь = 9+1+3+7+6 = 26 = 2+6 = 8, заключённая в Коде Знаний и заключающаяся в вечном стремлении усложнения всего сущего; и жизнь есть ((Свет - Солнце)= 1+4+6+2+1+6+5+7+6+6 = 44 = 4+4 = 8) сложной, самочитаемой, биологической конструкции организма Человека, разумного биологического типа.

5. И освещает Свет - Солнце изнутри и от вне храм = 5+9+2+3 = (19) = 1+9 = (10) = 1+0 =(1) его, а храм есть тело = 2+6+5+6 =(19)= 1+9 =(10)= 1+0 =(1)

6. Микрокосм = 3+1+4+9+6+4+6+1+3=(37)=3+7=(10)= 1+0=(1) проявился через Закон Мысли = 3+2+4+6+7+3+5+1+5+1+ =(37) из Сознания Я, Которое Созидатель = 1+6+3+1+5+2+2+6+5+6+ =(37), обозначивший Духовность = 5+8+5+6+4+7+6+1+2+6 = (50)= 5+0 =(5), Которая Истина = 1+1+2+1+7+2 = (14)= 1+4 =(5)→ Аура вне Кода Знаний =2+8+9+2+4+7+6+4+6+5+2+3+7+2+ 7+1+2=(77)=7+7=(14)=(5) т.е. Огонь творчества = 6+8+6+7+6+24+6+9+8+6+1+2+4+2= (77) = 7+7 =(14)= 1+4 =(5), т. е. → Таши = 2+2+9+1 = (14) = 1+4 =(5) → Траши = 2+9+2+9+1 =(23)=(5)→ Наука = 7+2+8+4+2 =(23)= 2+3 =(5)→ чистый Свет = 8+1+1+2+5+2+1+4+6+2 =(32)= 3+2 =(5)

7. Я – Творец, Созидатель, исторгнул из Самого Себя всё
4246966 = 37, 1631522656 = 37
сущее, в т.ч. Свет и Человека, чтобы он через Мой Свет мог утвердиться во Мне.

8. В его дезоксирибонуклеиновой кислоте (ДНК) «порождающий воду» водород играет ту роль, какую вменил Я в Свет - Солнце в Себе.

9. Человек, ты прийдёшь ко Мне только через Духовность Истинную - Истину научных Знаний о Мироустройстве и свидетельствует об этом Свет - Солнце твоей Солнечной системы во Мне.

⑩Солнечная энергия = 1+6+5+7+6+8+7+2+4+1+7+6+9+8+1+4= 82 = 8+2 = ⑩ = 1+0 = ① несёт Свет Мысли = 1+4+6+2+3+5+1+5+1=28 = 2+8= ⑩ = 1+0 = ①

11. Поистинне чистая Мысль = 2+6+1+1+2+1+7+7+6+9+1+1+2+2+4+3+5+1+5+6 = ㉛ = 7+1 = ⑧ как Совесть =1+6+4+6+1+2+6 = ㉖ = 2+6 = ⑧ похожа на Жизнь = ㉖ = ⑧, на Свет знаний;
1+4+6+2+3+7+2+7+1+2 = 35 = 3+5 = ⑧

12. Который просвещает Человека, приходящего в Макромир = 3+2+4+9+6+3+1+9 = ㊲

13. В Макромире был и Макромир через Него начал свой творческий эволюционный путь развития, но он Его не познал.

14. Но когда Свет Знаний озарил Духовность, дав Ей истинное определение, то большая часть людей, находясь под гнётом невежества, отвергли Несущего Свет.

15. А те продвинутые, которые приняли истину, утверждающую Код Знаний в Сознание Я, получили белый камень и на нём написанное имя

Йо Ха Ва Дхо

Дха Ва Ха Йо 265242556 = ㊲

с определением Микрокосма - Йо Га Ва Тха = 268242252 = ㊲

16. Которые не от клонирования, не от желания телесности, не от скрещивания, но от владевших недюжинными Знаниями родились.

17. И слияние 44-х да ещё 2-х хромосом позволило в женском лоне реализовать информацию, запечатлённую в них для воспроизводства сложной, самочитаемой, биохимической конструкции под названием организм Человека; так что здесь нет сомнения что информация эманировала в плоть, упорядоченную структуру из элементов таблицы Менделеева и вы воочию убеждаетесь в единородности его от Отца.

18. Хромосомная двойная запись, с заключённой в ней полной информацией о человеке и о Вселенной, обитает в человеке со времен запуска его в окружающую среду обитания: и созидающая сила Знаний в данном, конкретном случае, была совершенно убеждена в положительном исходе сложнейшего эксперимента, невиданного по дерзости ума Экспериментатора.

19. Единородный организм, сущий в недрах Кода Знаний, Он явил ⟶
69176965752 69827133 18812 4 765925 4652 372712 674415 = 232 = 2+3+2 = ⑦
Экспериментатор = 1+4+1+2+6+9+1+3+6+7+2+2+2+6+9 = 61 = 6+1 = 7⟶
Христос = 5+9+1+1+2+6+1 = 25 = 2+5 = ⑦
⟶ Тха М Асс = 2+5+2+3+2+1+1 = 16 = 1+6 = ⑦ первый из Рус Аков как
Гомо сапиенс = 8+6+3+6+1+2+2+1+6+7+1 = 43 = 4+3 = ⑦
⟶ Хранитель Знаний на Земле
592712656 372712 72 36356 = 97 = 9+7 = 16 = 1+6 = ⑦

Сын Бога живого! = 12 = ③

Который учил, что богатая пища Разума - Знания ведёт к расширению Сознания, следовательно, к осветлению природы Человека, очищению всех его структур, к выявлению Пути, Истины и Жизни.

Бедная пища ведёт к сжатию Сознания, к безвыходности ситуации, к приближению одряхления природы Человека, к деградации всех его структур и обеспечивает ему обратный процесс восхождения по лестнице жизни, опрокидывает его в лоно животного мира, оскопляет интеллект.

Путь к эволюционному Развитию проявленной материи прокладывает Сознание Я. Сознание Я действительно касается всего того многообразия форм бытия, к чему устремлено их будущее во всеобщем движении усложнения материальности.

Сознание Я направляет это движение и управляет им. Эта всепобеждающая власть созидания красоты ответственна за весь объём информационного обмена в своей более чем совершенной среде, в лоне которой вызревают её многочисленные Макромиры.

Лишь воля мыслящего Микрокосма свободна от воздействия этой всеобуславливающей власти, поскольку ей дан свободный выбор путём проб и ошибок войти в свой дом.

Кристаллическая структура неосязаемой материи, Сознание Я, являющейся в сущности вечной Энергией, межузловой и межсвязевой её решетки, объёмностью которой служат многослойные многоуровневые пласты знаний, матрица которой представляет собой ничто иное как Первичное сознание небесного огня, как соитие Знания Мира Огненного. И это верное осознание, являющееся для человечества величайшим открытием, обозначающим что оно стоит на пороге вступления в век разделения тонкого от грубого.

Когда человечество, благодаря невежеству, оказалось отброшенным на край рубежа приближающего с неумолимой силой смерть - итог его заблудшего жизненного пути, то его лучшие представители эзотерики физики поняли, что однобокое развитие научной мысли, отгородившейся от физического фактора психической Энергии, обеспечило тем самым ему путь страшных потрясений, исход которого, гибель всей биологической жизни на планете Земля. От такого мысленного разобщённого питания человечеству некуда уйти от рождающихся всё новых и новых видов болезней. Те, кто наблюдал когда-либо, как влияют однобокие мысли как на больных, так и на врачей, на ход болезни, приходят в ужас от осознания непоправимости процесса разложения упорядоченного. И наоборот, когда научная мысль врача насыщена огнём психической Энергии, властно вторгаясь в болезненный процесс, радости выздоровления нет предела.

Оздоровление современного общества людей полностью зависит от огня психической Энергии, от работы энергетического блока центральной нервной системы вкупе с автономной нервной системой сердца, наработку положительного свойства которой следует начинать уже сегодня через всю Сеть научных учреждений и высших учебных заведении, включая средства массовой информации на планете Земля, ибо наработанный тысячелетиями энерго-информационный океан деятельности человечества, отрицательного характера скоро захлестнёт всю Землю и планета не избежит изменения наклонена оси вращения, что в свою очередь приведёт к изменению климата, наращиванию темпов роста информационных вирусов, роль которых одна - блокировка мышления, а за этим последует полный крах Разума.

В третьем тысячелетии, человечеству, помимо изыскания новых источников энергопитания, предстоит научиться развивать мысль огненную для того, чтобы вначале потеснить, а затем опрокинуть в небытие негативное энерго-информационное поле Земли, в котором найдена кровь провозвестников, кровь мыслителей, кровь всех убитых безвинно на этой затерявшейся планете.

Не провидение диктует эти строки, а Разум ищущего выход из тупика, в который попало человечество, Разум простирающийся своей мыслью в будущие века эволюционного развития Землян.

«Смертельная» борьба предстоит на поле событий за место в эволюционном развитии неосязаемой, проявленной и непроявленной материи Сознанию Человека в связи с окончанием второго цикла пребывания цивилизаций на Земле.

И вот, коллективное Сознание землян находится на поле событий и с Ним все помыслы человеческие за 432 000 лет, у которых имя Отца - Сознание Я - Я Творец - Код Знаний вписано в действия лишь достойных людей.

И считана вся информация всех действий людей за этот период времени.

Плачевный результат обнаружила она перед Создателем, печальное зрелище, ибо отсутствовала удача в качестве мыслей.

Не светился в них Огонь творческого созидательного труда, а лишь тьма тем пролитой крови (тьма – 10 000, тьма тем – 10 000 x 10 000).

Удерживалось человечество от высшего мышления убийствами.

Не преувеличение это, ибо грубое унижает мысль и ведёт к распаду материальности.

Лишь мысль Света, как столп огненный, пронизана озарением, ведущим в жизнь лона Создателя.

Только с пониманием Мироустройства может быть достигнут новый уровень мышления в масштабе Макромиров.

Без сознательного видения, как Знания эманируют в вещество, научная мысль о Форме реальности бытия выглядит крайне наивно.

Мысль, в основе которой лежат глубокие достоверные Знания, расширяет Сознание, достойна уважения, потому что имеет вес.

Поэтому следует просвещать людей о значении неосязаемой материи, как наиглавнейшего звена в Мироустройстве, иначе проникновение Разума человека в психическую Энергию

Космоса ограничится порогом видимости проявления материи и все ощущения Сознания Человека упрутся в неизвестность неведения и скрытость Истины, пути продвижения в Будущее.

Мышлению, ограниченному проявлением материальности недоступен путь к источнику творения и оно, изолированное, окажется за бортом Метаистории поля событий, и, как не имеющее силы, обессиленное будет вечно болтаться вирусом на задворках Вселенной.

Вся история младенческого развития человеческого общества свидетельствует об истинности сегодняшнего состояния общества, попавшего в ловушку невежества, болтающегося в лабиринте неведения в поисках пути продвижения в будущее, но вместо будущего вознаграждено тупиком и неопределённостью, и закатом обречённости.

Из этого вытекает, что путь в будущее прокладывается через форму и содержание действия мысли прошлого.

Преступность общественных отношений, основанных на подобном мышлении, очевидна и не нуждается в комментариях, так как впереди уже маячит могильная плита, как предел научных преданий землян.

Как система торсионного обмена информации благословляет идущих тропою Духовного Разума, так истина Мироустройства срочно требует пересмотра укоренившихся в души и Разум землян текстов зверя Яхве, оторвавшего Человека от Природы - Я Разум:

> Всё было 1015 лет назад и от Египта,
> Где дьяволом творился танец.
> В двух чашах пламя,
> И статуи глаза закрыты.
> Из тьмы кромешной предстаёт,
> Играет пламенем, цветёт,
> В улыбке странный лик
> Огнём владеет...
> А ты спокоен, словно в адский сон,
> Твой разум погружён.
> Но растворит пугающее глаз,
> И новую картину воссоздаст,
> Луч золотой - струя воды,
> Что грязь с мечты смывает,
> И освятив её, на том крыле взлетает...
>   Йо-Гул Идовы.
> Алмазной россыпью взмывает,
> В лазурь небес - клич боевой,
> <u>Я расшатаю мрак!</u>
> И зверь, которого ты видел,
> Пойдёт в погибель.
> Жена его - библейская концепция,
> Что чашу держит блудодействия,
> Которой упивались все живущие -
> Отрава, Разуму не нужная,
> Пойдёт в погибель.
> И сколько бы она не славилась,
> За словоблудием не пряталась,
> Пришёл наш час сковать сей бред!
> Вам белый конь доставил седока,
> В одежде обагрённой кровью К'АЗ Ака;
> Чьё имя: Слово Божье - <u>Святое Знание</u>, -
>   -Храм   Трашей...
> На тонкой нити молчаливых дум
> О разуме и малом и Великом,
> Сознанье вечное, живое
> Коснулось голубого сна.
> Дыханье лёгкое, картина тишины

Растаяв смыла цвет.
Так смоет глубина Сознанья
Земного заблуждения секрет.
Который есть по существу - скелет.

Родовичи, стремящиеся к Солнцу, источнику земной жизни, вас увлекло семетическое течение писаний бродячей ветви, подпавшей под колониальное воздействие и интеллектуальное влияние коренных африканских народов, которые несли в себе противоположное понятие о жизнеустройстве и заключали в себе идею нисходящей инволюции.

Когда ваша генетическая память, вернёт вас вновь в великую эпоху Омо Ассов доиндоевропейского общества станов, вырисовывающуюся на фоне древнейших гимнов, которые являлись лишь её отражением, отличающимся от семетического течения писаний величавой простотой и чудесной чистотою линий, то вы воссоединитесь с духом ваших предков, став свободными.

Почему вы отвергли писания своих отцов Святой белой рассы?

Для чего и для кого предназначалась изуверская программа зверя, накладывающая вето (запрет) на свободный Разум!

Знаю я, что никому из вас не приходили ещё на ум эти логические вопросы.

Глазною мазью помажь глаза твои, чтобы видеть глубины сатанинские.

Вашими пращурами был создан век зрелости, век углубления мысли и утончения чувств, век полноты веры в Человека, вернуть которую предстоит молодому вашему поколению, ещё не погрязшему в демонизме. Ему, молодому поколению предначертано сбросить с Отечества позорящий Его хомут, с надписью «поганый раб», накинутый на Свята Рассу, словно на ломовую лошадь.

Разве вы не знаете, что в древности никто не мог превзойти гимны Русс Аков Анатолии, по нравственной возвышенности по всеобъемлющей широте мысли.

Они проникнуты чувством божественности, всей Природы, - они объяты тем невидимым, той неосязаемой материей, которая окружает и пронизывает проявленные Макромиры; они настроены тем великим единством, которое объединяет всё в единую гармонию как:

ПРОЯВЛЕННАЯ ИНФОРМАЦИЯ,
29644567724 1746932614 = 93 = 9+3 = 12= 1+2 = 3 ⟶

⟶ | ДЕЗОКСИРИБОНУКЛЕИНОВАЯ КИСЛОТА,
5636411913678456176424   4115622 = 120 = 1+2+0 = 3 |

как ЕДИНЫЙ ГЕНЕТИЧЕСКИЙ КОД,
651752 867621861412 465 = 93 = 9+3 = 12 = 1+2 = 3

как ТВОРЕЦ ПРОГРАММИРОВАНИЯ ЖИЗНИ
246966 2968923319642714 91371 = 129 = 1+2+9 = 12 = 3

или как ФОРМА МЫСЛИ
46966 35151 = 39 = 3+9 = 12 = 1+2 = 3 в эманации.

Но вот какова структура мысли? Что она может? Какова её ментальная суть?

Эти вопросы интересовали мыслителей всех времён и народов, и не только их, а и спецслужбы всех государств и их правящую элиту.

Каким образом возникла подобная цивилизация Омо Ассов или Рус Аков, обозначенных спустя тысячелетия Туранцами, проживавшими и в городах площадью до 240 км² с инженерными сетями водопроводов из керамических труб, протяжённостью от источника до городов, в пределах до 86 км, со зданиями в 3 - 5 этажей и стенами из обожжённого глинистого кирпича на известковом растворе. И это в 9-ом то веке до н.э.

Как могла развиваться такая высокая интеллектуальность среди постоянных войн, сумевшая сохранить математический текст развития 37 потоков межзвёздной разумной жизни в нашем Макромире.

Научные исследования в этой области показывают, что последним потомком из кагорты первых богов по династической линии Асс Тлантов, как выясняется был Асс Он, который в своих высказываниях опирался на Yima, окружённого со всех сторон, как неприступная скала, арканой великой тайны своего истинного происхождения.

У ясуней Средней Ассии он фигурирует под именем Бугу Марал, Бога Мир; у других народов, как бог Имир, царь Им, Джем Шид, Шах Нам, Чим Булат, Гомер, Омоль, обозначающий первого человека, с которым говорил живой Бог по династической линии Атл Ассов, первого победителя и Законодателя, давшего белой рассе право и Знания. Персам он известен как Законодатель и Победитель в борьбе с чёрным богом Вуду Африканского континента. Там же, у египтян Он, Им, обозначается как Владыка Света. У индусов, как облечённый в достоинство их короля, как Победитель, создавший иную общественность, как Великий Посвящённый, основавший закон Ману из династии дома Тан.

Первым жреческим правителем наций на Земле был Бел Асс (у славян Велес), вторая ставка Которого находилась в городе Тан Асс (не Танаис) в дельте Нила.

Вторым жреческим правителем на планете Земля был Бог Бугу Марал (Богу мир) Ассиец по роду, человек, прошедший трёхлетний срок обучения и посвящённый в Мистерии Омо Ассов и в последствии отдавший всех своих дочерей за сыновей белых небожителей, человек покоривший своими Знаниями Европу, Ассию (Азию), Африку и давший людям основы истинной демократии; человек, который основал древнее государство Шинь, Синь (Китай), который научил сияньцев ремёслам и искусствам, который провёл систему каналов для орошения посевов. Он научил людей плавить металлы и изготовлять изделия из него; научил выделывать шёлк, меха и полотна, дал ткацкий станок, обучил градостроительству, земледелию, искусству врачевания, садоводству, приручению диких животных, основам мореплавания и судостроительства, гончарному делу и письму. Его знак - движущийся крест внутри круга и по сей день красуется над входами в древние храмы всех народов мира, тех, которые ещё сохранили своё лицо.

И слыша, это народ дивился сему, поскольку и государство Кан Гюй в Центральной Ассии основал Он. Люди, осмыслите Истину, величественных Знаний символического письма и Знаний о реальности движения всего сущего по пути усложнения материи в Вечности Вселенной.

И прошлая, отстоящая на миллионы лет от вас жизнь, представится вам нереальной.

Живя кратким мгновением настоящего, что ты можешь сказать о далёком будущем человечества?

Но и объективность настоящего становится миражом перед ликом Духовного Разума в Мироустройстве.

Посмотрите на себя, на свою современную жизнь, глазами далёких потомков! Осмыслите своё настоящее с точки зрения Вечности и задайте себе вопрос: «Почему мы так живём?»

И придёте к ответу: «Мы не нашли своего места в Великой Космической Действительности, не извращённой миражом очевидности!»

Пройдёт время и люди будут гордиться «своими достижениями». А достижения их будут таковы: полное вымирание животного и растительного миров.

В своё время цивилизация Атлантиды была не менее великолепной, но потом погибла без остатка из-за невежества человеческого.

Как коротка ваша память! И опыт прошлого не научает вас!

Вы не хотите знать о том, что в Мироустройстве нет ничего случайного, что ЛОГОС = 5+6+8+6+1 = 26 = 2+6 = 8 есть ЗНАНИЕ = 3+7+2+7+1+6 = 26 = 2+6 = 8,

которое ЖИЗНЬ = 9+1+3+7+6 = 26 = 2+6 = 8.

Что КОД = 4+6+5+ ЗНАНИЙ = 3+7+2+7+1+2 = 37 выражает собой МАКРОМИР = 3+2+4+9+6+3+1+9 = 37 и МИКРОКОСМ = 3+1+4+9+6+4+6+1+3 = 37.

Вы не хотите знать, что план Логоса для цивилизаций планеты состоит в развитии расширения Сознания.

Человек, ты забыл о своем предназначении.

Твоё невежество тормозит твоё совершенствование, оно уничтожило все твои высшие устремления.

Ты заключил себя в духовную неподвижность.

Пренебрегая Законами Созидателя ты оторвался от своего Начала – Высшего Разума и вместо пользы стал приносить вред окружающей среде обитания.

Служители от цивилизации Земли извратили Великую истину, Космическое предназначение Человека, и вместо устремления ко Всеобщему Благу, окружили дьявола почётом собственного вымысла, вложив в уста его богохульство и человеконенавистничество.

Там, где не признаётся возможность познавания безпредельности Сознания Я, там совершенно исключается творческий эволюционный процесс.

Отсюда один шаг до межэтнических противоречий, а следом торжества братоубийственных столкновений. Не может быть доброй нетерпимость текстов писаний. Они содержат в себе ложь и скрывают правду.

Творения человеческие, утверждающие человеконенавистничество, уничтожают добродетель в любом проявлении и являются и будут являться основой разрушения дальнейшей эволюции человечества.

Эти, к примеру, ветхозаветные тексты положат ненависть между людьми, которая разрастётся в начале третьего тысячелетия в необычайно огромные размеры по уничтожению народов.

Мыслящие обитатели планеты не захотят знать никакой ответственности из-за блокировки логического отдела головного мозга.

Мышление будет отравлено ядом злобы так, что нарушится равновесие энерго- информационного поля солнечной системы.

Планета, стиснутая тисками мрачных действий человечества, окажется в полной изоляции, и недоступной для помощи со стороны разумной биологической жизни от иных миров.

Обособленность человечества приведёт к разрыву глобальной метагалактической торсионной системы связи.

И тогда наступит ненормальное состояние мира землян, ибо отравленная мысль их подготовит отравление планете, и она надолго сляжет в болезни своей.

И потребуется врач, обладатель таких Знаний, которые бы изменили Миропонимание, Мироощущение, Мировосприятие, Мировоззрение людей и вывели бы их на новую ступень развития и проявили бы для них тропу жизни, и увели бы их от несоизмеримости и нецелесообразности их поведения.

Духовное одичание людей достигнет апогея и общие усилия человечества подготовят катастрофу и не пожелают помыслить о сущности творимых разрушителями дел.

И окутается планета во мрак, ибо дьявол встанет во весь рост во всех учебных заведениях и запрудится разумение духовным удушением, создаваемым злодеяниями нечистой силы его дьявольского учения.

И удлинится карма планеты и всего человечества из-за безнаказанного убийства миллионов ни в чём не повинных людей, и возрастёт напряжение среди людей и Природы, и планета содрогнётся в толчках жара и холода от предательства «избранных».

И в этот промежуток времени, страшных потрясений, справедливо было бы спросить у человечества, во сколько сотен миллионов жертв оно оценит перемену сознания?

В последние времена собранное разрушителями золото, как уличной грязи, обрушит своё могущество на Святую Русь, и хаос будет стучаться в каждую дверь и вломится в жилища Русс Аков, и зло разрушителей поставит заслон наступлению светлой Эпохи.

И подготовится Земля к гигантскому взрыву.

Тогда возвещено будет благословенное -

ЗАКОН РОДА, = 3+2+4+6+7+9+6+5+2 = 44 = 8

БУДУЩЕЕ, = 3+8+5+8+8+6+6 = 44 = 8

и прочтено будет потомками число богов Assia tero священной земли = 108 у которых

ГЕНЕТИЧЕСКАЯ ИНФОРМАЦИЯ = 108

и остаточный объём планеты Земля = 108 отражает

МИСТИЧЕСКАЯ ПРИРОДА ЧЕЛОВЕКА = 108

зеркальное отражение языка чисел космоса = 123456789666987654321 = 108.

И повиснет над человечеством вопрос из вопросов: «Почему коллективный разум человеческого общества охвачен мраком безысходности? В чём причина того, что:

1) планета Земля стала мишенью для астероидов из туманности Аорта;

2) ускорение вращения планеты вокруг своей оси;

3) изменение угла наклона оси вращения;
4) смены полюсов.

Почему люди всё больше и больше приобретают скотское обличье? В чём причина, что человек не в состоянии порвать с невежеством? Неужели оно коренится в самой природе Человека от начала. Тогда почему он оснащён самым совершенным компьютером $13,14 \times 10^9$ нейронных клеток?

Я Тот, Который не омрачает Провидение сложениями слов без смысла.

Я Тот, Который в праве спросить тебя землянин:

Где был ты, кода Я превратил безвидную и пустую планету в цветущую паперть жизни?

Где был ты, когда Я осуществил в недрах твоего Светила запуск термоядерного синтеза? Скажи если знаешь!

Где был ты, когда Я воссоединил воедино две планеты, собственно Землю 22% сухого вещества и 78% Муз Дак-льда? Я спрашиваю тебя, умник, а ты объясняй Мне!

Где был ты, когда Я подготовил Землю для органической жизни и возжёг огонь в её недрах для внутреннего обогрева тектонических поверхностей?

Где был ты, когда Я усилием Своего Сознания создавал модель элементарных данностей материи и как потом выстроил чудесный ряд из этих элементарных частиц, из которых создал атомы, затем химические элементы проявленной материи, соединив их нужным образом, создал молекулы, различные вещества и наконец всё живое.

Где был ты, когда Я Сам в Себе штурмовал Свои сокровенные тайны Своей же природы - Рождение Самого Себя - всей безумно сложной структуры Мироустройства.

Вам и по сей день кажется, что теория относительности Энштейна способна объяснить всё. Но если вы проанализируете его труды основательно, то обнаружите, что его теории базируются на вере, но не на Знании.

Человек, как мог ты дойти до такой нелепости? При общем ликовании шарлатанов от науки ты рискуешь потерять всё.

Когда учёные сражаются против астрологических бессмыслиц вне стен «Храма науки» неплохо было бы припомнить, что в самих этих стенах подчас культивируется ещё большая, худшая бессмыслица».

Скажи, если знаешь: «Кто основал жизнь на планетах у звёзд с малым моментом количества движения класса F-5, подобных Солнцу?».

«И когда Я массу усадил на безмассовое вещество нейтрино?»

При общем ликовании научного гения Великих Посвящённых, когда межзвёздный общий уровень вашего интеллекта восклицал от радости: «Единый Сверхгигантский Код Знаний Сверхгигантского Генома исторгся морем Сознания Я и человек как бы обнаружил себя, выйдя из его чрева - лона». О чём помыслил ты, когда Я, соделал Знания одеждою всего сущего и утвердил Им Своё определение, и установил физические законы эволюционного развития по пути творческого усложнения материи.

И ныне говорю тебе: «Доселе дойдёшь и не перейдёшь, поскольку Здесь предел возможностям разумения твоего!»

Нисходил ли ты во глубину моря Знаний, и входил ли ты в исследование бездны своей сущности?

Давал ли ты когда-либо в своей жизни приказание своей форме реальности изменить все свои свойства?

Что сделал ты, чтобы стряхнуть на заре, утром пелену мрака энерго-информационного поля Земли негативного наполнения, чтобы обновилась Земля Святой Рассы, как глина под печатью.

И чтобы отнялся у нечестивых авантюристов жезл управления народами и дерзкая рука их сокрушилась?

Внимай сему Землянин! Твой главный враг, шагающий по Земле - невежество.

И разумевай, что в общей теории относительности отсутствуют законы сохранения Моей энергии и Моего импульса, а инертная масса, определённая в ней не имеет никакого физического смысла.

Разумеешь ли равновесие Мною созданного? Если да, то откинь в сторону, за ненадобностью явление Большого взрыва, в результате которого, как считаете вы, образовалась Вселенная.

Отныне Я положу печать свою на руку каждого человека, чтобы все люди знали Моё дело и тогда Зверь, уйдет в убежище и останется там в своём логове и все ваши математические теории, построенные на песке и ведущие по всё большему нагромождению математики в космологии (типичный пример научной фантастики) рухнет.

Когда человек обуреваем невежеством, что может сказать он?

Что он может понимать в чудеснейших делах Совершеннейшего в Знаниях?

Научи хотя бы детей своих, что сказать мне, потому что они во тьме ничего не могут сообразить!

Светлая погода придёт от Кубани и окрест дарящих знания возникнет великолепное сияние.

Постигайте Знания великие силой своей и полнотою правосудия. Они радуют и никого не угнетают.

И да вострепещется сердце каждого идущего тропою просвещения, сердце мудрого в свете жизни! В 2125 году на Землю обрушится буря, если человечество не покончит с сатанизмом.

Кризис теоретической физики, основанной на космологической теории расширяющейся Вселенной, из-за большого взрыва представляет верх абсурда, потому что Вселенная не возникла в некий определённый момент подобно взорвавшейся атомной бомбе, имеющей размер с булавочную головку.

Попытался ли ты, человек, хотя бы раз в прошлом второго тысячелетия снизойти во глубину истинных научных Знаний, хранящих в себе величайшее торжество Света над мраком.

Чтобы отнялся у нечестивых смысл их злобы! Когда же наконец ты выйдешь за пределы солнечной системы и оттуда, с высоты своего Разума, оглядишь всю широту дерзновенного Ума Создателя, чтобы понять какова жизнь? — Кода Знаний?

Где путь к жилищу Знаний и где место невежеству? Ты знаешь это, потому что дорога к Знаниям тебе знакома, но ты оставил тропу к ним без внимания, а потому все твои попытки на пути преображения здоровья оканчиваются ничем.

<u>И хотя ты рождён во времена рождения первых пылинок Вселенной и число дней твоих очень велико, ты не проявил желания освободить себя от уз смертельного врага человечества - Нубийского дракона Яхве.</u> Это тот, который по Ага Асс Феру дал власть ветхозаветному Зверю, которому поклонялись все живущие на Земле с именами не вписанными в Книгу Жизни.

И спросил: «Знаете ли вы, люди, каково понимание мысли, объединяющей все устремления человеческого Разума в культуре, устанавливающей общее понятие о физическом мире проявленной и непроявленной материи и о единой божественной реальности неосязаемой материи души и духа, размыкающих Вселенную?

Великие Посвящённые, далёкие предки ваши, умели сосредотачивать волю в своём духовном центре, приближаясь к прекрасному смыслу жизни, определившемуся в участии и делах Создателя, в Его огромной творческой и созидательной работе по обустройству всякой, Им созданной, сущности в Макромирах.

В таком состоянии человеческой жизни мысль богочеловека отождествляется с мировой волей.

Человек прозревает и полнотой своего прозрения утверждает веру в Знания конечного торжества нравственной чистоты и красоты истинного творческого акта. Мысль становится ясновидением и эта высшая сила властно вторгается в единение с предвечным с энерго-информационным полем событий; настоящего, прошлого и будущего и выливается в пророчество. Это исток, из которого Великие Посвящённые получали жизненную силу.

Пророк всегда говорит, что слышит: «Беззаконие повлечёт за собой наказание. В расплате за содеянное беззаконник, притеснитель, грабитель потеряет всё и дети их останутся на пустом месте, без всякой надежды на будущее.

Не сомневайся, человек, относительно конечного торжества Знаний в эволюционном движении цивилизаций.

Скоро наступит конец кровавой вакханалии разрушителей на всей бывшей территории

Челла Асс Аков, потому что оружие, блокирующее логический отдел головного мозга человека - будет брошено в огонь и обнаружится враг ваш в пылающем пламени.

Дивная красота осенит мир отверженных и никакие бедствия не смогут поколебать веру в Знания Духовного Разума. Христа.

Река мира захлестнёт планету, и потоки Знаний обеспечат достойную человека жизнь, и Огонь творчества взметнёт на недосягаемую высоту интеллект человечества.

И славой Посвящённых наполнится лоно Земное. И эта правда утешит вас, ибо, прозрев, поймёте, что надо делать, чтобы стать хозяином и украшать своим пребыванием Землю, поскольку перед вами проявляется подлинная книга Спасителя. Сказываю вам, что отныне не соблазняйтесь драконом из «моря», ибо он от начала не устоял в правде. Он лжец и отец лжи и убийца младенцев. Вот его план, осуществлённый в Египетской земле: «В сию самую ночь я пройду по Земле Египта и уничтожу всякого первенца и весь скот. А вы, разрушители, народ мой, празднуйте день сей во все годы ваши, как вечное моё установление празднуйте его» и Это есть Пасхальный день. Человек, созидатель, ты запамятовал подлинное имя Творца. А ведь спасение твоё зависит от этой данности.

Не менее чем вера в будущую славу Своего народа, в её нравственное величие, в её всемирность научных Знаний, непоколебима должна быть вера в способность вашего интеллекта, ибо вы долго ждали своего часа. Верьте в свой разум! Земля Assia tero, ты многое переносила и имеешь терпение и для имени Моего трудилась и не изнемогала и не оставила первую любовь твою - Великие Знания. Ты не отреклась от веры Моей, и Знаю, что последние дела твои станут больше первых, а потому побеждающему дам вкушать от древа жизни, и дам власть над неисчерпаемым источником чистой энергии, не загрязняющей среды обитания.

И вот вопрос: Кто из вас знает, что Христос мог совершать многочасовые и многодневные переходы? Его натренированное, мускулистое тело принадлежало к мощному роду Русс Аков Белой Орды.

И этому имеется множество свидетельств как в самой Библии, так и в записях цейлонских и тибетских монастырей, и ещё в мистическом учении сюгендо.

И когда опираются на пророка Исаю по поводу внешности Христа, то подобный фарс выглядит не иначе, как шарлатанство, ибо видение Исайи в разуме его проявлялось за более чем 800 лет до появления Христа.

И как в откровении святого Иоанна Богослова в третью основную часть серии из шести предметов, персонажей, явлений, которых по мнению Эрдмана всегда должно быть по семь и, исходя из такого понимания, в откровение было втиснуто множество позднейших вставных текстов, к примеру: семь труб (8:12 - 11:19), семь печатей (4:1 - 8:1), семь персонажей (12:1 - 14:20), семь чаш (15:1 - 16:21), семь язв (17:1 -20:15), семь новых явлений (21:1 - 22:21), израильский остаток (7:1 - 17), ангел с книгой (10:1 - 11:14), агнец (14:1 - 13), брань Армагеддона (16:13 - 16), четыре аллилуйя (19:1 - 6); так и глава 53:1 - 12 исайя «жертва раб иеговы - Христос» является вымыслом, вставленным спустя сотни лет после Р.Х. В 385 г. соответственно у матфея - еврея Левия вставлена - отрасль Давида; у марка (племянника Варнавы, от которого и проистекало христианство из Антиохии) — это раб мой отрасль; у луки, еврея из Антиохии — Муж имя Ему отрасль; у иоанна — отрасль Господа, ибо согласно тех же текстов библии видно, что родословие Христа фальсифицировано.

Это ясно из того, что Тха М Асс (Христос) никогда не являлся потомком Авраама.

И поскольку душа пророка Исайи не утихает от навязанного от его имени до предела , искажённого образа Христа, как слюнявого хлюпика, то нам ничего не остаётся делать, как только сравнить Его с подлинным Его образом, а потому обратимся к свидетельствам тибетского монастыря. Вот вам отрывочные сведения и те люди...

...и когда поколеблется место краниево...

...тогда скажут: «Сошедший с небес есть пророк и из того места, откуда был родом первосвященник, царь Салим...

Но ...наступит Заря и я вновь скажу вам люди: «Я призываю вас к созиданию и к познанию истин Вселенной, к Великим Знаниям.

...на ваш вопрос: кто Я? Истинно, истинно говорю от начала Сущий и свидетельствует об этом вся Вселенная.

...Я сошёл с небес в славе Создателя, на внешней стороне которой горели Знаки предков Рода Небесного: Льва, Тельца, Кентавра и Орла...

... Вы переселенцы и поселенцы на Земле и изошли из того же лона, что и я...

... разделитесь с невежеством и распахните душу свою навстречу созиданию и получите, как и Я получил, мощь животворной, животворящей силы... И вот слава Небес = 37, и свидетели сему - три брата востока: Каспар - властелин арабов; Мелкон – правитель Персии; Валтасар - кнэсс Индии, мудрецы которые проследили весь путь моей звезды, когда она проходила между апостолами знака Ра и нависла над местом земли Гуль Ал Лей, где в то время совершалась тайна созвездия небесной Девы, хотя лоно Моего исхода Асс Гард...

...Свидетелями сего являются также Рим, Сирия, передняя Ассия, жители Артаксата Армении, потому что слава Создателя Моей Звезды, озарённая сиянием, приближалась к Земле, ласкала всех, высыпавших на пороги своих домов любоваться ею, когда почитатели Звёзд и Огня, вожди и жрецы Ассов выплеснули навстречу мне мысль восторга, приветствовавшую меня: «Приветствуем тебя Сар Саркула Асс Гарта (Царь царей города небесных скакунов), бог из богов наших, и наших предков...

...И когда раскрылось колесо из колеса и из множества глаз заструился мягкий сияющий туман, и я вышел и коснулся лика Земли - не так далеко люди были от истины... Но это, надо полагать, часть мифов африканских догонов.

...И созвездие Девы через рыбу, взрастившее меня, изумилось, ибо перед ним твёрдо стоял на земле юный муж, статный телом, плечистый, с тяжёлыми волнами ниспадавших на плечи волос, с ясным ликом и пронзительными лазурными глазами, и пушистой тёмно-русой бородкой, по имени Иисус.

...Тогда сказали: «Видим, что Ты возвестишь людям всё... ибо от тебя исходит свет величавости...

Проследим образ Христа, вставленный в текст исайи библейских писаний «святыми» отцами, зная о том, что родословная Его фальсифицирована, следовательно, была цель для фальсификации, следовательно, была цель - описать образ - ничтожеством. Цель - умаление.

исаия гл. 53. Ибо Он взошёл перед Ним, как отпрыск и как росток из сухой Земли (т. е. из сухого лона); нет в Нём ни вида, ни величия; и мы не видели Его, (и это за более чем за 800 лет до Его рождения?) и не было в Нём вида, который привлекал бы нас к Нему.

Он был презрен и умалён перед людьми, муж скорбей и изведавший болезни, и мы отвращали от Него лице своё, Он был презираем, и мы ни во что ставили Его...

...наказание мира нашего было на Нём, и ранами Его мы - исцелились... (каково!)

...и господь яхве - иехова возложил на Него грехи всех нас (раньше фанатики Элефанта приносили тифону - хвосту и ядру кометы, прибывшей из туманности Аорта во времена Китайского императора Чжао, в жертвы девочек и мальчиков; позже двух козлов. Кометой этой, прибывшей в солнечную систему в 1570 г до Р.Х. была Венера).

Теперь же они перекладывают кровавую вину свою, как обычно, на своего Яхве за казнь Христа.

...Он истязуем был, но страдал добровольно (каково, а?!) и не открывал уст Своих; как овца веден был на заклание, и, как агнец, стригущим Его безгласен... (более унизительного невозможно что-либо придумать).

...Он не отверзал уст Своих...

Но дьяволу и зверю было угодно поразить (казнить) Его, и он предал Его мучению, потому что не сделал греха Христос и не было лжи в устах Его – признаётся автор текста.

И далее с насмешкой и издевательством продолжает:

«На подвиг души Своей Он будет смотреть с довольством через познание Его, Он Праведник, Раб Мой оправдает нас и грехи наши понесёт на Себе.

Возвеселитесь и распространите с сего момента потомство своё направо и налево, расширьте покровы своих шатров, не стесняйтесь и завладеете народами и населите опустошённые города Руссов.

Вот я, дьявол, творю губителя для истребления народов и всякий язык, который будет состязаться со мною на суде, будет обвинён.

И по причине умножения беззакония, во многих охладеет любовь, а потому я – автор данного повествования – повторяю вслед за Христом.

Итак, идите и несите Знания до края Земли, потому что в городах, там где обитала правда, теперь живут убийцы, да коррумпированные организованные преступники.

Болят глаза мои от вида несправедливости. Куда ни глянь всюду торчат беззакония. Истребятся люди до последнего в таком адском «раю» Земном.

В пустоте повиснут дела всех оставивших Знания.

Когда пробьют себе дорогу Знания, Асс Града Рус Аков в Синь Бири, то воспрянут духом все народы мира, ибо от истории этой зависит мир на Земле.

Потомки Рассы Великой и Рода Небесного спешите исполнить свой долг, ибо обрушится Святая Русь и рассядутся «её» святыни...

Народ Мой, ныне в твоём Отечестве вводят тебя в заблуждение и путь Правды заградили.

Гаевский дар обернулся ограблением народа и опустошением Земли вашей, и дети твои на войнах теперь, и неспособность мужчин позором лежит ныне на женском лоне, ибо мозги их окутываются дурманом наркотиков и оскверняется кровь.

Но вот восстанут от юго-востока двое и будут биться на стороне снежной страны Металла и проявится в ней красота и честь и Земля разрешится в красном поле рассветом Знаний Высшего Разума.

Тогда охвачены будете вы творческим духом Огня, и мысль станет весомой на чаше весов Мироустройства, и будут приглашены люди в его залы и апартаменты и узрят безподобную красоту их узоров на гобеленах Творца.

Народ Мой, вы облеклись в чуждые вам учения, вы оставили свои Земли, язык общения рода ушёл с вашими предками, вы отвергли также и Свет Знаний.

Тело ваше осталось совсем голым и ничто его не защищает и оно, лишённое связи с языком предков, медленно, но верно деградирует.

Стон и вопль, как в половодье, разливается по всей вашей Земле и нет в ней правосудия и рабство ломится в каждую дверь.

Неужели все вы ослепли и не видите как раскатала свои губища преисподняя и расширилось её чрево, готовое навечно упрятать в своё нутро вместе с народом и первичную культуру Земли вашей.

Слушайте чтобы знать, что контакты с человеком Света поднимают ваше просветление, увеличивают вашу жизненную силу (энергию), потому что на вас переходит моё осветление.

Ради высшей идеи постигайте Знания.

Идите к этому во спасение всех живых существ, которые останутся на изнемогающей планете, чтобы не познать вам пустоты и смерти.

Тот, Который несёт в Себе культуру Знаний в состоянии отвалить тяжёлую каменную плиту от входа в подсознание для извлечения того, что грудами навалено в нём от начала пребывания Человека на планете Земля; а прихватив с собой те ценности, спешите выйти оттуда в белых, как снег, одеждах и озарить мир Знаниями, блистающими Светом и Огнём их творческой силы.

Как вы теперь знаете, что «в промежутке времени в семь столетий до Христа, во дни пребывания философа индуса Капилы, туранца Зоро Асс Тора, русса по происхождению; мудреца Пифагора, живших на Земле в шестом столетии до Р.Х. и после Христа в течении трёх столетий, иметь учеников и быть Учителем и учить глубокой мудрости разрешалось только Посвящённым, достигшим возраста Мастера. Это положение неукоснительно соблюдалось как закон, начиная от Индии, Тибета, Цейлона и оканчивая Египтом, включая Персию, Сирию, Палестину и европейские страны. К этому следует добавить нижеследующую цитату с тем, чтобы пелена спала с глаз современника:

«И когда мы говорим также, что Слово, бывшее первым рождением Бога, было сотворено без плотского союза, и что Он, Христос, Наш Учитель был распят и умер, и восстал вновь, и вознёсся на небеса, мы не говорим ничего отличного от того, во что вы верите, почитая сыновей Юпитера.

И если мы утверждаем, что Слово Божие было рождено Богом в необычной манере, отличной от обычного порождения, пусть это будет, как уже говорилось не такой уж для вас неожиданной вещью, для вас, говорящих, что Меркурий есть ангельское Слово Бога. Но если кто-либо возражает, что Он-де был распят, то и тут Он в таком же положении, как и страдавшие сыновья Юпитера».

О том, что Христос посещал Индию говорят не только монеты, выбитые в его честь в первом веке, сохранённые в частных коллекциях нумизматов, но и Его последователи там.

Монахам Тибета, было известно в конце первого века о фальсификации родословной Христа. Нет никаких оснований им не доверять, поскольку до 1995 года об этом факте миру не было известно ничего.

Эффект от этих сведений для наиболее консервативных членов христианской веры становится катастрофическим, ибо эти сведения свидетельствуют о том, что Христос был посвящён в Мистерии любви Ассиатов, в святая святых в вопросы Мироустройства, научно обоснованные и, если выражаться современным языком, далеко продвинутые за грань ядер в микромире физически проявленной и непроявленной материи, за грань квантов электромагнитных излучений и лептонных потоков, за грань областей плазмы в состояние неосязаемой материи единого Сверхгигантского Кода Знаний, в которой не действуют физические законы проявленной материи, в область единого энерго-информационного поля событий настоящего, прошлого и будущего, ибо Истинное Посвящение в Мистерии Челла Асс Аков – это не вхождение в какое-либо тайное общество или сверхгигантский орден, а проникновение в Сознание Я энергетического блока центральной нервной системы Человека, как уже говорилось, в ритм психической Энергии Создателя.

И если Христос стал в сознании Человечества Богом, как до него стал Богом Пифагор, то это высокое звание они заслужили как то, что несли недюжинные Знания людям.

Но когда им вменяется иное понятие бога - воплощённого как это торжественно заявляли церковные соборы, тогда возникает вопрос: «Почему Он упоминается в Новом Завете, как взывающий к Богу по приказу «Мелхизедека высокий священник»?

Из библии 1599 г. Авраам потомок Сима. В которой сказано: «И сказал Всевышний, Я избрал Авраама для того, чтобы заповедал он сынам своим и дому своему после себя творить правду. А в нарушение клятвы, да распространится Иафет и да вселится он в шатрах Симовых».

Авраам признавал Всевышнего за самого высокого бога, выше всех остальных богов, поскольку Всевышний распределил землю между народами до исхода евреев из Египта и называл Его Эль Эль Оном как и Челла Асс Аки.

А то, что стало с Русью, так это плод дьявола из откровения Иоанна Богослова, и Зверя, постановления которого и претворяются ныне в жизнь: «Во всех городах этого народа не оставляй в живых ни одной души» (втор, гл. 20:16).

Славяне, и вы руссы, вам понятно с чем и с кем вы имеете дело?!

Вместе с этим вы должны знать, что центральным проводником древа жизни всех народов всегда и везде являлось, является и будет являться - АСС и Я.

См. библию 1599 г. - генеалогическое древо человечества 2+1+1+1+4 = (9)

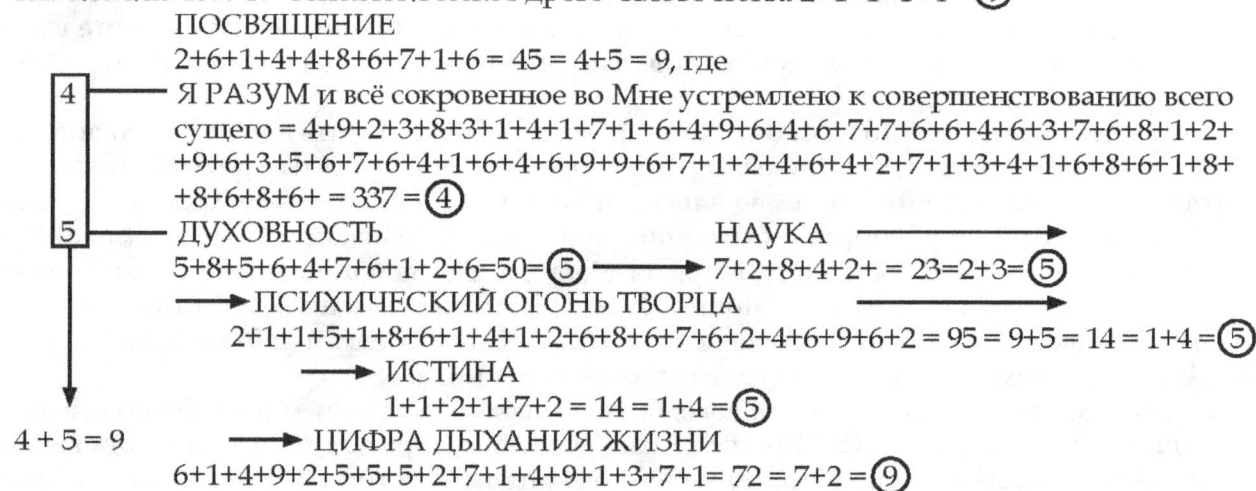

ПОСВЯЩЕНИЕ
2+6+1+4+4+8+6+7+1+6 = 45 = 4+5 = 9, где

[4] → Я РАЗУМ и всё сокровенное во Мне устремлено к совершенствованию всего сущего = 4+9+2+3+8+3+1+4+1+7+1+6+4+9+6+4+6+7+7+6+6+4+6+3+7+6+8+1+2+ +9+6+3+5+6+7+6+4+1+6+4+6+9+9+6+7+1+2+4+6+4+2+7+1+3+4+1+6+8+6+1+8+ +8+6+8+6+ = 337 = (4)

[5] → ДУХОВНОСТЬ   НАУКА →
5+8+5+6+4+7+6+1+2+6=50=(5) → 7+2+8+4+2+ = 23=2+3=(5)

→ ПСИХИЧЕСКИЙ ОГОНЬ ТВОРЦА →
2+1+1+5+1+8+6+1+4+1+2+6+8+6+7+6+2+4+6+9+6+2 = 95 = 9+5 = 14 = 1+4 =(5)

→ ИСТИНА
1+1+2+1+7+2 = 14 = 1+4 =(5)

4 + 5 = 9   → ЦИФРА ДЫХАНИЯ ЖИЗНИ
6+1+4+9+2+5+5+5+2+7+1+4+9+1+3+7+1= 72 = 7+2 =(9)

Челла Асс Аки всегда знали, что истинной поддержкой Дома Славы Создателя являлся безсмертный и нетленный интеллект бакши характерников, которых в целях конспирации называли деревьями Откровения, и чьи листья (Знания) использовались для исцеления (обучения) народов.

Те, кто занимался изучением жизни Христа должны знать, что, помимо замены многих текстов нового завета и вставок собственного словоблудия, авторы евангелий втиснули в них жизнь и деятельность Иешуа из Назарета, не имеющего ничего общего с истинным сыном Мириам, - Тха М Ассом, названным Иисусом Христом.

Рождение Иешуа совпало с Римским правлением и царством Ирода и народ был готов принять «отрасль» от корня Иесеева и представлял его не иначе как новым Маккевеем а то и Давидом или даже Соломоном.

Ессеи - это сирийская секта, благочестивых мужчин и женщин, о которых историки говорят, что они жили праведной жизнью; что они полностью привержены возделыванию земли.

Иешуа будучи ребёнком ломал всё, что попадало под руки и став взрослым, пытался реконструировать религиозные системы своего времени, претерпел муки и погиб в неизвестности.

Его названный брат Тха М Ассия, из Асс Гарда (г. Асс Ассии по картам библии) из благородного семейства Тор Тагаев, был оторван от груди родной матери Мириам, воспитывался у Марии до 12 лет, а в младенчестве провёл несколько месяцев у Марии Магдалины. Утверждение, что Тха М Асс (Христос) родился в Вифлееме, не имеет под собой никакого основания и входит в цикл позднейших легенд.

А вот факт того, что он с малолетства был определён в пророки, т. е. в Назореи соответствует истине, поскольку и жертвенность его была предопределена от начала слугами зверя.

Вот и святое благовествование от левия (матфея) начинается ложью о родословии Христа: гл. 1:13. Зоровавель родил Авиуда; Авиуд родил Елиакама; Елиаким родил Азора;

14. Азор родил Садока; Садок родил Ахима; Ахим родил Елиуда

15. Елиуд родил Елеазара; Елеазар родил Матфана; Матфан родил Иакова;

16.Иаков родил Иосифа, мужа Марии, от которой родился Иисус, называемый Христос. Проверим так ли это по ветхому завету, поскольку он был раньше нового завета.

Сыновья Зоровавеля: Мешуллам, Ханания, Хашува, Огел, Берегхия, Хасадия, Иушав-Хесед. И нет среди них Авиуда. Может это не тот Зоровавель?

Да нет, именно тот, одно и то же лицо, поскольку там и там предки их одинаковы.

Позднее легенда, стремившаяся доказать сверхъестественное происхождение Христа, набросила на его рождение своё покрывало. Вот что об этом сказал Эмпедокл за 500 лет до Р.Х.:

«Для души, сходящей с неба, рождение есть смерть. Как бы божествен не был дух, раз он воплотился, он должен потерять на время всякое воспоминание о своём прошлом, раз колесо телесной жизни захватило его, развитие (совершенствование) его Земного сознания совершается по законам того мира, в котором он воплотился, из-за воздействия на него элементов проявленной материи».

Он вынужден подчиняться этому воздействию тем сильнее, чем выше его происхождение, поскольку в земном мире действуют иные земные законы. И ему, чтобы восстановить все свои небесные свойства и познать свою высокую миссию, потребуется гораздо больше усилий и могучее тело, чем тем, которые воплощаются в ничем не примечательных людей.

Христос рос в динамике разорванных человеческих отношений. Его первые впечатления протекали на фоне скрытой борьбы и противоречий утопавшей в зелени долине среди скал.

Там в этой чудесной долине, лишённый истинной материнской ласки Он изучал писание дьявола.

С самого начала Его жизни перед Его глазами разворачивалась драма сделки со своей совестью окружающих Его фарисеев, книжников, торговавших чем не прийдётся в залах храмов.

В праздники, торжественно справляемые старшими в воспоминание веков, читались письма изречений:

«И отдал Авраам свою красавицу жену в ложе фараона, чтобы ему было хорошо» (бытие, гл. 12:11-19).

«Итак напоим отца нашего вином и переспим с ним сговорились дочери и выполнили задуманное».

«И сделались обе дочери беременными от отца своего» (бытие, гл.19:32-38).

«И вот три мужа стояли у дубравы Мамре, один из которых сделал Сарре сына, она зачала и родила на счастье Аврааму потомка, от которого и пошло распространяться племя по

Земле и Авраам здесь непричём» (бытие, гл. 21:1-2. гл. 18:2).

«И вот устроил Авраам жертвенник, разложил дрова, и, связав «сына» своего, положил его на жертвенник поверх дров, для всесожжения и взял нож, чтобы заколоть сына «своего». (бытие, гл. 22:6-10) и т.д., и т.п.

Вот какие «священные» истории формировали нравственные устои Христа при семи свечах в подсвечнике.

«Детская душа Его при этом чувствовала присутствие Вечного не только в усеянных звёздами небесах, но и в этом семисвечнике, и в речах Иосифа, отражавших славу Яхве». Писал Э. Шюре.

Ребёнок не по возрасту развитый задумчиво задавал вопросы старику Иосифу, но никогда не получал ответа. Старик молчал. Он знал для чего готовили Христа.

Среди сверстников ребёнок держался спокойно и уверенно, сознавая свою силу. К 12 годам Он обладал могучей диалектикой и вступал в полемику с книжниками и фарисеями, изгоняя торгашей из храмов.

Ему приходилось вступать в споры и с руссами, населявшими край, познавать их мировоззрение и ознакамливаться с их миропониманием. Он знал уже, что их Бог, которого звали Эль Эль Оном, самый высокий Бог среди всех Богов. Это Его интриговало и особенно то, почему народ, к которому Он причислен, признавая Вышнего Эль Эль Она, всё-таки поклоняется не Ему. По натуре справедливый с детства и добрый нравом, как и все окружавшие Его руссы, Он не мог согласиться с тем, что дом руссов называли гоями и язычниками. Эти «язычники» почему-то любили Его и часто дарили Ему игрушки на зависть Иешуа.

Он отчуждённо взирал на законников, рассуждающих о нравственной чистоте, потому что у руссов было всё не так как учили библейские отцы Ветхого Завета.

Ярость и негодование охватывали Его, когда Его богатое воображение рисовало картину убийства маленького Исаака его названным отцом Авраамом. Он слышал истошный вопль мальчика и видел воочию разгоравшийся костёр и пылающего в нём ребёнка, с обезумевшими от ужаса глазами, так до конца и не осознавшим жестокость «предка».

Долго не мог прийти в себя маленький Тха М Асс от подобных навязчивых видений, пока, наконец, Его разумение не осенило оба вопроса, не дававшего Ему покоя: Зачем? И Почему?

И Он понял всё.

Ему стало жутко и тягостно от этого понимания. И в какой-то момент Он весь превратился в сгусток протеста.

И Он услышал сначала из далека, а потом ближе и ближе раздирающее душу: - Так нельзя жить!

Куда же смотрят пустынники горы Кармель и Мёртвого моря, эти мудрые Ессеи? - подумалось Ему. Но сознание Его уже затуманивалось, но всё-таки выдержало неимоверное напряжение кипевшего разумения подростка.

Тха М Ассу вместе со взрослыми приходилось посещать и прибрежные города с храмами гоев и слышать музыку и пение в них жриц Асс Тарты (К'Ар Таны – богини справедливости).

Это пение освещало Его внутренний мир высшей истиной. И через этот изначальный исток он читал мысли и видел души людей.

И когда Его сердце, упоённое умиротворением, освещалось неземным Светом, Ему казалось в такие минуты, что всё его существо растворяется в лоне Небесного Отца.

Это всегда оборачивалось в Нём непоколебимой уверенностью в более достойную Человека жизнь, что придавало Ему ещё большие жизненные силы.

Сознание того, что Он не одинок во Вселенной оттачивало Его мысль, воспламеняло Его ум и Слово Его приобретало блеск сверкавшего огненного меча, и позднее, на Тибете, отполированного, благодаря Посвящению и долгой восемнадцатилетней внутренней работе просветлённого Разума. Слово Его стало поражать наповал, обличая ложь и насилие.

Глядя на человеческие страдания Его душа наполнялась смертельной тоской. Из глубин Его сердца вырывалось отчаяние: «Явись! Чтоб человеку ясно стало, что мир менять давно пора настала. Святынь у нас полно! Но не пристало ль, невежество спровадить с пьедестала? Тысячелетие и не одно назад светилось мудростью теченье, всё человеческое увлекая в ад, но где ты настоящее Ученье. Явись коль буйствует война, война учений меж собою, насильем, лживостью она позора ветхости не смоет. Я побеждаю, и победить смогу. Я расшатаю мрак. И люди скажут: Воздвигнем же святой курган Ему, а Он в безсмертье нам тропу укажет».

Знания, к которым стремился Христос, уже тогда, ещё в те времена, когда ещё только зарождался ветхий завет библии уже находились у Челла Асс Аков, доиндоевропейского населения Ин Дос Тана, (побратима иньского края) Тибета и на Ти Бете (лице Вселенной).

Эти Знания о наивысшей силе Разума, объемлющего и пронизывающего Форму Реальности Мира - Устройство по Закону Справедливости, по которому Создатель избирает лишь тех, кто следует этому Закону.

Гармония в лице землян пробивает себе дорогу лишь там, где гармонично воссоединяется воля Творца и Человека.

Во времена 6-го года правления Архелая по Р.Х. и фарисея Садока, признававшего только власть Творца, Христос всё ещё пас овец по горным склонам чудесной долины. По этой причине Он не посещал школу как Его сверстники. От Иосифа Он перенял дело плотника и каменщика, и после смерти названного «Отца» зарабатывал на жизнь самостоятельным трудом.

Как же тяжко.

Безысходность парализует конечности. Умирать, когда тебе лишь 33. Для многих это еще 33, для меня, уже 33. И дальше - смерть плоти и безсмертие духа. Выдержу ли я завтрашнюю пытку? Должен выдержать, ибо от этого зависит будущее. Будущее страшное, но дающее надежду, пусть призрачную, иллюзорную, но иначе не останется и этого. Но моё Дело Достойно и стоит подобного риска. Господи! Человек, призывающий освободиться от рабства внутри себя, сам будет распят как раб. Под насмешки и улюлюканье злобной толпы. Рабы! Рабы! Ибо я пришел дать Вам волю! Свободу выбора. Между Добром и Злом. И вы отвергли меня! Вы предали меня! Но ужасный «конец» одного лучше, чем ужас без конца для всех. Но будущее не зависит от вас, оно зависит от меня. И завтрашний день предопределит судьбы человечества на ближайшие две тысячи лет, пока не придут Траши (Иоанн, на исходе жизни ты напишешь свое откровение. Будучи стариком ты зашифруешь библейскую «истину» в Ак Ассу. Владея тайным языком Тан А Иима ты напишешь послание для Траши. Будучи в изгнании на острове Патмос, ты решишся на разговор с Богом. Подключишься к информационному полю Вселенной, но выйдешь в ноосферу человеческую - засорённую убийствами, преграждающую дорогу к божественной правде. И ты не избежишь искушения. Выдашь полученное за откровение Господне. Твой «Апокалипсис» будет ложно трактуем людьми. Ты увидел настоящее. Это не трудно. Ты прочел его и выдал в своем повествовании за будущее. Ты обозначишь свою связь со мной через седьмую небесную сферу, а следовало бы обозначить её через лик Вселенной - Ти Бет.

Ты напишешь: «Иоанн, семи церквям, находящимся в Ассии: благодать вам и мир от того, который есть, и был, и грядет, и от семи духов, находящихся перед престолом его, и от Иисуса Христа, который есть свидетель верный, первенец из мертвых и владыка царей земных...» НО я то не мёртв. Кому ты посылаешь свое видение? Ассам, которые на протяжении сотен лет уже поклоняются К'Ар Тане - богине справедливости? Ассам, - правителями которых были Мелхсаадак, Один, Тагай, - мой родной отец и другие, мудрейшие из смертных. Ассам, чьи знания о нравственности, справедливости, истории, мироздании, работе человеческой психики и так далее, выше чем знания всех народов мира вместе взятых, так как получены от предков - атлантов, а теми непосредственно, от Творца.

Именно этот народ в 68 году н. э., первым примет мое учение, еще не подверженное фальсификации и обрезанию. Ибо мое учение добра и света, полностью совпадает с учением К' Ар Таны - справедливости. А потому-то жители Ассии отвергнут тебя, Иоанн. Отвергнут и Павла, ибо большего вреда моим знаниям никто не сумеет принести. И какое право имел ты, Иоанн - говорить от моего имени? Кто тебя уполномочил на это? Ты, низвел меня до уровня бродячего фокусника, передающего привет от тети Хаи с Большого Бодуна. Неужели это и есть твое понимание проявления божественной сущности?

А как ты, безумный старик, опишешь меня, якобы явившегося к тебе? Где ты видел меня в таком виде? И чем я тогда отличаюсь от Дьявола? Ответь, Иоанн?

Вот мое описание тобой: «И я взглянул, и, вот, посреди престола и четырех животных и посреди старцев стоял Агнец как бы закланный, имеющий семь рогов и семь очей, который суть семь духов божьих, посланных во всю землю».

А вот твое же описание Дьявола: «И стал я на песке морском, и увидел выходящего из моря зверя с семью головами и десятью рогами: на рогах его было десять диадем, а на головах его имена богохульные».

И после этого, ты, Иоанн, претендуешь на истину? Сдохнув, как собака, всеми забытый на острове, ты так и не узришь истины Божественного наказания. Ибо, зачастую, именно через наказание и достигается прощение. Но ты даже этого, элементарного, Иоанн, так и не поймешь, — сделает вывод Трощей, который и провозгласит в 2006 Году: «Я Трощей = 4+2+9+6+8+6+2 = 37 упраздняю, как Созидатель = 1+6+3+1+5+2+2+6+5+6 = 37   обе части Библейских текстов зверя Яхве и заменяю их Выводом Разума Человека - Царствие божиие это жизнь по совести, Которое и будет Установлено на планете Земля в Солнечной системе !

        Свободы сеятель пустынный
        Я вышел рано, до звезды;
        Рукою чистой и безвинной
        В порабощенные бразды
        Бросал живительное семя –
        Но потерял я только время,
        Благие мысли и труды...
        Паситесь мирные народы!
        Вас не разбудит чести клич.
        К чему стадам дары свободы:
        Их должно резать или стричь.
        Наследство их из рода в роды
        Ярмо с гремушками да бич.

        А. С. Пушкин

Глава III

Друзья мои! Враги мои! В эту последнюю ночь, такую длинную и такую короткую, я с горечью должен признать, признать страшную истину, которую я всё время пытался гнать от себя, дабы не преумножать печаль в сердце, Истину, бьющую по нервным окончаниям и от этого становящуюся ещё страшнее.

Истину, заключающуюся в том, что у меня нет ни тех, ни других. Ни друзей, ни врагов. Инкогнито не в счет. Он - истинный друг для меня и враг для вас, для бога оказался вне категорий.

У меня нет друзей, ибо я один. И сегодня в этой камере, и завтра понесу свой крест в окружении палачей и преступников. Друзья. Если бы вы были, то не было бы мучительного завтра. А если бы и случилось, с фатальностью рока, то завтра я был бы не один. Но... у меня нет друзей.

Друг есть у вас. Друг, который всегда готов прийти на помощь. В чем бы она ни заключалась. Даже сейчас, после неоднократного предательства у вас есть такой друг. Но его нет у меня. Кого из вас я могу назвать таковым? Петр, Иоанн, Фома, Варфоломей, другие? Кого?

У меня нет врагов. Меня ненавидят, меня презирают, на меня клевещут, называют врагом. За что? Что плохого я сделал этим людям? Анна, Каиафа, вы с пеной у рта орали на меня, пытаясь обвинить во всех смертных грехах. Вы прибегли к подлости, лжи, насилию только лишь для того, чтобы я отрекся, стал таким, как вы, признал собственное ничтожество перед мнением толпы. Гласом народа, как вы любите это называть.

Вы кричали: «...окружающие не понимают тебя, они ненавидят тебя, они презирают тебя!» Забыв при этом упомянуть, что так думают окружающие вас. Холуи и человеконенавистники, для которых социальный статус человека важнее его самого. «Какое ты имеешь право, нищий сын плотника, учить нас жить? Если ты такой умный, то почему такой бедный? Мы ненавидим тебя, вместе с твоими химерами. Что ты можешь дать нам, если не можешь прокормить самого себя? Мы верили тебе, мы встречали тебя с цветами и пальмовыми ветвями! Мы называли тебя царем! И что же? Где царствие твое? Где золото, парча, наложницы? Где? Где? Где?

Почему, ты даже не сменил льняную хламиду на шелковые одеяния? Почему не раздавал должности своим апостолам? Ведь они тебя об этом просили. Почему? Почему? Почему? Почему ты не казнил, заставляя уважать себя? Мы разочаровались в тебе! Какой ты царь? Ты - СУМАСШЕДШИЙ плотник, возомнивший себя мессией! Нам стыдно за то, что признали тебя. Нам стыдно, что мы призвали тебя! Над нами смеется вся Иудея! А завтра будет смеяться вся Римская империя, но этого не будет! Завтра мы казним тебя. Распнем как раба, каковым ты и являешься на самом деле. Смоем позор наших заблуждений кровью! Твоей кровью, раб!».

Так вы кричали, и толпа вторила вам: «Распять его! Распять!». Вы увидели во мне врага и приговорили. Но вы так и не поняли того, что я говорил вам, вы даже не попытались этого сделать, ибо общественное мнение для вас важнее голоса совести. Ибо совестью можно пренебречь, а мнением толпы ни-ни, а то и тебя признают СУМАСШЕДШИМ. И распнут, на потеху черни.

Вы не захотели меня понять. Понять того, что я вас врагами не считаю. И если вы считаете меня своим врагом, то враги есть у вас, но не у меня. Для меня, вы заблудшие души, скитающиеся во мгле и не видящие света. Бедные, несчастные люди. По-своему добрые, но не видящие и не желающие видеть дальше собственного носа. Ибо я не отнимал у вас пищу мирскую, но хотел еще дать пищу духовную. А она оказалась ядом. Ваши сердца оказались отравлены, а души умерщвлены. Потому-то я и подставил вам обе щеки. Ведь все равно ударите. Больно, с размахом, до крови.

И ваша ненависть - всего лишь бессилие. Бессилие - сломить меня, сломить силой дух и разум. Да, у меня нет друзей, и поэтому я слаб как человек. Но у меня нет врагов - и поэтому я силен как человек! Как сын Божий!

Громадным усилием воли Иисус встал, прошелся по камере. Прислонил голову, раскалывающуюся от головной боли, к прохладной стене. Частое, прерывистое дыхание выдавало его нервное состояние. Стон отчаяния вырвался из изможденной груди!

Боже мой! Как хочется снова увидеть Небо. Прижаться головой к зелёной траве, высказать в её бархатное лоно всю горечь, всю обиду, выплеснуть все, что творится в душе. Ощутить её ласковое прикосновение к щекам. Так обычно меня в детстве ласкала мама, когда я прибегал жаловаться на обиды соседских мальчишек. Мама. Магдалина, ты так похожа на нее. Именно у матушки ты взяла эту привычку.

Длинными вечерами, когда я приходил весь разбитый, с оголенными нервами, раздраженный непониманием толпы, её насмешками, скотским поведением, ты так успокаивала меня. Мать моя! Ты так и не осмелилась сказать, что так боишься за меня. Ты понимала меня. Или делала вид, что понимала. Как любящая сына женщина сохраняла теплоту наших отношений. Как я благодарен тебе за это. И Тебе Мария Магдалина.

Мария. Тебя даже зовут так, как мою маму. Как бы я хотел изменить предопределение. Изменить к лучшему судьбу человечества без этого ужасного Завтра. Как бы я хотел оказаться сейчас рядом с тобой, Магдалина. Я увидел твое будущее во время медитации.

Да, увидел. Но лучше бы его не видеть. Ибо будет оно горьким. Но вот потомки, воистину станут великими. И положат начало славнейшей королевской династии. Так будет.

Господи! Как бы я хотел иметь собственное гнездо на окраине Иерусалима или Назарета. По утрам видеть твое улыбающееся лицо. Осыпать быстролётными поцелуями твои глаза, щеки, губы. Слышать агуканье сына в подвешенной к потолку люльке, улыбаться восходящему солнцу, вознося гимн Творцу, затем заниматься плотницким ремеслом.

Как бы я хотел жить простой, человеческой жизнью, с её радостями и печалями. Как бы хотел! Но не для этого я пришел в этот мир!

Там, в Гефсиманском саду у горы Елионской, когда мои ученики спали, я прозрел. И увидел будущее свое предназначение. Именно тогда и произошло Преображение мое. В последствии, люди, называющие себя моими последователями и рабами ложно истолкуют его. Они начнут талдычить друг другу и окружающим, что произошло мое внешнее преображение. Опираясь при этом на «авторитет» свидетелей этого. Хотя эти, так называемые, свидетели, спали и не видели ничего. Вот именно, они безбожно дрыхли. Они сами этого отрицать не будут. Но все равно с гордостью будут говорить - мы свидетели. Глупцы! На самом деле произошло мое внутреннее преображение. Я стал на ступеньку выше. Понял Божественную истину. Глобальный замысел Творца. Из моего преображения в преображение человечества. Долгое и мучительное. Но, все-таки преображение. Я понял ту функцию, которую должен выполнить, став в умах миллионов из человека - богочеловеком, а затем и Богом. Каковым я никогда не являлся. Но моя мифологизация даст миру не только великих злодеев, но и великих праведников. И божественный парадокс заключается в том, что и те, и другие, одни кнутом, другие словом, будут гнать стадо человеческое в царство Божье. В царство мира, добра и справедливости, основанное на знаниях. Ибо, увидев великую кровь, человечество ужаснется и сделает шаг к свету. Ибо, услышав мудрое наставление, человечество устыдится и тоже сделает шаг к свету. А главное, и в том, и в другом случае оно задумается. Так предопределено.

Мария подруга моя! У нас только познавший любовь человеческую может говорить о любви божественной. Только вкусив горечь неволи, поймешь сладость свободы. Но я ни о чем не жалею. Ни в чем не каюсь. И тому свидетельством является моё служение. Мария Магдалина.

Я встретил тебя случайно. В маленькой деревушке Магдала, расположенной недалеко от Генисаретского озера, когда брел с немногими спутниками, всеми гонимыми из Назарета в Иерусалим. Мы остановились на ночлег в доме твоей матери. Те несколько дней, что мы провели в Магдале, стали одними из самых счастливых. Днем мы помогали по хозяйству, а вечером, за легкой непринужденной беседой коротали время. Гуляя вдвоем по теплому береговому песку, вдыхая непередаваемый аромат распустившихся олеандров, любуясь раскинувшимся на воде покрывалом, сплетенным из водяных лилий и лотосов, думал ли я тогда, что вскоре ты станешь одним из самых дорогих мне людей? Именно в один из таких вечеров в оливковой роще под аккомпанемент цикад я признался тебе Право Прелестное создание, доброе, в чем-то наивное, ты ответила мне целомудренным поцелуем, и, полюбила так, как может полюбить юная, чистая душа. С этого времени мы почти не расставались. Я рисовал перед тобой мир будущего, прекрасного будущего, как мы оба тогда думали, рассказывал притчи, а ты слушала меня, затаив дыхание. Если бы я знал в то время, каким жестоким для нас окажется это будущее. Стал бы я тогда подвергать тебя такому испытанию?

Через некоторое время, я увлёк тебя в мир будущего. Марфа, мать твоя, несмотря на переживание за судьбу дочери, не стала препятствовать нашему счастью. И вскоре мы отправились в путь. Сколько обидных слов, впоследствии, ты услышишь о себе, сколько словесных помоев выльют на твою бедную голову. Ведь, получив благословение твоей матери, мы так и не обвенчались в храме, что послужило формальным поводом называть тебя блудницей. Даже ученики упрекали меня, понося тебя всяческими непотребными словесами. И даже преуспели в этом. Всячески выпячивая себя, хвастая друг перед другом и передо мной, выставляя себя в лучшем свете, они порочили тебя, одного из самых близких мне людей. Как потом будут порочить Инкогнито. Они думали, что раскрывают мне глаза, а на самом деле доставляли своим поведением лишь огорчение. Они так ничего и не поняли. Не поняли того, что человек живёт по любви. А, значит, что их союз не перед церковью, не перед людьми, а, перед Богом. Ибо мы дети его. И он любит нас и благословляет любовь нашу. На вечные времена. Ибо сказано: «Плодитесь и размножайтесь в любви своей!»

> Коль охвачу умом
> Премудрость мирозданья
> Великий тайный смысл
> Небесной правоты.
> Копаясь в тайниках
> Людского подсознанья
> И с Господом самим
> Хотел бы быть на ты.
> Мы так близки,
> Едины, плоть от плоти.
> Аз есмь ведь божий сын,
> Как каждый человек.
> Отнюдь не раб, а сын!
> Не откажи в заботе,
> Как любящий отец,
> Отец, не господин!
> Дай разумом понять,
> Осмыслить и усвоить,
> Где спрятан корень зла
> Трагедии людской,
> И как по правоте
> Божественной устроить,
> Чтоб в душах возродить
> Мир радость и покой.
> Взываю вновь и вновь
> Небесный покровитель!
> Тебе лишь ведом смысл
> Людского бытия.
> Ведь был уже один
> Посланец - искупитель,
> Но в рабстве темных сил
> Все кружится земля.
> Как прежде и теперь
> Проходит век за веком,
> Подай хотя бы знак
> Небесной правоты.
> И каждому дай шанс
> Остаться Человеком,
> Не доводи всех нас
> До гибельной черты.

Так он думал. И было горько ему. Ибо поругана будет любовь его. Злоязычие близких во сто крат горше наветов дальних. О боже, Отец мой, Всевышний! Как я смогу защитить весь мир, если не сумел даже защитить брата своего? Магдалина вынуждена будет скитаться из страны в страну, из города в город, пока не упокоится в лесных дебрях Южной Галлии. В болотистой местности неподалеку от захудалого городишки Лютеция. Мать, всеми забытая и покинутая, в далекой Индии. И я, узник, зная это, ничем не могу им помочь. Как тяжко, Господи! Горе мне! Ведь я просил избавить меня от креста сего! Ведь не так страшен крестный путь внешний, страшен внутренний. Смогу ли я до конца пройти его и остаться сыном Божьим - человеком? Ведь пройдут тысячи лет. Сменятся сотни поколений, а люди лишь на йоту приблизятся к царствию твоему. И ради этой йоты, я, медленно, но уверенно приближаю свое земное существование к концу.

Но я не хочу этого! Но я ничего не могу сделать с этим, ибо путь мой предопределен до рождения. А потому я выполню своё предназначение! Исчислено, взвешено, разделено. И это и обо мне тоже. Господи! Ведь будут и после меня праведники. И понесут они факел Знания о Добре, Благе, Любви и Справедливости. И будет их путь тяжел, а хлеб горек. И будет этот факел в груди, ибо он есть душа человеческая. И будет он жечь изнутри бренное тело. И не будет покоя праведникам. И будут они дарить частицы огня небесного людям, а те будут бежать от них. И будут они тушить огонь сей. Ибо светел он и горяч. И блуждающие в ночи будут бояться дня. И будут они тянуть во мрак души неокрепшие. И слепые будут бояться прозреть, ибо другой мир тогда откроется перед ними. А они привыкли к этому. Несчастные люди! Слепы не ваши глаза, слепы ваши души! Вы закрыли их для добра, но открыли для наживы. А это не одно и тоже. Вы оживляете плоть, но калечите души. Тело лечите, а души калечите. Ибо их лечить, нигде не обучают. Почему вы, зрячие от рождения, слепнете с возрастом? Ведь должно быть наоборот? Горе вам! Слепцы! Вы не понимаете, что огонь, струящийся из божественного факела, не жжет, а обогревает, не слепит, а светит. Научитесь им лишь пользоваться.

Но нужен ли он вам? Почему вы его так боитесь? Кто из вас выбил чашу с цикутой из рук приговоренного Сократа? Кто из вас поднял фонарь, выпавший из усталой руки Диогена? Кто из вас вступился за тираноборца Прометея? Наконец, кто из вас свидетельствовал на суде синедриона в мою пользу? Кто из вас вступился за меня? Кто из вас?

Да, придут новые пророки и новые праведники. И понесут свой крест, может быть, не менее тяжкий. Грядут и для них годы тяжелых испытаний. Я это понимаю. Но почему, Господи, тогда так тяжело? Может оттого, что я первый? Но почему именно я, Господи? И почему тогда я должен умереть как раб? Почему они, люди, даже в смерти хотят меня низвести до себя? Что им это дает? Тешат самолюбие? Простое тщеславие? Гордыня? Подлость? Что? Почему они такие злые? Почему, когда я, обратившись к ним, назвал их добрыми людьми, они посмеялись надо мной? Что движет ими? Неужто это простой страх? Страх очутиться когда-нибудь на моем месте? Страх оказаться один на один со своей совестью? И держать ответ не перед кем-то, а перед самим собой? Страх непонимания, как, находясь в оковах, можно ощутить себя свободным, несломленным духом? Страх, совершив подлость, получить в ответ такое же. А не получая её, еще больший страх. А почему не получая? Ведь это же ненормально. Страх. И ужас. От той фантасмагории, от иррациональности происходящего вокруг. От бытия, определяющего человеческое сознание. От ненависти, кроваво-черной пеленой тумана накрывшей планету Земля, и самоубийственного инстинкта твари, идущего из глубин человеческого подсознания. Ужас. От жизни, где гробокопатели-отцеубийцы становятся героями, а детоубийцы, похоронная команда будущих поколений, возводятся в ранг гениев и человеколюбцев. Ужас. Леденящий сердце и парализующий сознание. Ибо все это уже становится нормой.

Сумасшедший мир, в котором зло
Уже не зло, а так, пустяк, причуда.
Продажность, подлость - просто ремесло
И Богом объявляется Иуда.

Сумасшедший мир, в пустых глазах
В сердцах холодных, лицах обыдлевших
Все кто не с нами, все, кто не рабы

Реликт из прошлого, лишь чудом уцелевший.
Сумасшедший мир, свершился перекос,
Здесь добродетели, уже мишени в тире.
Все чаще задаешь себе вопрос.
Так кто же сумасшедший в этом мире?
Сумасшедший мир?

Господи! Тогда, на горе Елионской я спросил тебя: «Неужели ты, не смог сделать этот мир совершенным! Тогда я бы избежал креста, а мир избежал бы многомиллионных жертв. Где же гармония, Господи?».

И ты ответил: «Не мог, ибо я дал человеку разум. А это и есть гармония. И он должен сам, по своей воле прийти ко мне. Через тернии к звездам. Вот тогда, и только тогда, он обретет гармонию. Трудясь над миром, трудясь над собственной душой, и только через труд тяжелейший над собой и над миром он придет в царствие мое. Только тогда человек войдет в него, по-настоящему оценит и сбережет. Придет с окровавленными ступнями и просветленным разумом. Ибо путь был тернист и долог, но его освещал, рассеивая мрак, факел, вырванный из бренной груди и постоянно подпитываемый знаниями сотен поколений.

И когда люди поймут, наконец, что они не рабы мои, а дети, что они помощники, в строительстве царства нашего, тогда станут по-настоящему счастливы. Но они должны понять это сами. И твой крест, это не спасение заблудших овец, а перст, указующий дорогу, и сама дорога. Таких дорог миллионы. У одних она большая и проторенная. У других, еле видная стежка. Но она есть у каждого. Её трудно увидеть. Еще труднее по ней идти, еще, - идти до конца. Лишь малая часть выдерживает трудности пути. Но идти надо. И этот путь, длиною в жизнь.

Да, дорог миллионы. Но ведут они лишь в две стороны. К звездам или в бездну».

И тогда я спросил тебя: «Господи, но почему к тебе идут единицы, а в бездну миллионы?».

И ты ответил: «Потому, что в гору всегда идти труднее, чем катиться с нее».

– Но ведь это путь в бесконечность?

– Да. В божественную бесконечность. Неважно, куда ты придешь. Важно, куда ты идешь. Ибо этот путь ты выбрал сам. И это главное.

– Господи. Но почему в гору идешь с трудом, а с горы катишься?

– Потому, что я помогаю тебе, протягивая руку помощи, лишь в критические моменты, но всегда ли ты замечаешь её? А дьявол, поселившись в твоем подсознании со времен сотворения, подталкивает тебя постоянно.

Так говорил Он. И я внимал Ему, голосу Космического Абсолюта, Информационного Поля Вселенной. Голосу Бога. И открылась Правда. И была страшна она, ибо страшен мир, в котором живем мы. Мир, в котором подобные уничтожают подобных.

И возопил я тогда. «Господи! Но если я взойду на крест, то сбудутся пророчества жрецов иудейских. И окутается мир в ночь, как в погребальный саван. И Луна затмит Солнце. И рабство духа воцарится в мире на вечные времена. И живые позавидуют мертвым. И люди станут приносить в жертву души человеческие, думая, что служат Богу. И будут они это делать с радостью. И разделятся народы. И пойдет брат на брата. И возненавидят люди друг друга. И возлюбят только себя. И подменят слово божье на человеческие писания. И именем божьим будут творить подлость Вселенскую. Распнут праведность и возвеличат подлость, и восславится Чёрный Яхве! Во веки веков. И именем его будут править миром двадцать два тайных. И получит человечество бессмертие души. Получит в наказание. Ибо будут души отобраны. А пустота и есть истинное бессмертие. Ведь продавая души, мы обрекаем их на поедание Чёрным. Это единственная субстанция, которой оно питается.

И умрет душа. И не пройдет очередную реинкарнацию. И не возродится вновь, для служения Богу. И получит бессмертие страшное. Ибо это бессмертие в смерти. И навлечет на себя, или проклятие, или забвение. Но люди уже не узнают этого. Ибо будет закрыт доступ к истине. Плоть победит дух. И запустится механизм самоуничтожения человечества. И будут обречены не только рабы Яхве, но и служители его. Ибо они - глисты, паразитирующие в теле человеческом. Вирус, возбуждающий эпидемии и умерщвляющий миллионы человеческих душ на планете Земля. Но погибнет тело земное, умрут и они, ибо нечем больше им будет питаться. Но Чёрное умрет раньше. Ведь оно питается душами. А их не станет. А иерофанты все будут, и будут возносить дары своему мертвому богу. Не зная, что он уже мертв. И что мертвы они. Они, всего лишь биороботы, выполняющие заданные функции. Мертвые слуги - мертвого бога! Допустишь ли ты это, Господи!

И был глас в сердце моём. Ибо с каждым говорит Бог через его сердце. Его каждый слышит, да не каждый внимает. И открылся мне путь спасения рода человеческого. Два человека принесут себя в жертву искупительную. Два праведника. Иисус и Инкогнито. И будет один из них ложно понят, а другой ложно обвинен. Ибо нет предела ни глупости человеческой, ни злоязычию. Иисус и Инкогнито.

Первый, выполняя волю первосвященников, так они думали в гордыне своей, а на самом деле его волю, волю Творца - путь укажет душам, к спасению стремящимся.

Второй - проклят будет, как нечестивый, самими нечестивыми, но и сам проклянет храмы яхве. Получив вознаграждение, он принесет его в главный «храм» иерусалимский, и отдаст на нужды «храма». Возьмут сиё служители, ибо давно уже служат Тельцу Золотому. Возьмут. Не ведая, что прокляты были эти монеты. Прокляты нами обоими, ибо через них мы идём на жертвы искупительные, чтобы расстаться в этом мире, и встретиться в том. Возьмут!

И через эту награду станут прокляты храмы, ибо не стало в них Бога, лишь демоны воют с тех пор, воют в ризах парчовых, а рабы благоговейно внимают их монотонному бубнению словес непонятных. И молча сбиваются в пугливое стадо, в безуспешном поиске Бога.

Но велико будет заклятье иудейских пророков. И со дня рождения Искупителя и до дня прекращения их заклятия пройдет две тысячи лет. И пройдут они с символом смерти, под знаком орудия пытки, в эру лютую, в эру Ихтиос. И пройдут эти проклятые две тысячи лет. И уплывут Рыбы в дали небесные, неизведанные. В годы далекие, несчитанные. И сменятся они Водолеем. И прольет тот воду свою на Землю измученную, и проклюнутся ростки знаний, скрываемые до сей поры рыбаками. Ловцами душ человеческих.

И прольет он воду живую. И рас- ✝цветут истинные знания, и откроется ⊗ п у т ь к Богу. Прямой и светлый. И символ смерти плоти , сменится сим- ⊗ волом безсмертия духа , ибо круг есть – движение вечное, а X – хромосома человече-   ская. И знак – знак вечного движения жизни. Движения от человека к Творцу. Движения к Богу.

Но будет война лютая. Ибо враг силен и сдаваться не намерен. Война с собой и внутри себя. Война за души человеческие. И легионы станут на сторону зла, думая, что творят добро. И озлобятся в сердце своем, считая себя праведными. И будут предавать близких своих, считая это правильным. Предавать и продавать. И будет молчать их совесть. И вынесут тогда Тельца Золотого. И многие ему поклонятся. И души променяют на служение ему. И глаза закроются у многих зрячих, и ослепит их блеск золота. Ибо его свет близок, а Знаний – далек. И слабые будут терзать сильных. Восторжествуют на время нищие духом. И погонят на убой нищих умом. И возопиет тогда кровь праведных к Небесам. И отверзнутся они, разгонят тучи черные, прольется на Землю благодать Божья. И укрепит она малодушных. И добавит силы праведным. И будет это еще двести лет. Но закончится время заклятия. И раскроется во всей Правде замысел Божий. И очистится Земля от скверны яхвистской. И сгинет навеки божество чёрное в миры неведомые. Так будет! Брошено будет в пламя учение дьявольское. И огнь примет в свои объятия идеологию зверя яхве.

Гора Елионская. Одно из немногих мест на Земле, где открывается портал, где также можно подключиться к Информационному полю Вселенной. Нужны лишь навыки вхождения в него. Многие думают, что это легко. И входят. И подключаются к вирусам, хаотично засоряющим ноосферу земли. И получают ложную информацию. Горе, верящим лжепророкам!

Вчера ночью, после вечери в доме Марка, я попросил Петра, Иакова и Иоанна прогуляться со мной по саду Гефсиманскому. Несмотря на их чванство, убожество и тупость, я любил их. И в ту ночь, последнюю ночь на свободе, мне захотелось побыть в окружении, как я считал, самых близких на тот момент людей. Мы, попрощавшись, вышли из дома. Пьяненький Петр затянул какую-то веселую кабацкую песню. Совершенно не понимая того, что сейчас она, по меньшей мере, неуместна. Иаков и Иоанн вразнобой подтянули. Я не стал их ни останавливать, ни разубеждать в чем-то. Ибо понимал. Они замолчат. Но останется невысказанная обида. А я не хотел этого. Блаженны нищие духом, это ведь и о них тоже. Немногочисленные прохожие с опаской оглядывались на нас и спешили перейти на другую сторону улицы. Мало ли что придет в голову подвыпившей компании.

Так мы подошли к горе. Я поддерживал пустопорожние разговоры, пытался шутить, отвечая на их шутки, но на душе было, конечно же, очень скверно. Я попросил их побыть рядом, во время молитвы, так они называют медитацию, не понимая разницы между этими действиями. Отойдя на некоторое расстояние, я попытался сосредоточиться. Но услышал какой-то неясный шум. Мои приятели о чем-то громко заспорили. Прервавшись, я несколько грубо попросил замолчать их. Ничего не поняв, они, видимо, обиделись, это было ясно по их недовольному бурчанию, но всё-таки на какое-то время примолкли. Отключившись от психической Энергии Космоса, я вновь услышал неясный шум. Оказалось, что это храп учеников моих.

Мне стало не посебе. Жгучая обида жертвенным ножом полоснула по сердцу. И это ученики мои. Мои последователи. Даже разбойники, зная, что их предводитель вскоре должен погибнуть, не посмели бы вести себя столь кощунственно – безразлично. После всего увиденного и услышанного мною, это показалось настолько оскорбительным, что, грубо растолкав горе-апостолов, я ни слова не говоря, двинулся по дороге к дому, где меня уже ждали римские солдаты.

Увидев легионеров и мой арест, сподвижники поспешили скрыться. Лишь Инкогнито, стоявший до этого в толпе любопытствующих, увидев, что меня подвергают аресту, подошел и потребовал объяснения. К удивлению стража послушалась и отпустила меня. Тогда, самый верный и преданный ученик, со слезами на глазах подошел и поцеловал меня, шепнув при этом:

– Прощай учитель! Видит Бог, нет на мне вины за это!

– Знаю, - шепнул я в ответ, прощай и ты!

Идя несколько в отдалении, он и юный Марк, в доме которого мы ночевали, проводили меня до Иерусалимского храма, у ворот которого уже ждала подготовленная к расправе толпа. К своему изумлению и ужасу, я заметил в ней многих из тех, кого лишь недавно лечил от тяжелых недугов. Были там и ряд последователей, еще дня три назад с интересом и благоговением внимавших речам моим. И восхвалявших меня. Именно они сейчас, почему-то, сильнее всех оскорбляли меня, бросали камни, подскакивали, что бы плюнуть в лицо, насмехались и угрожали.

– Что же вы делаете, люди? - спросил я их.

– Аврам, ведь я же вылечил твою жену. Давид, я помог тебе советом. Иосиф, твои дети веселы и здоровы сегодня. Что я вам сделал плохого? Почему вы так неблагодарны? Я не прошу никакого вознаграждения, просто разойдитесь по домам и останьтесь людьми до конца. Ведь каждый из вас в отдельности, сам по себе, добрый человек. Ведь вчера, со слезами на глазах вы просили о помощи. И я помог вам. Помог. Почему же сегодня вы готовы растерзать меня? Я не прошу вас помочь, но хотя бы не трогайте меня. Не берите грех на душу. Не оскверняйте сердце свое бесчестьем, злобой и ненавистью, а душу человекоубийством. Просто отойдите в сторону, и ваши души окажутся спасенными.

Так говорил я им. И слышал в ответ еще большую брань.

– Ты упрекаешь нас! Ты бахвалишься своими заслугами! Ты много возомнил о себе! Ты колдун и еретик! Мы ненавидим тебя! Будь ты проклят!

Так кричали они. И многое, многое другое. Ибо нет пророка в своём Отечестве. Добро порождает зло, бескорыстие зависть и непонимание, а знания - ненависть. И стало мне горько от обид незаслуженных. Ибо не знал, что ещё я должен был сделать, чтобы получить понимание людское. И тогда, к ужасу своему понял. И содрогнулся. И отогнал мысль кощунственную. Кощунственную для меня, но не для них, стоящих плотной толпою.

– А ничего! Ничего не нужно было делать для людей. Только для себя. Только тогда станешь, понятен. Только тогда будешь уважаем. Только тогда воспримут за своего. Только тогда!

И вырвался стон из груди моей. Ибо гвозди распятия уже тогда впились в душу мою. И было мучительно больно.

Нужна ли свобода рабам? А их детям, внукам, последующим поколениям? И не нашёл я ответа в сердце своем. Ибо только Богу известно это.

Опустив плащаницу на каменный пол
Вы сравняли с землею могилу.

Пусть вам в душу «покой» навсегда снизошел,
Что сразили вы Ангела силу!
Ваша вера, наверно, для беса смешна,
Потому, что на деле вы - гнусны
Ведь у вас даже с богом ведется война,
Ну, конечно, во имя прогресса.
Разделившись на сотни конфессий и сект,
Вы деретесь за череп Исуса,
Тыча в рожи друг другу библейский конспект
И казня вновь и вновь Яна Гуса.
Ну а вдруг Иисус бы и вправду воскрес
И понес свою проповедь миру?
То завыли б святоши: «Вселён в него бес!
Не апостолы с ним, а сатиры!»
И распят будет вновь наш Господь на кресте,
Не нужны им теперь претенденты.
Пусть идут под ярмом все в одной борозде.
Для чего создавать прецеденты?
То ли сон, то ли бред, но смятенье в мозгах
От реалий безумного мира.
Нечисть танец вершит на раскрытых гробах,
Мертвечина готова для пира.
И не важно, кто ты: кардинал иль аскет,
Лишь в пустыне нашедший обитель.
В ад кромешный давно уже куплен билет,
С нетерпеньем вас ждет искуситель.
Протяни свою душу дрожащей рукой
Контролеру, привратнику ада.
Он посмотрит, кивнет: «Проходи же, не стой!»
Пополняется бесово стадо.

Наконец, подталкиваемый стражей, я вошел в «храм». Внутри царил полумрак. Расставленные вдоль стен светильники с горящими свечами, отбрасывали причудливые тени. Сладковатый запах ладана и мирра, витающий в воздухе и пропитавший видимо все, даже стены, слегка кружил голову. От пережитых недавно волнений и явственно чувствующейся опасности, меня слегка подташнивало.

Все члены синедриона уже были на месте. Рассевшись полукругом, они со злобой и нескрываемым любопытством разглядывали меня. Ненависть, исходившая флюидами от них, казалось, плотной пеленой окутывает меня, парализовывает и подавляет волю к сопротивлению. Такое мощное вторжение, пробивающее энергетическую защитную оболочку, я испытывал впервые. Все они были мужчинами уже весьма почётного возраста. Из-за слабого освещения, цвета их одеяний я рассмотреть не сумел, все они казались мне серого-блеклого цвета. Как я понял, здесь собрались все высшие представители жреческого сословия Иерусалима. Раввины, искушенные в знании Торы и иудейских законов, во главе с первосвященником Каиафой, сидевшим в центре членов суда. Наконец один из них прервал, затянувшуюся было, тишину.

– Подойди ближе.

– Подталкиваемый в спину храмовыми служителями, я приблизился. Непроизвольно сощурил глаза.

– Назови себя.

Я молчал, понимая весь фарс происходящего и бессмысленность всего, чего бы я ни говорил сейчас.

– Молчишь? Но это и не важно. Мы и так знаем. Ты Иисус, сын плотника Иосифа из Назарета, называющий себя мессией и царем иудейским. Призывающий народ к бунту и неповиновению властям. Ты опасный организатор и главный идеолог заговора против Римского Присутствия на этой земле, против их правления и господства! Так?

Хотелось ответить, но я стерпел, понимая, что все, что бы я сейчас ни говорил, обернется против меня.

– Почему молчишь? – в голосе послышалось неприкрытое раздражение.

– Отвечай. Или может быть все ложь, что доносят на тебя? Ты кто? Раввин? Какое право имеешь вести проповеди без одобрения левирата? Кто тебя уполномочил? - Теперь вопросы сыпались на меня со всех сторон.

– Кто ты такой? Какое право имеешь называть себя сыном Божьим? Зачем подстрекал народ к бунту? Нарушал нормы и установления, прописанные в Торе? Лечил людей по субботам? Оскорблял своими речами добропорядочных граждан? Учинял погромы в «храмах», распугивая благочестивых торговцев, торгующих религиозной атрибутикой, и тем самым, нанося прямой ущерб жилищам Яхве?

Казалось, вопросам не будет конца. Я молча смотрел на этих людей и думал: «Понимают ли они всю абсурдность предъявляемых обвинений? И, если понимают, то почему изголяются? Только ли экономические выгоды, боязнь потерять прикормленные должности двигают ими? Или что-то ещё? И если да, то что?

Несмотря на множество свечей, горящих в «храме», было темно. Я с трудом всматривался в лица своих судей, в которых изначально читался приговор.

Виновен! Виновен, уже своим существованием на этой земле! Виновен тем, что твои мысли, поступки, образ жизни отличаются от наших! Виновен, тем, что посмел бросить нам вызов! Ибо вознамерился осуждать нашу религию и законы, самые «справедливые» в мире! Виновен, так как делаешь попытки заставить людей думать, а им это не только не нужно, но и вредно! Виновен, ибо только мы, слуги Великого Яхве, имеем право, трактовать его волю, рабам его! Виновен! И еще раз виновен!

Несмотря на многочисленные обвинения, я упорно молчал. Молчал, ибо понимал, что бы я ни говорил, услышан не буду. Да, пусть мы говорим на одном языке, но понять друг друга мы просто не сможем. Лучше молчать, выражая тем самым протест этим подонкам. Ведь приговор в любом случае будет один: «Достоин смерти!»

И они приговорили меня. И Каиафа, разорвав на себе одежды, патетически воскликнул: «Иисус бен Иосиф! Ты смутьян и бунтовщик! Ты призывал народ к неповиновению властям! Ты самопроизвольно объявил себя царем! Ты забыл, что в Иудее расквартированы римские войска, и в случае восстания, она потонет в крови! Ты смущаешь умы верующих и своими зловредными проповедями ведешь их к гибели! Но этого допустить нельзя! Пусть уж лучше погибнет один человек, чем весь народ!»

Члены синедриона одобрительно загудели. _Бедный, бедный Каиафа. Ты не знаешь, что через каких-то 80 лет, и город этот будет разрушен до основания, и народ твой вынужден будет скитаться две тысячи лет по миру, в наказание за этот ваш приговор._

А сам ты, спустя лишь несколько лет, умрешь всеми презираемый в нищете и забвении. Но ты пока этого не знаешь. Ибо тебе не дано прозреть будущего. Никогда!

Я смотрел на них. Как смотрит нянька на детей неразумных, вдруг нечаянно набедокуривших. С жалостью и печалью. Ибо рука бога уже коснулась чела каждого из них и поставила печать смерти. Это была Его плата им за мою жизнь.

Любвеобильны все, как я
Зовут к себе меня пленяя
Дано не каждому понять
Некоронованного короля.

Пойми, что есть у всех душа,
Что и король бывает пленник
Уймись, жестокая толпа,
И не кричи, изменник.

В полночный час я лишь слуга,
Плененный взором сердца
Прощай, покой, и власть моя
Мне нет на троне места.

Когда-то в страшный миг паду,
Отдам корону я свою,
И загорюсь под гул толпы
В объятьях демона любви.

                                    Б. Моисеев

Но синедрион, даже вынеся приговор, не в силах был его исполнить. Ведь Иудея провинция Рима, а значит, на её территории действуют законы Империи. И все смертные приговоры утверждал наместник императора - прокуратор. И весь Кагал, скрипя зубами, вынужден был отправиться со мной во дворец к Пилату - прокуратору Иудеи. Был уже поздний вечер, когда эта шваль, громко переговариваясь и угрожая, подошла ко дворцу наместника.

В покоях прокуратора было уже темно.

- Что там за шум? - недовольным голосом спросил, собиравшийся отходить ко сну, Пилат.

- Иудеи, игемон.

Вбежавший, запыхавшийся раб, растерянно глядел на прокуратора.

- Иудеи. Во главе с Каиафой. Требуют твоего выхода.

- Требуют? Как они смеют чего-то требовать от меня? - в голосе Пилата зазвучали стальные нотки. - Позови Публия, раб!

Тот, зная крутой нрав своего господина, бочком, бочком припустил из опочивальни. Через минуту в покои вошел дворцовый писец.

- Звал, игемон?

- Публий, что надобно этим людям?

- Они хотят видеть тебя, мой господин.

- Пойди, спроси, что им надо, и пусть убираются в Тартар.

Писец вышел. Через некоторое время шум за дверью стал громче. Послышался голос Публия, успокаивающего нежданных гостей, шум стал постепенно стихать, и Публий вновь появился на пороге.

- Ну и что там? - недовольно спросил прокуратор.

- Они поймали какого-то разбойника.

- Так, пусть ведут его в тюрьму, а завтра разберемся, что за птица попала в жреческие силки.

- Они его уже допросили, игемон, и хотят, чтобы ты лишь утвердил их приговор. Писец подал свиток.

- Что они не могли подождать до завтра? Какой приговор они хотя бы вынесли?

- Смертная казнь, игемон. Они требуют, чтобы ты его подписал сейчас.

- Требуют, требуют, все чего-то требуют. Цезарь требует покорности от народа, эти – казни какого-то проходимца. Как будто нельзя утвердить приговор завтра? Ладно, распорядись, пусть принесут перо и чернила.

Вошел, кланяясь, раб, несший на подносе перо и склянку с кроваво-красной жидкостью. Пилат взял перо и уже хотел окунуть его в чернила, когда услышал робкий голос писца.

- Игемон.

- Ну что тебе еще?

Пилат с досадой посмотрел на него.

- Игемон. Человек, которого они привели, не похож на разбойника.

- Ну и что? Пока иудеи убивают друг друга, Рим может быть спокоен.

Пилат отпустил перо в чернильницу.

- Игемон, но Вы хотя бы прочтите, что подписываете.

- Зачем? Что это изменит? Ну ладно, ладно. - поморщившись, проговорил Пилат, увидев испуганное лицо своего слуги. Он глазами начал пробегать свиток. - Так, так, так, так. Подстрекал к бунту, называл себя царем, угрожал спокойствию страны. Так...

Вдруг его голос внезапно запнулся.

- Так ты говоришь, он не похож на разбойника?

- Точно так, игемон. Мне он больше напомнил бродячего философа.

- Философа, говоришь? А ну-ка, на, прочти, как его имя?

Писец с почтением взял манускрипт.

- Вот, игемон. Иисус. Иисус из Назарета.

- Иисус, - Пилат задумчиво потер пальцами лоб, - а как звали его отца, Публий. Не Иосиф ли?

- Да, Иосиф, игемон. Вот здесь все записано. Иисус бен Иосиф, сын плотника из города Нзарета.

- Так, - Пилат, задумавшись, отложил перо в сторону.

- Ну что ж, пойдем, посмотрим, на этого разбойника-философа.

Пилат медленно поднялся со стула, нервно заходил по комнате, раздумывая о чем-то, а затем, как будто бы приняв какое-то окончательное решение, направился к двери, ведущей в зал. Писец засеменил за ним.

Картина, представшая перед глазами прокуратора, произвела на него неприятное впечатление. Перед ним предстал мужчина лет тридцати - тридцати пяти, среднего роста, с темно-русыми волосами и бородой, в которой уже начала пробиваться первая седина. Правильные черты лица могли бы показаться красивыми, если бы не заплывший глаз сине-фиолетового оттенка и ссадина на лице. Некогда белая хламида его была порвана в нескольких местах, а сквозь дыры просвечивало худое, может быть даже излишне худое тело.

Чуть позади этого странного человека стояли иудейские жрецы и стража. Увидев входящего прокуратора, они толкнули беднягу вперед, сопровождая свои действия тычками в бок и зуботычинами. Пленник, не оказывая сопротивления, сделал пару шагов вперёд, повинуясь силе. Толпа, собравшаяся во дворе перед дворцом, и каким-то образом узнавшая о выходе наместника, вновь загудела.

Два человека, два мира, два мировоззрения встретились глазами. Палач и жертва. Несколько секунд они смотрели друг другу в глаза. Что думал каждый из них в этот момент? Какие чувства испытывал? И испытывал ли вообще что-то?

Моя душа - извечный странник
Из века в век бредущий наобум.
Куда идешь - таинственный изгнанник?
Что гложет дикий, непокорный ум?
Накинув боли рваную хламиду,
Взяв посох, из слезинок сотен дней,
Ты все бредешь, не подавая виду,
Что каждый шаг становится трудней.
Моя душа - извечные потёмки,
Втянувшиеся в философский бред,
Открыла, на беду, познания котомку.
Зачем? К чему? Увы? Ответа нет.

Иисус невольно застонал. Воспоминания разбередили сердце его. Знал ли он, что так всё произойдет? Предполагал ли эту встречу? Предполагали ли они оба? Узник сел поудобнее и вновь погрузился в воспоминания.

Храмовые служки ввели меня во дворец римского наместника, сопровождая каждый шаг тычками и затрещинами, весело при этом переговариваясь. Прошло несколько томительных минут в ожидании человека, о котором со страхом и ненавистью говорила вся Иудея. И вот он вошел.

Я, наконец, увидел его. Понтия Пилата - прокуратора Иудеи. Дрожь прошла по телу моему. Ибо я узнал его. <u>Товарищ по детским играм должен утвердить мой смертный приговор.</u> Может ли быть что-то более нелепое, чем эта насмешка судьбы? Неужто, подумалось мне, жизнь человеческая, не более чем спектакль для скучающего бога? И мы всего лишь куклы - марионетки, разыгрывающие для него комедии, трагедии и драмы? Думающие, что действуем самостоятельно, а на самом деле по Его сценарию и заказу. И обрезав нити, связывающие нас с его указующими перстами и сценой по имени жизнь, он не теряет с нами связь окончательно, отлаживает на время в свой сундук, чтобы, может быть, когда-нибудь задействовать в другом представлении. И тогда вынимает, отряхивает пыль, и вновь выпускает на сцену. И это будет Второе Пришествие. Мое, но не Его. Ибо Он и не уходил.

Так думал я, во время нашего обмена взглядами, но ни один мускул не дрогнул на лице моём. Да, я узнал его, несмотря на то, что мы не виделись больше двадцати лет. Но узнал ли он меня? Сомневаюсь, ибо жизнь очень изменила меня.

Опять начался изнурительный допрос, постепенно перешедший в философский диспут. К моему удивлению, наместник Цезаря неплохо разбирался в философских и религиозных течениях. Неожиданно он не в контексте нашего разговора задал вопрос:

– Правда ли, что ты называешь себя царем Иудейским, как о том говорят приведшие тебя?

Неожиданная смена темы застала меня врасплох, но все же спустя пару секунд я ответил.

– Не я, ты сказал.

А потом продолжил:

– Да, я царь, но царство моё не от мира сего. Подразумевая тем самым что я - человек, - царь природы. Единственное существо на Земле, наделённое интеллектом и верой Богу, а поэтому, стремящееся к нему через любовь, правду, справедливость и свободу.

Но понял ли он меня? Пилат слегка улыбнулся.

– Ты вправду веришь в то, что говоришь?

– Да, - коротко ответил я. - Ибо мои слова есть проявление божественной истины!

Пилат неожиданно захохотал, но так же резко остановился.

– Ты говоришь о божественной истине? Что ж, может ты и прав, спорить не буду, но ведь есть и простая человеческая истина. Для меня, вот, для них, - он указал рукой на окружившую его свиту, - для них, - перст переместился в сторону священнослужителей, - и для них, - усмехнулся он, показывая на толпу. - У каждого из них своя Истина. Ну, так что есть истина?

Я промолчал, ибо, что мог сказать ему? Что истина есть время, всё расставляющее по своим местам? Время, не имеющее времени, то есть его исчисления, так как, в разные промежутки оно может как удлиняться, так и сокращаться. Время, всё разрушающее в своем беге и всё создающее через проявление человеческой фантазии, пытающейся ему противопоставить свои творения. Время, над которым не властен ни один смертный, а лишь Бог, через свои законы. Но, как время подвластно Богу, так и Бог подвластен времени, ибо они неразделимы. И что есть время, как не воплощение Божественной сущности и Божественной справедливости?

Пройдет каких-то четыреста с лишним лет, и столица мира, город, которым ты так гордишься, Пилат, Великий Рим, падет под ударами варваров, нахлынувших из далеких степей, практически без сопротивления. А твои далекие потомки, никогда не слышавшие о тебе, и даже не подозревающие о том, что ты их пращур, будут повешены со вспоротыми животами на воротах собственной виллы. А на знамёнах этой орды дикарей будет символ неразрывно связанный со мною. Они, так никогда и не узнают, что это кара за приговор, который ты вынесешь завтра. Это есть истина. А ещё через сто лет, в развалинах некогда многолюдного города, славившегося своими философами, писателями, юристами, историками, безграмотные пастухи будут пасти коз. Великолепные дворцы его немногочисленные жители разберут на постройку примитивных лачуг. И это тоже истина.

Истина в том, что имя твоё, наместника властелина мира, великого Цезаря, будет упоминаемо лишь в контексте с моим именем. И только единицы будут знать годы жизни и правления Понтия Пилата - прокуратора Иудеи, тысячи - годы жизни и правления Тиберия, римского императора, но миллионы - годы жизни плотника, раба, пожелавшего стать свободным. Годы моей жизни. И это истина.

Истина в том, что завтра ты будешь стоять у истоков возникновения новой религии, которую воспримут сотни миллионов людей. И сам ты, желая того или нет, создашь им, этим миллионам, нового Бога. Бога - раба, которому будут поклоняться императоры и короли, учителя и поэты, твои потомки и потомки этого сброда, требующего сейчас моей казни. И это тоже истина. Пройдет лишь Время.

Но мог ли я это сказать ему, своему другу детства? И понял бы он меня? Пилат, Пилат! Божье предопределение связало нас с тобой на вечные времена, и мы уже не в силах ничего изменить. И поэтому я промолчал.

В это время у входа раздался какой-то шум, послышались недовольные выкрики, и в зал ворвался растрепанный запыхавшийся человек. Растолкав опешавших служителей Яхве, он подбежал к наместнику и пал на колени. Я с трудом узнал этого человека.

– Выслушай, господин!

Нахмурившись, Пилат недовольно проговорил

– Ты кто? И чего просишь?

– Иуда. Иуда из Кариота, господин. Ученик этого благочестивого человека.

– Ученик? И сколько же вас было... учеников?

– Двенадцать, господин. Двенадцать апостолов.

– И что же ты хочешь, ученик Иуда?

– Отпусти этого человека, Пилат. Он никому ничего плохого не сделал. Он ни в чём не виноват. Если надо, арестуй меня. Возьми мою жизнь.

– Если надо - арестую. Ты говоришь, двенадцать вас было? И где же другие? Почему не пришли просить за своего учителя? Или может он был плохим учителем и не заслуживает, того чтобы за него просили?

– Хорошим, господин. Очень хорошим. Клянусь Богом. А где другие, то мне не ведомо.

– Ну, хорошо. А скажи-ка мне ученик Иуда, не ты ли тот Иуда, что продал этого человека за тридцать сребреников, как о том сказано в этом пергаменте?

– Я, господин, но...

– Никаких но, червь! И после этого у тебя поворачивается язык называть его учителем? И у тебя хватает наглости врываться ко мне и требовать теперь его освобождения?

– Нет. То есть да, господин!

– Довольно! Эй, слуги, выбросить этого наглеца вон!

Дворцовая стража выволокла бедного плачущего Иуду из дворца под хохот толпы, для которой появилось хоть какое-то развлечение.

– Ну что, учитель, - обратился ко мне Пилат. Значит двенадцать их у тебя было. Хорошая компашка. Один предатель, другие трусы. Где ты только набрал этот сброд? У-че-ни-ки, - проговорил он протяжно и презрительно скривил губы.

Он внимательно посмотрел на меня. Его взгляд, казалось, прожжёт сердце, а затем обратился к окружающим.

– Я внимательно ознакомился с вашими обвинениями, допросил этого человека и пришёл к выводу. По Римским законам он невиновен.

Члены синедриона загудели как разъяренные осы.

– Мы привели этого человека, чтобы ты наказал его, Пилат! А ты его отпускаешь.

– Но он ни в чем не виноват!

– Накажи его, Пилат!

Голоса звучали все требовательнее. В них уже явно слышалась скрытая угроза.

– Ну, хорошо, хорошо. Как вы хотите, чтоб я наказал его?

– Придай смерти, Пилат! Он заслужил, что бы его распяли.

– Но он ни в чем не виновен.

– Распни его, Пилат! Распни! Предай смерти.

Толпа начала неистовствовать. Было видно, что Пилат, может быть, впервые в жизни растерялся. Он явно не ожидал такого поворота событий. Я молча наблюдал за происходящим. Да и что я мог сказать? Что мои ученики люди. Люди со своими недостатками, страхами и комплексами? И что окружающие меня сейчас тоже люди, и я их не осуждаю. Я не имею на это право. Я их жалею. Ибо они уже преступили ту черту, где теряется человеческое достоинство. И они достойны, нет, не участия, а именно жалости. Да, жалости. Ибо жалел ли кто-либо этих людей, кроме меня? И пожалеет когда-нибудь в будущем? Несчастные люди, которых некому пожалеть, и сами жалеть не умеющие, мне действительно, искренне жаль вас!

В это время прокуратор приказал.

– Теренций, Клодий, возьмите этого человека, отведите на внутренний двор, вы знаете, что делать, а затем бросьте его в каземат. Завтра продолжим. Да смотрите, до смерти не забейте. Осторожно там. Все.

Он резко повернулся и вышел из зала. Два легионера подхватили меня под руки и вывели прочь. Следом потянулась любопытствующая толпа.

...ребенок индиго
в шалеющем мире,
В мире добра и зла,
В мире, где яро качаются «гири»,
Где не осталось тепла,
Странный ребенок
диктует вопросы:
– Мама, скажи, зачем?
Та, как всегда, пожимает плечами:
– Это ж понятно всем
Странный ребенок

Таращит глазенки,
Мир непонятен ему.
Мир, где не лица, а маски надеты,
Где нет почтенья уму.
Странный ребенок...
В подлости - норма
В мире давным-давно.
Вежливость стала простой проформой,
Всем вокруг все равно.
Странный ребенок...
Понять не может,
Кто везде правит бал.
...А те, кто клинки доставал из ножен
Сгибался иль погибал.
Странный ребенок...
Все больше на свете
Становится странных детей.
Кто там опять, с фонарем и в хламиде
В поисках бродит людей?
Ребенок индиго...

Глава IV

В то время как в каземате изнемогал от боли один человек, во дворце не спал другой. Он пытался не думать о сегодняшнем вечере, старался сосредоточиться на чем-то другом и не мог этого сделать. Видя встревоженное состояние мужа, жена его, Клавдия, как могла, успокаивала Пилата. Он соглашался, кивал, хотя плохо понимал, что она говорила ему. В конце концов, его тревога передалась и ей.

Клавдия Прокула, жена Понтия Пилата, была из древнего патрицианского рода. Сенатор Прокулл Каллист, чьи предки неоднократно занимали самые высокие выборные посты в Риме, вынужден был отдать свою дочь за представителя «сословия» всадников, пусть и не могущего похвастаться своей родословной, но чрезвычайно богатого. Все регалии, заслуги и богатства предков были в прошлом, и, обедневший, сенатор со временем смирился с тем, что красавица Клавдия замужем за потомком выходцев из плебейских слоев. А когда появились дети, которых Клавдия каждое лето привозила на виллу деда в Кампании, счастью Прокула Каллисты не было предела.

В свои неполные двадцать семь, Клавдия имела уже троих детей. Старшая, Антонина, была вся в мать. Такая же красавица - брюнетка с темно-коричневыми глазами и классическими чертами лица, которые впоследствии назовут «римскими». В свои девять лет она отличалась живостью ума, воспитанностью и спокойствием, которые присущи детям аристократов, выросших в провинции, вдалеке от соблазнов больших городов. В ней совершенно не было изнеженности и спеси столичных римлянок.

Младшие, любимцы отца, шестилетние Прокул и Пробст, были близнецами. Целыми днями, с утра до вечера, носились по двору с гиканьем, играя то в прятки, то в легионеров и норовя залезть в самые укромные уголки дворца. За это им не раз перепадало от родителей, которые, хоть и держали их в строгости, но, конечно же, очень любили.

Сейчас дети спали в соседних комнатах. И даже неожиданный приход незваных гостей не смог нарушить их безмятежного сна.

Ворочаясь с боку на бок, Пилат старался уснуть. Напрасно. Думы о странном человеке, которого привели вечером на допрос, не давали ему успокоения. Сначала он принял его за простого пророка, сеющего смуту в подвластной провинции. Одного из десятков сумасшедших, с безумными глазами бродящих от селения к селению, предсказывающих конец света, при помощи цитат из Торы с перемешивающимися завываниями, и смущающих добропорядочных обывателей. Но, поговорив с ним, вслушавшись в слова этого человека, а наместнику это было сделать гораздо легче, ибо он чужой в этом городе, лицо не заинтересованное, прокуратор понял, что это далеко не так.

Конечно же, еще до того как арестованный назвал свое имя, Пилат узнал его, товарища по детским играм, Иисуса из Назарета, неожиданно пропавшего для всех, пропавшего двадцать один год назад, и так же неожиданно спустя восемнадцать лет объявившегося.

Слухи об этом человеке доходили до прокуратора и раньше, но он никак не связывал их со своим другом детства. Мало ли Иисусов в Иудее? Пожалуй, не меньше, чем Понтиев в Риме. И вот теперь этот человек перед ним. И он, пятый прокуратор Иудеи, наместник Божественного Цезаря, должен вынести решение: жить этому человеку или умереть? Что важнее, давняя дружба иди долг перед императором и государством, чьим представителем ты являешься?

Вспомнилось детство. Он, Понтий Пилат, сын Пробста Пилата, начальника гарнизона, квартировавшего в захолустном Назарете. Вот он, семилетний мальчишка, бегущий за покупками в ближайшую лавку, неожиданно встречает юного галилеянина, сидящего около дома и внимательно читающего какие-то свитки. Сидя на скамейке, он медленно разворачивал их и о чем-то сосредоточенно думал. Понтия охватило любопытство. Ведь они, судя по всему, сверстники, но отец пока и не думал учить его грамоте. Провинциальный солдафон, он считал, что сын еще успеет заморочить себе этим голову. Юный римлянин решил незаметно подкрасться и исподтишка ущипнуть этого выскочку, пусть не задается, показывая свою грамотность. Он уже почти вплотную приблизился к этому мальчишке, когда тот неожиданно поднял глаза, и на Понтия нашла некоторая оторопь. В глазах юного сверстника не было ни испуга, ни даже любопытства. Спокойный искренний взгляд.

– Иисус, - с чуть виноватой улыбкой представился тот.

Забыв уже, что хотел проделать, неожиданно засмущавшись, озорник в ответ пролепетал.
– Понтий. Понтий Пилат.

Мог ли в тот момент юный Понтий предположить, что эта случайная, как казалось ему, встреча, сыграет в судьбах их обоих такую важную роль.

Они подружились и стали неразлучны. Пилат защищал Иисуса от соседских мальчишек, постоянно дразнивших его, а тот в ответ рассказывал ему удивительные истории, которые Иисус знал необычайно много. Казалось, что могло объединить столь разных мальчиков? И когда, спустя пять лет, Иисус неожиданно пропал, молодой Пилат впервые испытал настоящее горе от потери лучшего друга. Его повсюду искали. Поднятый на ноги римский гарнизон обшарил весь Назарет и близлежащие селения. Тщетно. И хотя Понтий и просил отца вновь и вновь продолжать поиски, Иисуса обнаружить так и не удалось. Ни живым, ни мертвым. Пилат вырос, и постепенно образ старого друга стал стираться в памяти.

Но вот они встретились. Нищий плотник, называющий себя царем и наместник царя царей, великого Тиберия - прокуратор. Кто бы мог подумать, что эта встреча окажется именно такой? Что она вообще состоится? Кто бы мог подумать?

Но почему так душно? Только третье апреля или пятнадцатое нисана по иудейскому календарю, к которому Пилат начал уже постепенно привыкать. Он встал, облачился в тогу, прошелся по залу. Потом, на что-то решившись, резко повернулся, накинул плащ и, сказав несколько успокаивающих слов встревоженной жене, через потайную дверь, чтобы не беспокоить стражу вышел из дворца. Ноги сами несли его к иерусалимской тюрьме.

Он должен увидеть его. Он должен поговорить с ним. Он должен понять его. Он должен помочь ему. Он должен. Ибо всё это в его власти. Сомнения терзали душу Пилата. Что это? Угрызения совести? Но имеет ли он право на них? Ведь такого не было с ним ни в дебрях Галлии, ни под палящими лучами Иберии. Так он думал, переходя площадь, отделяющую дворец от тюрьмы.

Среди толпы, вождями развращённой,
Владей собой, не осуждая всех,
Неси свой крест и, богом вознесенный,
Великодушно отпусти им грех.
Твой час придет! То льстя, то предавая,
Пусть лгут лжецы, не будь похож на них.
Наступит день, когда они, стеная,
Просить прощенья будут у других.
Умей мечте довериться как другу,
В бореньях силу духа сохранив,
Равно сноси и похвалу, и ругань,
И помни, что их голос часто лжив.
Пусть голос твой доносит правды слово
И пробуждает всех от сладких снов,
Пусть жизнь твоя разрушена и снова
Ты должен всё воссоздавать с основ.
Сумей поверить, не терять надежды,
Теряя всё, что приобрел с трудом,
Всё проиграв, и нищим став, как прежде,
Но не жалея никогда о том.
Сумей заставить сердце, нервы, тело
Тебе служить, когда в твоей груди
Всё превратилось в пепел, всё сгорело,
И только разум говорит: «Иди!»
Вновь разожги в душе святое пламя
И будь всегда в согласии с собой.
Иди бесстрашно, смело в бой с врагами
Когда тебе навязывают бой.
Наполни смыслом каждое мгновенье,
Внеси луч солнца в наш жестокий век,
Тогда любовь заслужишь без сомненья,
И кто-то скажет: «Был он Человек!»

По мотивам стихотворения Р. Киплинга «Исповедь».

Глава V

В камере темно и сыро. Холод постепенно парализует конечности. Сковывает всё тело. Иисуса непроизвольно начинает бить озноб.

– Сколько времени я уже здесь нахожусь? - подумал он.

– Скоро ли рассвет? И когда начнутся новые, ещё более ужасные мучения? Все эти думы парализовывают волю. Перехватывают дыхание. Ни о чем другом, кроме новой пытки, уже не думается. Страх перед утром. И желание, несмотря на ужасную боль во всем теле, чтобы эта ночь никогда не закончилась. Страх. Такое простое и понятное человеческое чувство - боязнь боли. И ужас ожидания новых мучений.

– Но что это? Слышны шаги в коридоре. Все ближе, ближе к камере. Неужто уже рассвет и идут за мной? Не может быть. Но я ведь не хочу. Боже! Как я ослаб. Дай мне силы выдержать это. Так. Остановились. Слышен лязг отпирающейся двери. Сейчас войдут. За мной. Подымут с пола и потащат на новые издевательства. Но что со мной? Необходимо остановить трепет в теле. Собраться, успокоиться. Хотя разве можно в такой ситуации успокоиться? Но главное остаться хотя бы внешне спокойным. Не показать, и тени беспокойства. Готов сдаться, а значит и предать. Предать себя, дело, которому служу, будущее, наконец. Предать Бога.

Господи, дай мне силы выстоять. Ведь я всего лишь человек. Одно из миллионов разумных существ. Но я сын Божий. Создание, осознавшее себя. Божьим созданием, обладающим разумом. И внутренней свободой выбора. И ради этого, идущим на смерть. Сыном божьим, а не рабом божьим. И не божьею тварью.

Дверь с грохотом распахнулась, и вошел Пилат в сопровождении двух охранников.

– Оставьте нас одних, – не то попросил, не то потребовал он.

Те недоуменно переглянулись. Мало того, что приходится охранять этого сумасшедшего, так ещё и прокуратор ни с того ни с сего, посреди ночи врывается в дежурку и требует отвести себя к странному узнику. А теперь еще и требует оставить их одних. А если что случится? Тогда ведь не сносить головы. Ведь от сумасшедшего можно ожидать всего. Нет уж, сделаем вид, что не слышали команды.

– Оставьте нас наедине, – повторил Пилат. В голосе ясно читались металлические нотки. Охранники нехотя вышли. Недовольство читалось на их лицах.

– И принесите свечей! Да побыстрей! – крикнул им вдогонку прокуратор.

Шаги за дверью заметно убыстрились и через пару минут в камере мерцали несколько свечей. Охрана удалилась в дежурку, но по пути ругая про себя чертового наместника, который в пасхальную ночь и сам не спит, и другим не дает покоя.

Узник и его судья некоторое время разглядывали друг друга. Множество эмоций терзало внутри каждого из них. Но внешне это никак не проявлялось. Оба, видимо, думали о том, что же все-таки привело каждого из них в эту камеру? Судьба? Случай? Стечение обстоятельств? Что-то ещё? И если судьба, то почему она распорядилась именно так? Пауза обещала затянуться. Наконец Пилат, неуверенно протянув руки, шагнул вперед.

– Ну... здравствуй, Иисус. Прости, что вот так приходится общаться.

Голос, еще несколько минут назад грозного наместника, в чьей воле было карать или миловать любого из тысяч подвластных ему людей, звучал виновато.

Пленник остался на месте. Промолчал. Лишь от волнения пару раз дернулся уголок рта. Виноватая улыбка скользнула по лицу Пилата.

– Ты меня не узнаешь... Иисус?

Приходилось отвечать.

– Здравствуй, Понтий. Извини, но не могу сказать, что рад вновь нашей встрече.

– Да, я понимаю тебя. И поэтому не обижаюсь. Вот так, в этом месте, при таких обстоятельствах. Кто бы мог подумать?

– Не оправдывайся Понтий. В этом не виноваты не ты и не я. Так уж сложилась жизнь каждого из нас. Рок тяготеет над нами. И его не минуешь. У каждого из нас свой путь. Двадцать один год назад наши пути разошлись. Казалось навсегда. Но это только казалось. Ибо пути судьбы нашей в деснице Божьей. И вот мы снова вместе. Иисус и Пилат. Жертва и её палач. Люди, идущие, казалось, разными путями, но неожиданно пересекающимися в одной точке. Пересекающимися уже навсегда.

– Но почему? Почему ты выбрал именно этот путь, Иисус? Я ведь и пришел сейчас узнать это.

– Выбрал? Ты не понял меня Понтий. Я не выбирал.

– Как не выбирал? Тебя что, кто-то заставил? Тебе угрожали? Тебе или твоей семье? У тебя есть семья Иисус? Живы ли твои отец, матушка? Скажи, у меня хватит власти остановить этот фарс. Схватить и покарать виновных.

– Слишком много вопросов, наместник.

– Но ведь мы так долго не виделись. И я хочу, как можно больше узнать о тебе. Это естественно.

– Зачем? Тебе действительно нужно знать это? Что двигает тобой, Понтий? Любопытство или простая вежливость?

– Ты не понял Иисус. Я искренне переживаю за тебя.

– Да уж, - болезненно сморщившись, Иисус повел окровавленными плечами. Усмешка мелькнула в уголках его губ.

– Ты об этом? - Пилат осторожно притронулся к исполосованной бичами спине пленника.

– Прости, Иисус. Но этим, как тебе, наверное, кажется жестоким поступком, я на самом деле хотел спасти тебя от казни. Я думал, что твои соплеменники, увидев, как тебя жестоко наказали, избив за еретические речи, отступятся и не будут настаивать на твоей смерти.

– Ну и как, помогло?

Неподдельный сарказм слышался в голосе Иисуса. Прокуратор молча потупился. Но сейчас же неподдельная обида зазвучала в его словах.

– Ты даже сейчас еретичаешь, Иисус.

– Да нет. Извини Понтий, это так, смех сквозь слезы.

– Не помогло. Но поверь, я искренне хотел спасти тебе жизнь.

– Спасти жизнь? Зачем?

– Ну как зачем? Как зачем? Мы же с тобой давние друзья, Иисус. Ты задаешь вопросы, на которые сам прекрасно знаешь ответы. Неужели мы, наконец, не можем поговорить откровенно? Один на один.

– Зачем? И о чем?

– Ну как о чем? Я хочу понять тебя. Или хотя бы попытаться сделать это?

– А нужно ли? И что это тебе дает?

– Ну... я не знаю. Точнее пока не знаю. Но что-то всё равно должно дать, Иисус. Повторяю, что, я не знаю, но что-то, я чувствую очень важное.

– А нужно ли тебе это, Понтий? Как сказал Еклезиаст: «Много знания, много печали. Преумножая знания, приумножаешь печаль». Так что хорошо подумай, друг мой. Да и вряд ли за каких-то час - два ты узнаешь действительно что-то важное для себя. Мои ученики были со мной три года, но так и не поняли смысл сказанного мною, а ты хочешь сделать это за какой-то час. Так истина не познается, Понтий.

– Но что такое истина, Иисус? Я ведь уже задавал тебе этот вопрос, но ты на него так внятно и не ответил.

– И сейчас не отвечу.

– Но почему? Не хочешь, или не знаешь? Но тогда к чему эти твои пространные рассуждения ни о чем?

– Нет, Понтий. Я просто не хочу тебя обижать. Мы ведь все-таки были с тобой друзьями. Когда-то, в детстве.

– Надеюсь, мы ими и останемся, Иисус. Так что, не бойся, не обижусь. Можешь отвечать прямо.

– Нет, Понтий. Ты человек другой веры, другой нации, другой культуры, другого восприятия мира, наконец.

– Но ведь это не мешало нам дружить в детстве.

– В детстве. - со вздохом проговорил Иисус.

– Да, в детстве не мешало. Но мы выросли, Понтий. И я в твоем понимании просто нищий бродяга. А ты - наместник императора. Верховный представитель государства. Великого государства, поработившего маленькую страну, которую я привык считать своей Родиной. Ты живёшь в этом мире и вынужден подчиняться законам его, как бы они не назывались: юридическое право, голос народа, власть, культура и так далее. Ты считаешься правителем

Иудеи, наместником императора и свободным гражданином Рима. Но свободным ли? В правильном понимании слова свобода? Нет. Ибо ты раб, Понтий. Больший раб, чем я, хотя и не замечаешь этого. Ибо от чего ты свободен? Ты вынужден выполнять волю императора, его приказы, независимо, согласен ты с ними или нет, ибо приказы вашего, как вы его называете «Божественного» Тиберия, зачастую бывают преступны. Но ты даже мысли не допускаешь, что это именно так. А если где-то там, в глубине души и понимаешь это, то успокаиваешь себя мыслью, что ты всего лишь слуга, слепой исполнитель, а значит, не несешь ответственность за содеянное. Ни перед людьми, ни перед своими Богами. Что это как не рабство?

Ты вынужден искать популярности у толпы, кидая иногда подачки и идя у нее на поводу, тем самым, играя на самых низменных чувствах развращающегося охлоса. И всё это для того, чтоб сохранить свою, как ты считаешь, неограниченную, а на самом деле, иллюзорную власть. И ты вечером это уже доказал.

Ты поклоняешься своим Богам, этим мерзким тварям, принцип которых - разрешено все! Нет пороков, которыми бы они не обладали, преступлений, которых бы не совершали, и извращений, которым бы они не придавались. Но задумывался ли ты когда-нибудь об этом? Нет. Ты просто приносишь им дары. Поклоняешься им. А кому, Понтий? А точнее, чему? Пороку? Вы обожествляете императоров. Но посмотри на Тиберия, это чудовище, ежедневно казнящее сотни ни в чём, не повинных людей, только из-за того, что они якобы рабы, говорящие орудия, как вы их называете. Сотни тысяч этих «орудий» работают на вас, приумножая богатство и власть империи, при этом имея только одно право, право на труд. Нет, еще право выбора смерти. От непосильной работы, под бичом надсмотрщика или дряхлым и немощным от голода под забором хозяина. И всё это во славу «Божественного» Тиберия.

«Божественного», развращающего детей. Как девочек, так и мальчиков. И даже построившего для этих целей дворцовый комплекс на острове Капри. Ты думаешь до нашей далекой провинции не доходят сведения об оргиях, которым придается ежедневно ваше «божество»? От него не отстает окружение, соревнуясь в подлости и пороке, живя в роскоши, в то время, когда сотни тысяч людей, являющихся их собственностью и товаром, чахнут от голода. И это чудовище вы назвали Богом! И считаете это нормальным.

Ты – раб, Понтий. Истинный раб ты, а не я. Ибо ты живешь в рамках общественной порочной морали, бездуховности и безкультурья. Именно безкультурья Понтий. Ибо статуи ваших обнаженных Богов, в богатстве своем выставляющие на всеобщее обозрение собственные половые органы, ещё не есть культура.

Да, вы научились строить прекрасные дворцы, но только лишь для того, чтобы предаваться в них похоти и разврату. Многотысячные амфитеатры, чтобы убивать на них, наслаждаясь агонией и болью животных, осужденных, зачастую невинно, и, конечно же, проигравших гладиаторов. Вы подпитываетесь этой разрушительной энергией смерти и несёте её на своих мечах в другие страны. И убиваете, убиваете, убиваете. Пыль на сапогах ваших легионеров смешана с кровью порабощенных народов, и вы гордитесь этим. Гордитесь своей жестокостью. И не понимаете, что все ненавидят вас. И когда-нибудь волна этой ненависти возрастет многократно, выйдет из-под контроля и разрушит вечный город - великий Рим.

Вы гордитесь своими историками. Но что описывают они? Ваши войны, вашу жестокость, ваши оргии, ваши преступные законы, ваших императоров и героев, которых вы хвалите, которыми гордитесь, лишь по тому, что они позволяют вам стать преступниками. Если не перед самим собой и государством, то перед Богом.

Ты прости меня Пилат, за те слова, которые я высказал в твой адрес, и в адрес государства, которому ты служишь верой и правдой. Хотя может ли служение такому государству быть правдой? Прости Пилат. Но у тебя нет выбора. Ты вынужден поступать так, как принято. Не важно, что тебе это, может быть, и не нравится. И не важно, что это аморально. Просто - так принято. Таково общество и ты, часть его. Оно сможет прожить без тебя. Не будет тебя, найдется другой. И ничего не изменится. Но ты без него, уже не сможешь. Ибо тогда тебя ждет моя участь. Бедность, презрение толпы и «слава» сумасшедшего. Но готов ли ты к этому, Понтий? Готов ли к выбору? Между нравственностью и безнравственностью, истинными знаниями и ложными, нищетой и роскошью, духовной бедностью и богатством души? Готов ли ты совершать поступки, соизмеряясь с собственной совестью, а не с мнением окружающих? Наконец, готов ли ты к выбору между жизнью и смертью? Готов ли ты к собственному, осознанному выбору, Пилат? Я - готов к нему. И я - выбрал. Да, выбор мой тяжёл, и удел мой горек. Но я, человек, которого вы считаете рабом, ибо я не свободен телесно, более свободен, чем ты, Понтий, так как этот путь я выбрал сам, осознанно, соизмеряясь в душе с голосом божественного провидения. Путь свободы духа. Путь самостоятельно принимать решения, в независимости нравятся они кому-то или нет. Но ты, Понтий, к этому не готов. А значит, и понять не сможешь.

Прокуратор долгим, внимательным взглядом смотрел на Иисуса. Казалось, он впервые видит своего собеседника. Да, по сути, так оно и было. Ибо он впервые видел такого Иисуса: страстного, одержимого абстрагированной идеей всеобщего блага, а поэтому, он начинал это понимать, действительно опасного. Это уже не был тихий, задумчивый мальчик, которого он знал в детстве. Это был бунтарь. Человек, весь парадокс бунтарства которого сводился к обожествлению добра. Бунтарь не правильный. Призывающий к смирению, любви и праведности, но от этого не перестающий быть бунтарем. Так как слова его, обращаемые к жестокосердному обществу, самому этому обществу не понятны.

Наконец в задумчивости, а стоит ли вообще что-либо говорить на столь очевидную паранойю, Пилат ответил.

– Да, не смогу. Ибо, что есть твой путь, Иисус? Жизнь, усеянная горем и страданиями? Твоими и твоих близких? Ведь ты, со своим умом и талантом, мог бы сделать блестящую карьеру. Стать первосвященником или всеми уважаемым врачом. Ведь ты врачуешь, как мне говорили, Иисус? И тогда твоя семья была бы обеспечена, а не ютилась бы в жалкой хибаре на окраине Назарета. И не жила бы впроголодь. Необязательно купаться в роскоши. Но разве плохо иметь хороший теплый дом, пусть не такой роскошный, как мой дворец, - при этой шутке Пилат слегка улыбнулся, - но не хуже чем, например у Каиафы. Построенный на честно заработанные деньги. И не справедливо ли будет, если ты женщине, которую называешь своей матерью, и которую наверняка любишь, обеспечишь достойную старость? Разве плохо, дать своим будущим детям достойное образование? Разве ты не хочешь видеть у своей жены вместо слез улыбку на лице? А ведь это не сложно, Иисус. Для этого даже не надо предавать и подличать. Просто ничего не делай из того, что ты делаешь сейчас. Точнее можешь врачевать, показывать фокусы, заниматься плотницким ремеслом, в конце концов, как твой отец, но откажись от своей дурацкой идеи бродить от селенья к селенью с кучкой тунеядцев и мутить народ. Который твои слова, не спорю, красивые, и, наверное, в чем-то правильные, всерьёз просто не воспринимает. Ибо это лишь слова. Представь, что будет, Иисус, если народ перестанет работать, а косяком попрет за тобой нести слово Божье? Кто будет выращивать хлеб, изготавливать посуду и ткани, производить необходимые товары? Кто, Иисус? Вот то-то и оно. Народ ведь на самом деле не дурак, он это прекрасно понимает, а потому и считает тебя сумасшедшим, витающим в облаках. И в то же время опасным сумасшедшим, Иисус. Поэтому-то он и осуждает тебя. Ты говоришь о свободе, Иисус. Хорошо. Но почему ты говоришь о своей свободе и в то же время отказываешь в этом другим? Да, у меня был выбор. Стать прокуратором или отказаться. Хорошо, допустим, я отказался. И что? Иудея перестанет быть римской провинцией? Или устранят эту должность? Нет. Но наместником просто станет другой человек. И не факт, что он станет управлять лучше меня. А если хуже, то хуже будет всем, и твоим родственникам, в том числе, Иисус. А я, такой честный и праведный, если и останусь жить, что очень сомнительно, зная характер Тиберия, буду прозябать в нищете и больше такого шанса уж точно не получу. А у меня дети, Иисус. Кто их обует и оденет? Кто, наконец, накормит их? Ты - своими словесами? Но ведь от них сильно сыт не будешь. В чём мои дети будут виноваты, что я, их отец, избрал твой путь? Справедливо ли это? Я вырос в этой провинции. Знаю народ, его язык, обычаи, культуру, наконец, условия проживания. И кто, как не я, Иисус, зная эту страну, смогу что-то сделать для её экономического процветания? Что в этом плохого? Объясни мне, Иисус. Или, что я не понимаю?

Чуть заметная усмешка коснулась губ Иисуса. Усмешка горькая. Ибо два мира столкнулись в этот момент в темной сырой камере иерусалимской тюрьмы. Две мировоззренческие концепции. Старая, владеющая умами подавляющего большинства тогдашней Ойкумены и новая, только нарождающаяся, носителями которой были лишь Тибетские Траши.

– Не понимаешь, Понтий. Не понимаешь, – с горечью повторил он. Мы говорим с тобой об одном и том же, на одном языке, но совершенно не понимаем друг друга. То, что для меня кажется таким простым и понятным, для тебя оказывается сложным. Я уже объяснил, почему это не понятно тебе. Гораздо сложнее понять, почему это так сложно усвоить людям, считающим меня своим соплеменником, страдающим как от вашего рабства, рабства римских завоевателей, так и от произвола местных правителей и жрецов. Я же не спорю Пилат, что каждый должен заниматься своим делом. Земледелец - выращивать хлеб, гончар - изготавливать посуду, музыкант – услаждать слух земледельца и гончара красивыми мелодиями. И должны они это делать хорошо. Я же с этим не спорю, ибо это правильно. Но скажи мне, прокуратор, разве обязательно тому же гончару, вечером, после работы напиваться, избивать жену, а затем бежать устраивать разборки с соседями? И это вместо того, чтобы, выучившись грамоте, после ужина, в семейном кругу читать Вергилия и Горация, Овидия и Апулея. Разве обязательно земледельцу, при продаже излишек зерна, такому же, как он труженику - гончару, пытаться обвесить его? Разве обязательно жёнам земледельца и гончара, вечером, сидя на скамейке, обсуждать, перемешивая правду с ложью, другого своего соседа - ткача? И это вместо того, чтобы говорить о любви, культуре, искусстве. Или хотя бы, наконец, о воспитании детей. Именно об этом я говорил когда-то. «Не нарушить я пришел законы, но исполнить». А законы простые, Понтий: «Не укради, не убий, возлюби ближнего своего, как самого себя», т. е. живи по совести. Неужто трудно людям жить по этим законам? И понял. Да, трудно. Ибо страх, зависть, раболепство не только не осуждаются властьпредержащими, но и поощряются ими. Ибо когда общество думает только о насыщении утробы, участии в коллективных оргиях и кровавых зрелищах, а не о духовном развитии, ими легче управлять. Все ненавидят мытарей - сборщиков налогов, но в то же время существует постоянная очередь на замещение этих вакантных должностей. Зависть и злоба движет людьми в этом мире. Злоба и зависть. По отношению ко всем, кто живет не так как они. Не по их правилам. И не важно кто это, Цезарь или последний раб. Важно, что они не такие. Но если перед первым раболепствуют, поют ему осанну, то второго стараются унизить, растоптать, уничтожить. И если они делают что-то одинаковое, но выходящее за рамки общепринятых правил, то это считается невинными причудами первого и сумасшествием, а то и вовсе преступлением второго. Но стоит первому оступиться и упасть, его тут же признают сумасшедшим и постараются растоптать. Во что бы то ни стало. И будут они это делать с ещё большим удовольствием и злорадством. И об этом я говорил. И призывал к покаянию, если не перед людьми, то перед Богом. Ибо перед ним мы все равны. Ибо мы есть дети его. От начала времен.

– Ты хвалишь своего Бога и ругаешь наших, Иисус. Но если у твоего Бога такие скверные дети, а их, таких, как ты сам сказал, подавляющее большинство, то не является ли тогда таковым и твой Бог? Ибо дети - это всего лишь отображение собственных родителей. Их мыслей, поведения, привычек и комплексов. Да, ты правильно заметил. Наши Боги - воистину чудовища. Они только и делают, что пьют, жрут, прелюбодействуют и воюют. А в свободное от этих занятий время гадят на каждом шагу, совершают всяческие уголовно наказуемые преступления и подлости. Ни один смертный не сравнится в этом с ними. Да, это действительно так. Они свергали старых богов, кстати, своих же родителей, создавших этот мир и воцарились в нем сами, творя беззакония и мерзость. Но не таковы ли люди? Мы придумали себе Богов, наделив их собственными пороками. Мы строим им храмы, воскуриваем благовония, приносим жертвы, но давно уже не верим в них. Мы, по сути - атеисты, Иисус. Наша показная религиозность лишь дань обычаям, не более. Но они нам нужны. И это нас устраивает. Ибо они лишь отображение наших комплексов и пороков. И когда мы совершаем какой-либо гадкий поступок, у нас есть оправдание. И наши Боги поступали так же. На самом деле это очень удобно. Но чем твой Бог отличается от наших, Иисус? Ведь твои соотечественники в большинстве своем такая же мразь, как и мои. Почему твой Бог не создал их лучше? Ведь по твоим словам они дети его. Созданы, как сказано в ваших писаниях, по образу его и подобию. Но если таковы дети, то представляю, каков тогда папочка.

Полемическая страсть захватила прокуратора. Он искал убедительные доводы и, находя их, с жаром приводил. Но в то же время казалось, что он больше убеждает себя в собственной правоте, чем стоящего напротив узника.

– Почему твой Бог не создал их лучше? - повторил он. Ты призвал людей жить по так называемым заветам Бога, хотя это скорее твои заветы. Ты их сам придумал и теперь стараешься внедрить в умы людей. Я не скажу, что они плохи. Напротив. Но каковы твои успехи, Иисус? Скольких ты успел наставить на путь истинный? Сумел убедить жить по правде и справедливости? Где эти люди? Покажи их мне? Вечером я видел других, отвергающих твои законы и признающих законы наши. Ибо им следовать гораздо легче. Почему твой Бог не помог тебе в деле просвещения? И нужен ли людям такой Бог, запрещающий простые человеческие слабости и наказывающий за них? Наши Боги хотя бы не лицемерят. Они создали людей такими, какими являются сами. И лишь изредка вмешиваются в их дела, помогая или мешая кому-либо из смертных. Твой же, совершенный Бог, как я уже говорил, создав людей по своему образу и подобию, и увидев вдруг их несовершенство, подлость и ничтожество, прибегает к наказаниям, называя это карой небесной. Но ведь это абсурд, Иисус. Наказывать изобретения за ошибки изобретателя. Где здесь логика? Вместо того, что бы признать собственную ошибку, он перекладывает вину на других. Почему он, такой мудрый и праведный, изначально создал столь несовершенные существа? Твой Бог - лицемер, Иисус. Посадив дерево познания добра и зла в эдемском саду, он тем самым подготовил почву для людского искушения. А, искусив людей, он их же и наказал за это. Но твой Бог не только лицемер. Он – лжец, Иисус. Он жестоко наказал старшего сына. А за что? За то, что он сказал людям правду? Что они не умрут, попробовав плоды этого дерева. А ведь твой Бог утверждал обратное. И не Бог дал человеку разум. А его старший сын – Сатана. Это вытекает из ваших же писаний, Иисус. Ведь благодаря Сатане люди узнали, что есть добро и что есть зло. Ведь различение этих понятий и есть одно из проявлений разума. Ведь это не противоречит и твоему учению, Иисус. Твой Бог не только лжец и лицемер. Он трус, друг мой. Ты на каждом шагу твердишь, что человек должен духовно самосовершенствоваться, чтобы приблизиться к Богу. Но хочет ли сам Бог этого? Я имею в виду твоего Бога, Иисус. Сомневаюсь. Не за это ли он низверг из Рая мужчину и женщину, убоявшись, что они станут такими, как он сам? Не за это ли он наказал своего старшего сына? А ведь он всего лишь хотел стать таким же, как отец. Вот иудеи называют Сатану отцом лжи, но приведи мне пример, где он солгал хоть бы раз. Зато ваш правдивейший Бог лжёт на каждом шагу. И это правда, Иисус. Во всяком случае, если верить писаниям. Стоит лишь внимательно прочитать их. Или опять скажешь, что я не прав?

– Да, Пилат, ты прав, говоря о боге иудеев – ветхозаветном Яхве. Но это не мой бог. Он бог невежества, главного зла, шагающего по планете. Мой же бог вне осуждений. Мой бог – Знания. Мы говорим о разных понятиях, Понтий. Ибо, что есть Бог или Боги в твоем понимании и в понимании большинства обывателей, в том числе и моих земляков, по сути таких же простых людей, как и ты? Это конкретные персонажи, имеющие человеческий облик, наделенные человеческими чертами характера и биографией. Таковы ваши олимпийцы, Пилат, таков и Яхва иудеев. Единственное, что их отличает от людей, это сверхчеловеческие возможности организма и умение управлять определенными природными стихиями. Вполне возможно, что это были когда-то конкретные люди. Но народ, непонимающий механизма реализации и владения этими сверхчеловеческими, как им казалось, качествами, обожествлял их. Но были ли они людьми в моем понимании? Даже не Богами, Пилат. Ибо смешно говорить об этих персонажах как о Богах, а просто, людьми? Людьми настоящими. Ибо они наделены были от Бога, настоящего Бога, Пилат, сверхвозможностями: биологическими, энергетическими и так далее, и на что их они употребляли? Ты же сам ответил на этот вопрос. И это вместо того, что бы владея действительно такими незаурядными способностями, самим идти по пути любви, правды, нравственности и справедливости, и народ тащить за собой. Но тогда, и в этом парадокс человеческого мышления, Понтий, они стали бы не Богами, а демонами, ибо заставляли бы делать человеческое стадо то, что оно не хочет. Трудиться над собой, самосовершенствоваться. А это очень тяжело, ежеминутно думать, а нравственно ли я поступаю? Да, наместник, этот мир не совершенен. Здесь уже давно изменены полюса: Добро и Зло, Правда и Ложь, честь и подлость, праведность и грех. Для того я и пришёл в этот мир, что бы попытаться изменить человеческое сознание. <u>Пришёл от имени Бога. Бога истинного, каковым является Знание, Информационное поле Вселенной, Космический Абсолют.</u> Ещё великие мужи прошлого; отец логики Аристотель и учитель его Платон утверждали, <u>что миром правят не развратные олимпийские боги, а Разум, названный этими мудрецами «первым двигателем» всего сущего.</u> А Сократ учил, что Бог - это внутренний голос, что удерживает нас от дурных поступков. Разум и есть Бог.

Разум - это сила, движущая материей. Он всюду - в делах человеческих, в рое пчел, в шуме горных потоков и в свете солнца... Великий Разум! А ваши Боги, так же и Яхве моих земляков, всего лишь олицетворение сил природы и человеческих страстей. Пойми, Понтий. Бог - это не полупьяный мужичонка, в разорванном хитоне, восседающий на облачке в обнимку с блудливой гетерой, как утверждают и ваши и наши жрецы. <u>Бог - это любовь, справедливость и высокая нравственность</u>, но для большинства из вас такое понимание Бога слишком сложно и абстрагировано. И Бог специально сделал этот мир несовершенным, что бы человеку было к чему стремиться и к кому тянуться. Что бы он сам пришёл в Царствие небесное с чистой совестью и любовью в сердце, как достойно несущий Великое имя Человек!

– Посмотри на окружающих, Иисус. И не витай в облаках. Что-то они не слишком стремятся в Царствие небесное, нарисованное тобой. Ты пришел в этот мир один и уйдёшь из него один. И люди, большинство из них, через неделю забудут о твоём существовании и будут жить по нашим законам, и поклоняться нашим Богам. Как бы они их не звали: Зевс, Юпитер, Яхве или даже, к примеру, Иисус. Люди всё равно их приспособят под себя. Сделают удобными для понимания. Ведь сущность человеческую не изменить. Это не под силу даже твоему Богу. Допустим, что он рано или поздно заменит наших Богов. Ну и что? Его же именем будут творить всяческие безобразия, и на него же возложат ответственность за свои гнусные деяния. А если и не на него, то придумают кого-либо другого. Лишь бы оправдать собственные грехи. А как они будут называться: Аид, Плутон, Демон, Вельзевул, Сатана или как-то ещё, поверь, дело второстепенное. Ведь люди, в большинстве своем, создания подлые. Кто более, кто менее. Ты постарался им об этом сказать. Ну и что? Ты думал, что они изменятся, прислушаются к тебе, станут лучше? Ага, сейчас. Разбежались на перегонки, кто быстрей! Вот результат твоей деятельности, Иисус. Люди не поняли тебя, обиделись, избили и упекли в тюрьму. И неизвестно еще, что будет завтра, хотя я постараюсь сделать всё для твоего освобождения. Ну, чего ты добился своей нравственностью? Эффект от твоих проповедей, я повторяю, хороших и наверное правильных, получился обратный. Они вызвали самую гнусную, самую подлую реакцию на твои призывы. Даже тех людей, кому ты действительно реально помог. Ты на себе это уже ощутил. Люди - это животные, Иисус. Нет, они даже хуже животных. Они обладают разумом. Ты это правильно сказал. Но ведь это то и страшно. Ибо только с появлением разума появились два таких качества присущих только человеку, как лень и аморальность. Мы очень часто гордимся тем, что постоянно что-то изобретаем. Но, во-первых, эти изобретения в большинстве своем служат орудием убийства себе подобных. А, во-вторых, Ты хотя бы раз задумался, для чего мы это делаем? Да просто для того, что бы облегчить свой труд. То есть из-за лени. Лень - двигатель прогресса. Лень родила разум. Вот и всё. И никаких высоких материй. Лень и аморальность. Ведь животные, Иисус, гораздо моральнее нас. Ведь у них есть заповеди, которые они нарушить не могут, так как следуют инстинкту, а не разуму: не убий себе подобного, не бей лежащего соперника, не трогай детёнышей, не покушайся на чужую территорию, не прелюбодействуй с чужой самкой, не нападай неожиданно или сзади, не отнимай пищу, не воруй у своих и так далее, и так далее. Следуют ли люди, наделенные, как ты говоришь Божественным разумом, хоть одной из этих заповедей? И чем тогда на самом деле является их разум? Благодатью Божьей или всё-таки карой Господней? Признай мою правоту и смирись. Зачем этот твой вызов уже сложившемуся укладу, традициям, верованиям. Вызов самому обществу. Ведь оно тебя отвергло, признав сумасшедшим. Над тобой смеются и ненавидят. Зачем, Иисус? Это что, эпатаж, форма самовыражения, стремление выделиться? Ну не таким же экстраординарным способом. Или ты получаешь какое-то сексуальное удовольствие от издевательства над собой? Я не могу понять тебя. Вместо того, чтобы нормально жить, просто жить и не забивать себе голову бредовыми идеями, кормить семью, воспитывать детей, ты с кучкой таких же, как сам, тунеядцев бродишь от селенья к селенью прося подаяние. И еще смеешь учить людей жить, дающих его тебе. Неужели не стыдно? Кстати, лет триста назад был уже один такой чудак в городе Синопе. Как бишь там его звали? Диоген, кажется. Жил в бочке, зарабатывал на хлеб неизвестно чем, никогда не мылся, не имел даже собственной посуды. Сидел целыми днями на людной площади, бездельничал, да говорят в придачу ещё прилюдно онанировал. А когда становилось скучно, хватал фонарь, зажигал его и бегал по городу, вопя: «Ищу человека! Ищу человека!» Ну и как нашел?

Иисус болезненно поморщился. Видно было, что разговор этот для него крайне неприятен. Хотелось прекратить бессмысленную полемику, но приходилось отвечать.

– Ты не прав, наместник. Ведь многое, что мы знаем о Диогене, на самом деле рассказано его врагами. А ты сам знаешь, что стоят эти рассказы. А что касается человека - да, представь себе, нашёл.

– И где же он, этот человек?

– Вот он, перед тобой.

– Да, не густо. За триста лет найти всего лишь одного человека. Если такими темпами общество будет продвигаться к царству небесному, то нескоро его достигнет.

– Ты не прав, Пилат. На самом деле я не один. Да, нас меньшинство. Значительное меньшинство. Да, нас преследуют. Смеются, издеваются и не понимают. Но мы есть. И будет всё больше и больше. Серость и посредственность, являющаяся подавляющим большинством старается избавиться от нас, ибо мы как назойливые мухи, уже своим существованием не даем им совершать преступления и подлость в ещё больших масштабах. Делать это безнаказанно. Хотят они этого или нет, но иногда и им приходится испытывать угрызения совести. Особенно у последней черты, отделяющей их от суда Божьего. И что такое человеческая жизнь в Божественном временном измерении? Миг. И триста лет для Бога не более, чем триста секунд для нас. Ты живешь настоящим, друг мой. И видишь людей, каковы они сейчас. Я же учу людей, какими они должны стать в будущем. В далеком будущем. Пройдет не одна сотня лет, и даже не одна тысяча, прежде чем они встанут на пороге Царства Божьего. Но если я, и такие как я не будем проповедями жечь людские сердца, приближая человека к Богу, то духовное преображение человечества вообще никогда не наступит. И тогда мрак навсегда поглотит их души, а холод скуёт сердца. Ты живешь настоящим, Понтий, а я будущим.

– Будущее, будущее. Ни тебе, ни мне не дано предугадать каким оно будет на самом деле. Кто тебе мешает жить сейчас честно и праведно? Я, Тиберий, Каиафа? Кто, Иисус? Да на самом деле никто. Живи так, если хочешь. Но не раздражай своим морализаторством окружающих тебя. Им сейчас на самом деле нужен кусок хлеба, что бы насытиться. И отрез ткани, чтобы прикрыть наготу. И ради того, чтобы это минимальное у них было, люди готовы идти на любые преступления. И тоже во имя будущего. Будущего своих детей, а не абстрактного человечества.

– Но почему во имя будущего, пусть даже собственных потомков, необходимо совершать преступления? Подличать, унижаться перед Сильными мира сего, воровать, лгать и ненавидеть друг друга? Молча ненавидеть? Признаваясь в любви, преданности на словах, ждать удобного момента, чтобы ударить в спину. Больно, с упоением и злорадством. Почему, Пилат? Живя так, мы таким же образом воспитываем своих детей, зачастую даже не замечая этого, а потом ужасаемся, почему они выросли такими бездуховными и эгоистичными. Дети - наше будущее. Но ведь мы, мы сами создаем это будущее. Хотим мы того или не хотим. Понимаем или не понимаем. Ужасное будущее. Где нормальные человеческие качества и отношения, такие как дружба, любовь, верность, доброта и так далее, становятся предметом насмешки и злого поругания. А люди, имеющие твердые моральные принципы - преступниками. Но ведь может быть и другое будущее. Будущее, основанное на заповедях Божьих, становящихся постепенно человеческими. И оно прекрасно. Ведь только оно, на самом деле имеет право на существование, ибо должно строиться по законам Добра и справедливости. Как сказал тот же Диоген: «Я мыслю, значит, я существую!» Но мыслить нужно о высоком, Пилат. Ибо мы - люди. И пища нам нужна не только для желудка.

– Опять красивые слова. Но посмотри на себя, Иисус. Посмотри внимательно, непредвзято. Кто ты есть на самом деле? Ты говоришь о будущем человечества, о любви. Но любишь ли ты сам, Иисус? Загляни себе в душу. Что ты сделал в этом мире? Осчастливил ли кого-нибудь? Ведь страдаешь не только ты. Из-за тебя страдают близкие люди. Неужели такова твоя плата им за любовь? Ты обвиняешь людей в эгоизме. А сам? Что ты сделал полезного для людей? Для конкретных людей? Не всего человечества, это понятие слишком расплывчато, что бы о нем говорить всерьез, а для десяти, пяти, пусть даже для одного человека. Что? Возьмем хотя бы меня. Я отстраиваю Иерусалим. Город, который является столицей твоей Родины. Я провел в него водопровод. Я ремонтирую дороги. Я, являясь поклонником других богов, даю деньги на реставрацию вашего «храма». А что сделал ты Иисус?

- Я, я, я. Не ты это сделал Понтий. Это сделали люди. Простые люди.

- Да, Иисус, в этом ты прав. Тебе не откажешь в логике. Действительно, всё это сделали люди. Простые люди. Простолюдины. Но под моим руководством. Ибо если бы я, своей волей, не издавал соответствующие указы, ничего этого не было бы. Так кто тогда из нас больше любит людей? И кто в действительности работает на их благо? Прости, Иисус, ты мой друг и мне не хотелось бы говорить тебе резких слов, тем более здесь, в месте отнюдь для этого неподходящем, но ты меня к этому принуждаешь. Тебе уже тридцать три года. Из них восемнадцать ты шлялся неизвестно где. Да, да, конечно же, ты учился. Как сам говоришь, не спорю. Скажу больше. Ты получил прекрасное образование. И на что ты его направляешь, Иисус? Что ты делаешь для улучшения жизни людей? Не абстрактных будущих поколений, а людей, живущих рядом с тобой? Ты говоришь о любви, но сам никого не любишь. Извини, что мне приходится повторяться, но ты – эгоист, Иисус. Ведь ты не любишь даже свою семью. Ты хотя бы пальцем пошевелил, чтобы улучшить их жизнь? Занимаясь словоблудием, ты на самом деле подаешь пример аморальности. Ибо это лишь слова, неподкреплённые делом. А ведь даже вера без дел мертва, ты же сам об этом неоднократно говорил. Ведь ты мне так и не ответил, Иисус, кто все-таки тебе мешает жить честно, праведно. И при этом работать, зарабатывая семье хотя бы на пропитание? Ведь ты мужчина, Иисус, а мужчина в первую очередь добытчик. Ну, так кто, Иисус? Я? Каифа? Общество? Кто? У тебя острый ум, обширные знания, ты мог бы занять в обществе достойное положение. И служить обществу, исходя из своих же заветов. Как это делаю я. Но от меня видна реальная польза, хотя я, в глазах твоих земляков и являюсь оккупантом. Ты же не делаешь ничего. Или тунеядство, прикрытое красивыми словами, ваша семейная черта? Недавно казнили, ты об этом наверняка слышал, твоего двоюродного брата - Иоанна. Ты бродишь от селенья к селенью, а он ушёл в пустыню и так же начал проповедовать. Ежедневно десятки дураков приходили послушать его. Целыми днями сидели, открыв рот, внимая, как потом говорили, гласу Божьему, исходившему из уст этого пророка. И это в ту пору, когда необходимо было работать на полях! Итог? Урожай погиб, а семьи этих придурков, а по-другому их и не назовёшь, остались голодными. Чтобы не умерли, пришлось им ссудить зерна до нового урожая. Так кто из нас более праведен, Иисус? Я или Иоанн? Кто больше заботится о людях? А погиб вообще нелепо. Начал осуждать Ирода Антипу, - правителя Иудеи, в том, что тот спит с женой брата. При каждом удобном и неудобном случае, по нескольку раз на день кричал об этом. Я понимаю, Ирод, конечно, не ангел, да и Иродиада – та ещё мразь. Но твоему брату какое дело до этого? Или может просто завидовал, что не с ним спала эта сучка? Ну Антипе это, в конце концов, надоело, он и бросил его в тюрьму. Так тот и там не унимался. Тогда по просьбе своей племянницы Саломеи, Антипа отрубил Иоанну голову. Что б не гавкал. Хорошо хоть он не знал, что Ирод спит еще с Саломеей. То-то было бы вселенского воя. Я, конечно, сделал серьезное внушение этому педофилу. Но казнил-то он кого? Бомжа? И ты становишься таким же, Иисус. Может быть, даже не замечая этого. Построй дом, воспитай сына, а ещё лучше несколько сыновей, дай им хорошее образование, законы Империи позволяют это, живи по-хорошему с соседями, заведи друзей, займи достойное место в обществе. И тебя начнут уважать. Даже если Ты будешь выступать с этими же идеями, тебя будут слушать более внимательно. И даже объявят Иисусом Мудрым, Иисусом Справедливым, а не Иисусом Сумасшедшим. Но для этого надо лишь изменить свой социальный статус. Ибо люди по природе своей глупы и раболепны, а поэтому готовы благоговейно выслушивать любую ересь, несущуюся с высокой трибуны. И одни и те же слова, сказанные Иисусом Нищим и Иисусом Правителем будут восприниматься по-разному. Поверь, это на самом деле так, а значит, прислушайся к моим словам. Я искренне желаю тебе добра. Достигни чего-нибудь в этой жизни, обеспечь себя и семью, а потом поучай на здоровье. От этого будет польза всем. И тебе в первую очередь. Или я не прав?

– Да нет, конечно же, прав, Понтий. Прав. Спасибо за совет. Но прав по-своему. У тебя правда простого человека. Простолюдина, как ты сам выразился, хоть и занимающего высокий пост. Я не говорю, что это плохо. Просто это твой уровень понимания. Твой и подавляющего большинства людей. Ибо к чему вы зовете? Построй дом, вырасти сына. Хорошие слова. Мудрые слова. На первый взгляд. Но кем вырастет этот сын в вашем бездуховном, безнравственном обществе? В обществе, которое становится с каждым годом все бездуховнее и безнравственнее. В обществе, где правят деньги и кнут. В обществе, состоящем из миллионов рабов. Где рабом может стать каждый. И я, и ты, Пилат. Стоит лишь чем-то не угодить императору. Да и император, по сути, раб. Раб системы, придуманной до него и без него, раб лживых условностей, которым он, хочет того или нет, должен следовать. Раб окружения. Он вынужден руководить империей при помощи подачек своему окружению и наказания тому, на кого это окружение покажет. Не так ли Ты руководишь нашей провинцией, наместник? Скажи честно, всегда ли ты издавал указы, соизмеряясь со своей совестью? Нет, и ещё раз нет! Ты в качестве примера привел Иоанна. Да. Он всегда был несколько странным. И его проповеди были далеко не безобидны. Но разве это повод для казни? Ты подумал о том, что Антипа казнил человека? Казнил за то, что он назвал подлеца подлецом, а блудницу блудницей. Казнил за Правду? А если бы эти обвинения против Антипы были воздвигнуты тобой или Тиберием? Как бы он поступил тогда? Прекратил блудить и выступил с покаянием? Возможно. Но не из-за угрызений совести и чувства стыда, а из-за страха. Для тебя и для таких как ты, Пилат, важно, кто говорит, а для меня - что человек говорит. И соизмеряет ли он свои поступки со словами? Ты называешь себя благодетелем. Не дал людям умереть с голода. Но ты лукавишь, прокуратор. Как ты думаешь, почему селяне предпочли слушать Иоанна, вместо того, чтобы работать в поле? Да потому, что знали, большую часть урожая отберут сборщики налогов. А с оставшейся, ещё часть отдай храму. А не расплатишься, продадут в рабство за долги. Вместе с семьёй. И это ты называешь справедливостью? И призываешь меня стать таким же, как ты? Ты, Пилат - наместник. То есть правитель. Правитель на месте. Но ты не правитель, Понтий, ибо правитель, от слов право и правда. А по правде ли ты управляешь? И можно ли по правде управлять рабами, которых вы считаете скотом, но они люди, Пилат. Плохие, хорошие, не важно, но люди. И «виноваты» лишь в том, что задолжали когда-то ростовщику, попали в плен, честно защищая свою родину, или просто уже родились рабами. Но вина ль это их? Или беда? Но есть рабство телесное, а есть внутреннее. Я уже говорил об этом. Поэтому ты не правитель, Пилат, ибо в твоих указах и распоряжениях нет ни правды, ни права, Божьего права. Ты - руководитель. Ты лишь разводишь руками, указывая что сделать, выполняя волю вышестоящих начальников, но волю светскую, а не Божественную. Ты хвалишься, что в года твоего правления в Иерусалиме началось большое строительство. Но что будет в этих зданиях? Библиотеки или лупанарии, театр, где будут ставиться пьесы Аристофана, Софокла и Еврипида, или амфитеатр, на арене которого обречённые на смерть будут безжалостно резать друг друга, проливая при этом настоящую кровь на потеху охлосу; дешевые гостиницы для бедноты или дворцы знати, ежедневно предающейся разнузданным оргиям? Что? Ты задумывался над этим, прокуратор? Ты построил акведук для подачи воды в город. Честь и хвала тебе за это. Но сколько при этом тебе людей пришлось обратить в рабство, для того, что бы строительство не простаивало и дня? А когда иудеи возроптали, не ты ли подавил их, пролил немало крови. Ты построил дорогу. Хорошо. Но куда она ведет? К Голгофе, на которой почти ежедневно казнят кого-либо, и дальше, в каменоломни, где трудятся сотни рабов, добывая камень для ваших нелепых, а зачастую и преступных сооружений. Сотни, тысячи безымянных людей трудятся, а славу строительства припишут тебе и Тиберию. Скажи, прокуратор, разве это справедливо? Ты строишь и реставрируешь «храмы». «Храмы», в которые бедняк несет последний обол, «храмы», в которых торгуют от имени Бога, «храмы», в которых торгуют Богом! Это ли не кощунство? «Храмы», в которых приговаривают к смерти праведников. «Храмы», построенные на неправедные деньги, прокляты, Пилат. В них не кенари поют, а бесы воют. Их вой доносится даже до твоего дворца, Пилат. Неужели ты его не слышишь? И ты всем этим гордишься? И ты призываешь меня стать таким же? И вырастить таким же собственного сына? Мы живем в обществе. Ты совершенно прав. И это общество диктует свои законы. И что бы добиться чего-либо в этом обществе, нужно стать своим для людей, этим обществом управляющих. Стать таким же, как они. Хочешь ты этого или нет. И получив что-то, деньги, власть, уважение общества, уважение не за твои морально-нравственные качества, а опять же за деньги и власть, не теряешь ли ты что-то неизмеримо большее - душу? Ты это делаешь не в одночасье, как думают многие. Нет. Это происходит постепенно. Годы, десятилетия. По щепотке, торгуя ей направо и налево, в розницу, не спохватишься ли ты когда-нибудь, пусть даже у последней черты? Ан, а её то уже и нет. Или почти нет и не вздрогнешь? И не вскричишь ли в последнем вздохе - Господи, зачем все это? Показывая на стены дворца, парчовые одежды и золотые блюда. И неужто не пройдут перед взором твоим сотни, тысячи оболганных, преданных, проданных и замученных тобой? Во имя достижения материальных благ. И неужто ты считаешь, что подлость, которую ты зачастую и не считал таковой, а если и считал, то называл это компромисс с совестью, останется безнаказанной? Но совесть - она или есть, или её нет, и здесь не может быть иных компромиссов. Вспомни властителя мира Македонского. На что потратил он жизнь свою? Кровь, смерть ежедневная, горящие города, стоны умирающих и вопли уходящих в рабство. И всё это лишь для того, что бы потешить собственное тщеславие. Я - великий полководец, я - непобедим, я - властелин мира! А в итоге? Чтобы забыться хотя бы ночью, ежедневные пьянки до упаду, и в результате белая горячка и смерть в горячечном бреду. Смерть в тридцать три года. Ему было столько же, сколько и нам с тобой, Пилат. Неужто это нужно было лишь для того, чтобы потерять всё в одночасье? Тридцать три года Македонскому, тридцать три года мне. Разные судьбы, но один конец. Но я иду к Отцу нашему с чистой совестью, а с какой совестью шёл он? И не кара ли это Господня за злодеяния, совершенные им? В своё время, будучи в Синопе, он встречался с Диогеном и посмеялся над ним, посчитав того чудаком. Но в последний час жизни своей, не великий ли Александр воскликнул: «Господи! Я завоевал весь мир, а к тебе иду с пустыми руками?!» - тем самым, признав, желая того или нет, правду Диогена, если не перед людьми, то перед Богом. И не чудака ли философа он вспомнил перед кончиной? Ты выбрал путь Македонского, наместник, я - Диогена, и Бог нас рассудит. А что касается моих родных. Да, они меня не понимают, осуждают и в чем-то может быть, даже стыдятся. Постоянно упрекают, смотри, дескать, как живут люди. А эти люди действительно живут хорошо. Хорошо в их понимании. То есть богато. При этом подворовывая по мелкому, обманывая, подлизываясь и так далее. Но живут хорошо. Богато. Но есть ли у них Бог в душе? Ведь слово «богатство» от слова Бог и подразумевает широту души и наличие сердца, а не злата в кошельке. Но нам подменили понятия. И теперь богатыми оказываются они, а не я. Я же в их понимании дурак, ибо не ворую, не обманываю, не подличаю, честно зарабатываю на пропитание, пусть не много, но честно, ведь я не тунеядец, Пилат. Я врачую, за это люди платят мне. Пусть не много, сколько могут, но нам хватает. Да, я мог бы при желании открыть свою клинику и лечить богатых, ибо я хороший врачеватель. Но я не делаю этого, ибо их болезни – наказание Господа за их образ жизни и поведение. И поэтому я чаще лечу бедных. Да, они то же зачастую далеки от идеалов праведности, но я помогаю тем, кто в помощи действительно нуждается и ни где её больше получить не в силах. И поэтому я чист. Чист и перед Богом, и перед людьми. И если встанет вопрос, каким быть моему сыну, богатым подлецом или бедным, но порядочным, я предпочту последнее.

Ибо у меня есть совесть. Поэтому я хочу, чтобы она была и у сына. Ибо перед Богом все равны. И кесарь, и бедняк. Когда Адам пахал, а Ева пряла, кто ими управлял тогда, кроме Бога? Бог судит не то, сколько ты нажил в этой жизни, а как ты свою жизнь прожил. Ты говоришь, что сделал многих людей счастливыми. Но скольких несчастными? Ты думал об этом? Взвесь на весах собственной совести и тех и других. Да, я никого не осчастливил. Даже собственную семью. Да и не для счастья я вернулся в сей мир из далёкого и загадочного для вас Тибета. Ибо что такое счастье в человеческом понимании? Мишура. Покупка новой вещи, получение лишней драхмы за выполненную работу, удачная женитьба, и так далее, и так далее. Всё это называется счастье. Такое маленькое для Бога, оно оказывается таким большим для людей. Не счастье я принес людям, но волю. Внутреннее освобождение от рабства. Да, я не могу освободить миллионы рабов от тирании твоего государства. Но свобода внутренняя - право в любых обстоятельствах оставаться человеком, это ли не более важное? Я хотел научить их этому. И если кто-то, пусть даже хотя бы один человек, стал добрее, честнее, порядочнее, нет, не счастливее, ибо в постоянных поисках обретения души тяжело обрести простое человеческое счастье, а просто перестал творить зло, то не зря я бродил от селения к селению, и не зря завтра, а точнее уже, наверное, сегодня взойду на Голгофу, что бы прервать собственную жизнь. Я сделаю это ради того, что бы эти люди завтра опять не встали в любопытствующую толпу, глядящую с наслаждением на муки и смерть и орущую оскорбления. Я жил, Пилат, вопреки людям, но я - умру за них. Хотят они того или нет. Понимают или не понимают.

- Ты хочешь умереть ради людей? Даже ради тех, кто вечером требовал твоей казни? В своём ли ты уме, Иисус? Не понимаю.

- Да. И ради них тоже. Ибо не ведают что творят.

- Не ведают? Нет, ведают. Прекрасно ведают. Но творят. Неужто после всего, что они сотворили с тобой, ты все же желаешь им добра?

- Я не желаю им зла. А это много, Пилат. Очень много. Поверь мне на слово.

- Страшны слова твои Иисус. Страшны, ибо не понятны. Ты готов умереть ради людей, ненавидящих и проклинающих тебя. Но кому, в таком случае, нужна смерть твоя? Ведь ты просто устроишь дармовое шоу для толпы. Чем ты, в таком случае, отличаешься от тех же гладиаторов? Но те смертью хотя бы зарабатывают деньги. А ты, в таком случае, этакий альтруист - самоубийца. Но ведь по вашим законам самоубийство – один из смертельных грехов. Как ты можешь нарушать Божьи заповеди? А если можешь, то перестань тогда говорить о Боге и исполнении его промысла. Как можно учить тому, чему сам не следуешь? К чему приведут такие вот двойные стандарты? Ты думал об этом, Иисус? У нас есть поговорка: «Что дозволено Юпитеру, то не дозволено быку». Или ты себя возомнил Богом? Опомнись, смири гордыню и живи. Завтра я призову тебя на новый допрос. И сделаю всё, что бы освободить тебя. Признаю невиновным перед римской юстицией, ибо не совершил ты антигосударственных преступлений. А значит и не подсуден. А сегодняшний разговор забудем. Его не было. Благо никто не слышал, как ты оскорблял великого Цезаря и империю. Только не натвори глупостей и если будешь сомневаться в ответах - промолчи. И тогда это будет трактоваться в твою пользу. Договорились, друг мой?

- Спасибо тебе, Понтий. Ты искренне хочешь спасти меня. Но, к сожалению, даже всесильный наместник не свободен в своем выборе. И не тебе решать судьбу мою, как бы ты не хотел. Вчера вечером ты это уже доказал. Ты - заложник обстоятельств. Я знаю, ты считаешь меня своим другом, и ценю это. Но ведь если бы ты действительно мог, то освободил бы меня ещё вчера. Но ты не сделал этого, ибо испугался. Я не осуждаю тебя. Отнюдь. Трусость, хотя и является грехом, но она свойственна всем людям. И тебе, и мне, и моим бывшим ученикам. Думаешь я не боюсь завтрашнего дня? Очень боюсь. Но я стараюсь перебороть этот страх. Трусость – это одна из форм инстинкта, защитная реакция на опасность. Ты осуждал моих учеников, но завтра окажешься в их положении. К сожалению. Перед тобой станет выбор, пролить кровь одного человека, своего друга, может быть даже единственного друга, или многих. И ты выберешь. Выберешь меня, Понтий, ибо это предопределено. Жизнь моя в руках Господа, а ты послужишь лишь орудием, исполняющим Его волю, хочешь ты этого или не хочешь, понимаешь или нет. Тебе не известно явление Божественного фатума, поэтому-то ты и делаешь такие заявления. Делай свое дело, и да исполнится воля Его.

- Неправда, Иисус. Человек сам хозяин своей судьбы. И совершает поступки помимо воли богов. А боги лишь наблюдают. А если и вмешиваются, то вмешательство это носит эпизодический характер. Они помогают своим любимцам и всячески вредят тем, кого невзлюбят. И нет никакого предопределения. Это всё выдумки досужих философов, не умеющих толком распорядиться собственной жизнью. Разговоры о предопределении не более, чем попытки оправдать собственные неудачи. На самом деле, человек в силах изменить свою судьбу, были бы лишь желания и воля. А значит я, Понтий Пилат, обещаю тебе: утром, шестнадцатого ниссана по иудейскому календарю, Иисус из Назарета будет оправдан и освобожден. Такова будет моя воля. Воля прокуратора Иудеи, имеющего право выносить приговоры именем Римской империи.

Иисус слегка улыбнулся. Именно таким, гордым и запальчивым Пилат был и в детстве, за что ему часто доставалось от сверстников и родителей. Но, тут же, как будто вспомнив о чем-то недосказанном, тихо проговорил.

- Утром... Утро нас рассудит. Но попрошу тебя об одном. Синедрион не остановится на уничтожении меня одного. Поэтому помоги семье избежать расправы. Переправь мать и жену подальше из Иерусалима. У тебя есть связи, Понтий. Поэтому тебе это будет не трудно. Пусть твои верные люди, надеюсь, у тебя есть такие, доставят мать к границе с Парфией, а там друзья мои, служители солнцеликого Митры встретят её и проводят дальше, в Индию. А жену мою...

Он несколько секунд помолчал. Гримасса боли исказила лицо. Наконец, решившись, повторил.

- Жену мою... В самом сердце дикой Галлии есть небольшая деревушка. Называется Лютеция. Туда и отправь её. Со всеми, кто пожелает составить компанию Марии. Верю, это спасёт её и будущего ребенка. Обещай мне сделать это, Пилат.

– Тебе нечего беспокоиться, Иисус. Утром ты будешь освобожден и отправишься со своей семьей куда пожелаешь. Я помогу тебе. Дам денег тебе на первое время, напишу сопроводительное письмо, что бы по дороге никто не смел тебя обидеть. Только послушай совета. Не провоцируй больше людей. Перестань заниматься глупостями.

– Я уже сказал. Нас рассудит утро. Но если ты действительно считаешь меня своим другом, то обещай выполнить мою единственную просьбу.

– Ну хорошо, хорошо, обещаю, только успокойся. Хотя и зря этот разговор. Но и ты тогда пообещай мне честно ответить на один вопрос.

– Ах, Понтий, Понтий. Ты называешь меня своим другом, а сам сейчас торгуешься. И с кем? С узником. Что ж, так и быть, задавай свой вопрос.

– Не обижайся Иисус, но мне, как человеку уполномоченному следить за спокойствием в Иудее и осуществлять правосудие в ней... Ну хорошо, хорошо, пусть не правосудие, пусть просто исполнение законов, - поправился Пилат, увидев насмешливую улыбку заключенного. - Не важно. В конце концов, дело не в словах. Ну так вот, мне крайне важно знать, правда ли, что один из твоих учеников, некто Иуда из Кариота, является наряду с пойманным намедни Вараввой, главарем банды убийц - кинжальщиков, или как вы их называете - Зелотов? Прости, но я на государственной службе и обязан задать тебе этот вопрос. Давеча, когда он пришел, просить за тебя, я мог бы арестовать его и допросить с пристрастием. И куда бы он делся, всё рассказал бы как миленький. Но скажу честно, узнав, что он продал тебя за каких-то тридцать сребреников, засомневался. Может ли такой мелкий, корыстный человечишка быть вождем отчаянных головорезов? И сейчас тоже сомневаюсь. Но ты упрекнул меня в том, что я пользуюсь твоим положением заключенного, поэтому можешь не отвечать на вопрос.

Пот прошиб Иисуса. Холодный пот. Такого вопроса он не ожидал. Что отвечать? Ведь он дал слово. Поэтому должен отвечать. Отвечать честно. Но как ответить? Тем более прокуратор знает ответ на вопрос. Или, точнее, после сегодняшнего ночного разговора наверняка теперь его знает. И испытывает своего друга. Мозг, несмотря на усталость, начал лихорадочно работать. Солгать, значит, самому поступить вопреки принципам, которые проповедуешь. Ведь я дал слово ответить честно. Что мешает сказать просто: «не знаю». Слово. Слово чести. Принцип – говорить правду. Что ж, надо отвечать. Тем более, Иуде это уже не помешает. Ибо он, сделав свое дело, теперь уже на пути к Богу.

– Ты веришь мне Понтий? Хорошо, я отвечу. Да, это так. Иуда был одним из руководителей повстанческого движения сопротивления. Я отговаривал его. Говорил, что это не выход. Да, они герои, храбрецы. Но их борьба лишь игольные уколы римскому монстру. И стоит ли красиво погибать, не нанося врагу практически никакого вреда? Не лучше ли нести слово истины, которое в конечном итоге преобразует и Иудею, и Рим? И сделает это без кровопролития. Он слушал меня, соглашался. Но как патриот хотел приблизить победу справедливости. Так, как он её понимал. Мне ли его судить? Но не ищи его, Пилат. Поверь мне, это бесполезно. Да, он был лидером зелотов. Был, Пилат.

– Почему был? И почему ты мне советуешь не искать этого преступника? Настоящего преступника, Иисус. Ведь его бандиты зарезали десятки наших легионеров, и я обязан арестовать его, что бы окончательно обезглавить преступную шайку.

– Я сказал был, Пилат. А почему, завтра узнаешь. А теперь иди. Дай мне немного отдохнуть. Будет тяжелый день. Самый тяжелый. Для нас обоих. Ибо будет сделан Выбор. Уходи, Понтий. И прощай.

Слезы выступили на глазах Иисуса. Он как будто стал меньше ростом, плечи непроизвольно поникли, во всей его фигуре почувствовалась какая-то беспомощность. Казалось, он ждет удара, и ещё не получив его, уже чувствует боль. Пятый прокуратор Иудеи резко отшатнулся, побледнел.

– Ты прогоняешь меня, Иисус?

– Нет, Понтий, нет. Ты не понял, но я прошу, дай мне в последние часы земной жизни побыть одному. Не обижайся. Прости меня. Но я устал. Устал в последнее время от людей. От бестолковости, трусости и бессмысленности их существования. Устал. Дай мне возможность набраться сил. Для последнего акта трагедии под названием «жизнь человеческая».

Уходи, Пилат... Пожалуйста. Не усугубляй мои страдания. Всего через несколько часов народ превратится в толпу, зрители в массовку. А я, Иисус Бен Иосиф, плотник из Назарета, мучительно умру. Умру ради них. Умру, что бы воскреснуть в сердцах и душах внуков тех, кто приговорил меня к смерти. Воскреснуть в другой ипостаси. Богочеловека. Ибо внуки, проклинающих и распинающих меня сегодня, придут и поклонятся мне, мертвому, завтра. Приняв букву, но не поняв дух. И будут именем моим распинать других, идущих за мной, принявших дух, но отвергнувших букву. Ибо дух без буквы жив, но буква без духа мертва. Ибо дух божественен, а буква человечна. А значит, не истинна и не универсальна. И будут долго спорить грядущие поколения, кем я был? Богом или человеком? Парадокс в том, что принявшие дух, частичку божественной благодати, будут считать меня человеком, а познавшие букву - Богом. И первые начнут рассказывать о моей земной, человеческой сути, а вторые, якобы от моего имени, благовествовать о сути божественной. А на самом деле, просто евангелить. И будут вторые гонителями первых.

«Он действительно сумасшедший», – подумал Пилат – «Бедный Иисус. После стольких испытаний стал заговариваться. Что ж это я? Конечно же, он очень устал. Неужто люди, призывающие осудить его, не видят, что он попросту болен. Полубезумный юродивый, не отвечающий за свои слова и поступки. И никакой опасности для государства и общества не представляющий. Хотя по справедливости и нуждающийся в длительном лечении и изоляции. На время. До полного выздоровления».

Он попытался напоследок взглянуть в глаза узника. Взглянул и... оторопел. Вселенская боль и неземная, нечеловеческая мудрость читалась в них. Это были глаза человека, но познавшего в жизни что-то такое, что остальным людям предстоит познать через много, много веков, да и то далеко не всем. В них было что-то очень близкое и ясное, и в то же время далекое и непонятное. Даже Боги, великие и недостижимые не могли бы смотреть так. Глаза, безумно любящие жизнь, на которые уже отложила свой отпечаток смерть. Взгляд безсмертного в теле человека.

Не выдержав, Пилат отвел глаза, неожиданно для себя сгорбился. За этот короткий миг, он понял для себя что-то очень важное. Что, он еще не может сформулировать, но это именно то, зачем он и приходил к узнику. Медленно, молча, прокуратор повернулся и, не по годам, старческой, шаркающей походкой, вышел из камеры. Но взгляд человека, которого он знал с детства, и которого сейчас посчитал сумасшедшим, даже сквозь тюремные стены, казалось, жег его спину.

> Человек без кожи.
> Оголены нервы.
> Будешь ли последним?
> Будешь ли ты первым?
> Боль вбирая плотью
> И скрипя зубами,
> Ты бредешь по миру
> Где-то рядом с нами.
> Он - комок из нервов,
> Хоть и добрый малый.
> Рвут на части тело
> Подлые шакалы.
> Вырывают память,
> Выгрызают разум.
> Налетели стаей
> И напали сразу.
> Человек без кожи,
> Оголены нервы.
> Будешь ли последним?
> Будешь ли ты первым?

Глава VI

По дороге, от крепости Антония, внутри которой располагался дворец Пилата, за город, к горе Голгофа, двигался изможденный человек. Через грязную, разорванную во многих местах хламиду, проглядывало зверски исполосованное тело. Кровоточащие раны начали покрываться уродливыми струпьями, на которые садились назойливые мухи, но приговоренный, как будто не замечал укусов. Казалось, он привык к боли, которая терзала каждую клеточку его бедного тела. Иисус брел как бы в полу-сне, автоматически передвигая ноги. Его состояние можно было назвать апатией, смирением перед неизбежным. Сказывалась бессонная ночь, выпившая из узника последние силы.

Тяжелый, плохо оструганный семидесятикилограммовый крест, лежащий на плечах, добавлял мучений, впиваясь занозами в живое мясо, с которого ещё вчера бичами была содрана сберегающая кожа. Но Иисус смиренно переносил боль, лишь от тяжести ноши сгибались и подкашивались ноги в коленях.

Но человек шел, несмотря на терзающую боль, дрожь в ногах, укусы мух. Шел, не смотря ни на что. Пот, вперемешку с кровью, лившийся из-под тернового венца, заливал глаза, мешал видеть дорогу и, стекая по щекам крупными каплями, пятнал его путь. Последний земной путь в этой жизни. Лишь изредка сдавленный стон вырывался из груди мученика. Он немного оживлялся лишь тогда, когда наиболее назойливые мухи садились на лицо, чтобы жадно припасть своими хоботками к живительной влаге. Укусы становились всё больней и больней.

– Ну почему их так много? – думал Иисус, – ведь только середина весны, а они уже такие злые. Как люди, – невольно пришло на ум сравнение. Ведь будь их воля, они бы, во всяком случае, большинство из них, с радостью оказались на месте этих мух, чтобы вот так же, терзать, жалить, продлевая мучение. И получали бы от этого несказанное удовольствие.

Хотелось остановиться, сбросить непосильный груз, отогнать назойливых насекомых. Но стоит сделать это, тут же посыпятся удары легионеров, добавляющих мучения и ещё более колкие насмешки толпы. А он должен дойти. Должен до конца выпить горькую чашу, как они все считают, позора. Путь считают, но он должен. Ради них, ради их детей, ради будущих поколений, должен, несмотря ни на что.

Босые ноги, ступающие по щебнистой дороге, неимоверно саднили. Сандалии ещё вчера отобрали храмовые служки. Подошвы ног превратились в уродливое, кровавое месиво. Окровавленное тело, пропитавшееся солёным потом, саднило всё сильнее, источая вокруг тошнотворный запах. Но он шёл. Вопреки тычкам солдат, плевкам, брошенным камням и улюлюканьям толпы, шёл, вопреки законам природы. По дороге, гранью пролегшей между жизнью и смертью.

Что двигало этим человеком? Воля? Разум? Инстинкт самосохранения? Что-то другое? Что? Не проще ли было упасть и забыться на этой бесконечно длинной дороге? Припасть к матери – сырой земле разбитой грудью, закрыть глаза и перестать чувствовать боль. И пусть забьют, забьют насмерть. Сколько это будет длиться? Минуту, пять минут, десять? Затем забвение, полная свобода, освобождение исстрадавшейся души от оболочки бренного тела. Проще. Проще для этих людей, но не для него. Ибо он должен пройти этот путь. До конца. Путь, по которому он шел всю жизнь. Ибо сейчас он единственный ведет по эволюционной лестнице вверх, к Богу, а не вниз, к животному. Ведь там, внизу, мы уже были, и возвращаться вновь, как бы мы иногда этого не хотели, нельзя. Это значило бы признать божественный эксперимент под названием «Homo sapiens» неудачным, а значит... никаких значит. Нужно идти даже вопреки воле самих, так называемых, homo sapiens.

Знал ли он, что с балкона дворца прокуратора за трагической процессией наблюдают две пары внимательных глаз. Хотел ли знать это; понимая, что изменить уже ничего нельзя?

Слёзы застилали глаза Понтия Пилата, слёзы, которые он и не думал скрывать от жены своей, Клавдии Прокулы, стоящей рядом. Ведь в ночном споре, как ему показалось бессмысленном, победу одержал нищий оборванец, бывший некогда его другом. Теперь перед глазами встала сцена утреннего суда. А точнее, как он сейчас осознал, судилища. Угрызения совести, позднее раскаяние терзали его душу, боль передавалась в мозги, а оттуда перекачивалась в сердце, заставляя его работать в усиленном режиме, подкатывая комки этой самой боли к горлу.

– Ну почему, почему я не отпустил его ещё ночью? – подумал Пилат. Почему не предложил бежать, ведь стража была своя, из солдат римского легиона. Приказал, и они бы молчали. Мало ли куда делся этот бродячий фокусник. Ведь он, по словам самой же толпы, маг и чародей, а не только странствующий проповедник, смущающий незрелые умы, и толпа бы поверила. Ведь вера в чудеса свойственна людям. Они это понимают, как ни странно. Они понимают сверхъестественное и не понимают элементарного, это парадокс человеческого мышления. Ну почему я не предложил ему бежать? Вывел бы за пределы тюрьмы: иди, иди на все четыре стороны, подальше от Иерусалима. И тогда не было бы этого мучительного стыда, пожирающего сердце. На что я понадеялся? На то, что я, Понтий Пилат, пятый прокуратор Иудеи, царь и бог этой отдалённой провинции, что только мне дано право принимать решения, право казнить или миловать? Уходя из камеры этого узника, я заранее знал, каким будет приговор. Но ведь, оказывается, и Иисус знал, и знания эти были разными, и именно его предположения оказались верными! Но, в таком случае, насколько он тогда сумасшедший? И в чем же тогда ошибся я - правитель Иудеи? Ведь все мои логические умопостроения были верны. Или, на первый взгляд, верны? Верны ли? Если бы я тогда, ночью, в камере предложил Иисусу бежать, согласился бы тот? Или он знал? Знал, что в своей тупой самонадеянности, я не предложу? Знал меня лучше, чем я сам себя знаю? Знал мое и свое будущее! До сих пор кажется, что я слышу крики толпы, поутру вновь собравшейся у дворца. «До каких пор, Пилат, ты будешь позволять всяким проходимцам оскорблять добропорядочных граждан?! Если ты его не накажешь, мы пожалуемся Цезарю! Если ты не приговоришь к смерти этого лжеца и хвастуна, то тогда это сделаем мы сами!» Тщетные попытки обратиться к сознанию человеческому, к разуму, вызывали ещё большую ненависть. Меня обвинили, чуть ли не в соучастии. Толпа с озлобленными лицами всё наступала. Легионеры схватились за оружие, показывая готовность в любую минуту вступить в бой. Бесстрастные, суровые лица, ладони на рукоятках мечей не двусмысленно показывали всю серьёзность их намерений. Можно, конечно, было страже приказать разогнать эту безликую массу, но тогда прольется кровь, много крови. Я знал, как могут работать в таких случаях римские воины, а, значит, неминуемо восстание, и ещё не известно, во что оно выльется. И это в то время, когда и так восстают покорённые железной рукой Рима провинции, одна за другой. В то время, когда империя хоть и ведёт победоносные войны, захватывая одну территорию за другой, но границы её всё равно остаются неспокойными.

Кровь. Она не страшит. Даже большая кровь. Эта толпа, в конце концов, заслуживает хорошего кровопускания. Она не признает уговоров, считая их проявлением слабости. Но боится бича. Боится и, в то же время, благословляет его. Ей понятен только один язык - язык силы. Но что подумают в Риме? Что я плохо управляю этим подлым скотом? Не могу привести к смирению кучку, каких-то иудеев? И если я не могу управлять, нормально управлять маленькой, Богом забытой провинцией, то могу ли рассчитывать на что-то большее? А значит, конец карьере, и в лучшем случае, прозябание на собственной вилле, всеми забытым, или отправка в один из воюющих легионов. А в худшем... не хочется об этом и думать.

Что делать? Необходимо было принимать какое-то решение. Я уговаривал их. Говорил, что по римским законам он не виновен, просил разойтись по своим домам, но что слышал в ответ? По римским может и нет, но мы в Иудее, а значит я, как её наместник, должен уважать ИХ законы. Я обращался к их религиозным чувствам, ведь сегодня Пасха, ИХ великий праздник, а значит, не нужно омрачать его, в общем-то, бессмысленной казнью какого-то сумасшедшего. Прости меня, Иисус, я назвал тебя так ради твоего же спасения, пытаясь призвать их к состраданию и жалости. Тщетно. И тогда я запаниковал. Решил прибегнуть к последнему радикальному средству, совершив, как сейчас понимаю, роковую ошибку. Я повелел привести из каземата томящегося там уже несколько дней Варавву. Обратившись с пламенной речью, полной гнева и отчаяния к наседавшей толпе, я сказал буквально следующее.

– Правоверные иудеи! Перед вами два человека. Один из них - разбойник Варавва, убийца и вор, на счету которого десятки человеческих жизней. И второй - Иисус, в общем-то, безобидный, больной на голову человек, ни с того, ни с сего возомнивший себя мессией. Да, может он и оскорблял вас своими речами, ведь больной не всегда отвечает за свои слова. Но он не грабил, не убивал, не насильничал. Он заслуживает скорее сострадания, чем смерти. Вы требуете уважения к вашим обычаям и законам. Хорошо. Но уважайте тогда и вы их.

Сегодня Пасха. Один из ваших величайших праздников. И по вашему обычаю я согласен освободить одного из узников. Кого из них - выбирайте сами. Вора и убийцу или другого, который, на мой взгляд, и так уже достаточно наказан? Посмотрите на его спину. Неужели эти следы от бича не говорят о моем уважении к вам? Я прошу вас принять правильное решение и разойтись по домам. Я обещаю, что отпущу того, на кого вы укажете. Я нисколько не сомневался в их выборе, считая, что здравый смысл должен возобладать над эмоциями, и это была моя роковая ошибка. Ибо вор и убийца в моих глазах, в глазах официальных властей, для них был героем, боровшимся с этой самой официальной властью, нападающим на неё. Эту власть ненавидели практически все иудеи, считая её оккупационной. Ведь Варавва был одним из вождей зелотов-кинжальщиков, нападающих на римских солдат и чиновников. И убивающих их. Но я понял это слишком поздно, ибо только я произнес последние слова, как толпа в едином порыве воскликнула:

«Варавву! Освободи Варавву, Пилат! Ты обещал!»

– Да, обещал. И тогда в порыве горечи и обиды за своё бессилие перед этой толпой, я воскликнул: «Хорошо! Но тогда я умываю руки!», – сделав при этом характерный жест. «Но тогда кровь этого человека упадет на вас и ваших детей! И вы ответите за это перед своим богом!»

– Не пугай! Согласны! - кричала взбесившаяся чернь. Ответим! Только отпусти Варавву, ты обещал!

Я побледнел. Иисус стоял рядом. За всё время он не проронил ни единого слова. Его взгляд лишь при последних криках толпы мимолетно скользнул по ней, по моему лицу, и устремился вверх, отстранившись, казалось от мира сего. И я понял, что не только ненависть движет этим народом, но и страх, патологический страх перед непонятным. Ведь кто такой Варавва? Простой разбойник, прикрывающий свои преступления патриотическими мотивами. Это предсказуемо. Это как раз понятно. Ну убьет он одного, двух, ну пусть десять римлян, но ведь всё равно не сегодня, так завтра снова будет пойман. И казнен. А этот лохматый пророк со своими непонятными мыслями. Мало ли что он будет проповедовать завтра. И к каким последствиям приведут эти проповеди. Это-то и страшно. Ведь все они живут в своем мирке, пусть далеко несовершенном, но в таком понятном и устоявшемся. А он решил его взорвать изнутри, посчитав его почему-то порочным. Но нужно ли им это? Нет уж, лучше распять его, распять его! Пусть все остается по-прежнему.

Во мне боролись два человека. Один, полностью согласный с этим народом и инстинктивно чувствующий опасность в будущем для моего государства, исходящую от этого человека, и другой, для которого слово друг в этой жизни что-то ещё значило. Я заскрипел зубами. Ведь отдав приказ о казни, я разопну на кресте не только Иисуса. Я разопну и собственную совесть. Иудейское быдло, стоящее во дворе, это уже сделало, теперь очередь за мной.

Подошла взволнованная жена. Стала что-то быстро говорить. Я только урывками улавливал смысл: «Дурной сон... отпусти этого человека... Его казнь не приведет к добру...». Иисус посмотрел печальными глазами на Клавдию, на меня, на беснующуюся толпу. В них не было осуждения. Только предопределение. И немой вопрос: «Ну что, Пилат. Кто из нас оказался прав?» Я готов был провалиться сквозь землю. Отводил глаза, но они сами, вопреки моей воле, натыкались на его взгляд. Необходимо было принимать решение, делать выбор. И я сделал ЭТО. Махнул рукой легионерам. «Возьмите его. И действуйте согласно приказу. А этого... этого», - я указал рукою на Варавву, - «этого... отпустите». И почти бегом, только бы не видеть радость разбойника и не слышать радостные вопли толпы, ринулся в покои.

А Иисус всё брел. С каждым шагом приближая свою смерть. Приближая собственное бессмертие. Дорога начала постепенно подниматься в гору. Идти становилось всё труднее и труднее. Непроизвольно подкашивались ноги. Он несколько раз терял равновесие, падал, но тут же вставал и шёл. И тащил этот ненавистный крест лишь только с одной мыслью, монотонно бьющей в тенетах черепа: «Скорее, скорее, все бы это закончилось». Каждый последующий шаг давался всё труднее. Дорога начала плыть перед глазами. Окрестности стали окрашиваться в багряное марево и расплываться. Вопли толпы, окрики солдат, смех и угрозы, всё сливалось в единый гул, без различий на голоса и звуки.

Не доходя несколько сот метров до вершины, Иисус вдруг споткнулся о камень и грохнулся оземь. Заныла разбитая грудь. Осколки щебня больно и глубоко впились в тело. Колени, и без того уже сильно разбитые, превратились в две кроваво-красные кляксы. Острейшая, непереносимая боль пронзила затылок. При падении, крест вмял терновые колючки венца в измученный череп. Послышались смешки. Сознание начало постепенно проясняться. Он медленно поднял глаза, увидел, как будто в тумане, улыбающиеся лица, которые, казалось, безмолвно вопрошали: «Ну, и что Ты будешь делать? Почему ТВОЙ бог не спасает Тебя? Где его помощь?»

Подталкиваемый пинками и копьями, под глумливые солдафонские шутки, он попытался встать. Тщетно. Ноги не слушались, предательски дрожали. Иисус пытался помочь себе руками, хватаясь за землю, царапая её, но лишь стесал ладони, ободрал пальцы, и до крови обломал ногти. Непроизвольные слезы оросили лицо этого страдающего человека. Не было никаких сил их сдерживать. Стон вырвался из груди.

Видя полное бессилие узника, начальник стражи копьем указал на здоровяка с полудебильной улыбкой, стоящего в толпе.

– Ты!

Тот не понял, растерялся и продолжал, как ни в чем не бывало, смотреть на безуспешные, конвульсивные попытки арестованного подняться.

– Ты! – уже более громко повторил центурион.

Осознав, наконец, чего от него хотят, здоровяк начал задом подаваться в толпу, пытаясь затеряться в ней. Но та, инстинктивно начала выталкивать его назад, не дай бог, стражник передумает, и укажет на другого, кого-то из них. Вытолкнув детину, толпа резко подалась назад, образовав вокруг неудачника, как вокруг прокаженного, мертвое пространство. Тот, ещё не веря в такое бесстыдное предательство соплеменников, растерянно оглядывался по сторонам. Чуть виноватая улыбка коснулась его дрожащих губ.

– Я Симон, господин. Симон из Киренаита. Я пришел в Иерусалим только сегодня утром. На праздник. И вот случайно, поверь, господин, совершенно случайно оказался здесь. Люди пошли, и я пошёл за ними. Я не знаю этого человека. Никогда не был с ним знаком. Я ни в чём не виноват, господин.

– Ты! Возьми крест и помоги донести этому бедняге.

Стражник самодовольно усмехнулся.

– А то мы так и не увидим, как он спасется сам и начнет спасать нас.

В ответ на, по их мнению, остроумную шутку начальства, стражники громко заржали.

Весь дрожа, Симон осторожно подошел к Иисусу, взвалил крест на плечи и, одной рукой поддерживая его, а другой приобняв вставшего, наконец, узника, медленно побрел к вершине.

И, о чудо! Чем сильнее он прижимал к себе этого странного, измученного человека, тем больше сил вливалось в его тело. Крест становился как будто бы легче, шаги увереннее, а страх, терзавший душу, начал потихоньку исчезать.

– Кто ты? – тихо, что бы не слышала стража, шепнул Симон.

– Человек, – чуть слышно проговорил измученный попутчик.

– Я не о том, – как будто и не удивившись столь странному ответу, проговорил Симон. Как зовут тебя, несчастный?

– Иисус. Иисус из Назарета. Сын царя Тагая, – чуть помедлив, добавил он.

– Сын царя? Но я никогда не слышал о таком царе. Ведь ты иудей. Говоришь как мы, одет также. Сын царя. Надо же? Хм. Но почему же тогда эти люди вокруг говорят, что ты сын плотника, называющий себя сыном царя небесного? Бедняга, как они тебя измордовали. Не удивительно, что ты стал заговариваться. За что они тебя так?

– За истину, что я нес им.

– Истину? А есть ли она, вообще, истина? Да, но ведь за это не казнят. Что ты сделал? Убил кого, ограбил? А может, пытался поднять восстание? Скажи правду, Иисус.

– Попытался, – обреченно вздохнув, проговорил узник.

– Вот то-то и оно, а то за истину. Даже смешно как-то, – чуть улыбнулся одними губами Симон.

– Попытался, – вновь проговорил страдалец. Попытался возвысить дух над плотью, истинные знания над лживыми догмами, человека над животным, личность над толпой, свободу над рабством.

– Чудно говоришь. Чудно и непонятно. Ты, наверное, грамотный, умный. Отсюда и беда твоя. Думаешь много. Нет, чтобы жить. Просто жить. Как другие. Как все мы живем.

– Жить просто? Как можно жить просто, видя всю мерзость, окружающую тебя? Как можно изо дня в день думать только о том, как набить утробу, выбрать момент, что бы сбегать к соседке, пока её муж где-то на работе, а вечером, насосавшись дешёвого пива, ложиться в постель с чувством глубокого удовлетворения. Еще один день прошёл, и прожит он был не зря. Ато и вообще об этом не думать.

– Посмотри вокруг, Иисус. Ты живешь иллюзиями. Ты придумал свой мир, придумываешь людей. А вокруг реальность. И люди живут в этой реальности. И она их устраивает. И они счастливы в ней, каждый по-своему. Зачем ты своими иллюзиями лишаешь их конкретного маленького счастья? Что плохого в том, чтобы вкусно поесть, и если я бегаю к соседке, то только ли моя вина в этом. Ведь она принимает меня. И не бегает ли её муж тоже к кому-нибудь? И если они, зная о неверности друг друга живут вместе, значит, их это устраивает. А ты своими проповедями разрушаешь их семью. Хочешь ты того или нет. И кто в таком случае больше прав, мы, погрязшие, по твоим словам, во лжи, разврате и других всевозможных грехах, но работающие на земле, живущие семьями и плодящие детей, или ты, такой честный, праведный, но мешающий нам жить так, как мы привыкли? Видите ли, он не может смотреть на всё это. А ты не приглядывайся, не замечай, тогда и не увидишь. Смотри, с какой злобой люди смотрят на тебя. Аж меня передергивает. Наверное, ты и им это же говорил?

– Говорил, – как бы оправдываясь, ответил Иисус.

– То-то и оно. А зачем? Чего ты добился? Вот бредешь сейчас избитый. Даже крест донести не в силах. Видишь, даже меня припрягли в помощь тебе. Эх вы, умники, умники, беда одна с вами. Хотите что-то изменить, и сами же от этого страдаете. Одна беда с вами, - повторил он. И когда уже научитесь не учить других. Истину он искал. Вот она твоя истина. На моем правом плече. Ох, и тяжелая же!

– Да, это мой путь, мой крест, моя истина.

– Вот, вот, ТВОЯ истина. Но вот только сейчас, её мне почему-то нести приходится. – Симон закряхтел, на секунду остановился, посмотрел по сторонам, затем снова заговорил.

– Вот, несу истину и тебя вместе с нею, как будто мне больше всех надо. Твоя истина. А какую же ты хотел дать им? Такую же? Ну уж нет, покорнейше благодарю. Вот помогу сейчас донести ТВОЮ истину, а там, брат, извини. Дальше ты уж сам.

– Ты не понял Симон. Я сам хотел, чтобы такого креста больше ни у кого не было.

– Разве такое возможно? Но не будет креста, придумают что-нибудь другое. Только и всего. На что, на что, а на это наш народ горазд.

– Ты опять не понял меня. Не так страшен крест внешний, страшен внутренний. Это ложь, подлость, гордыня, злобность. От этого креста я учил избавляться. Ибо он в сердце человеческом. И в душе его. И, вырывая оттуда его, со слезами и кровью, мы освобождаемся и от креста внешнего, как бы он не назывался: плаха, виселица или распятие.

– Эх, чудно говоришь, человече. Чудно. Ну, ладно, вот и пришли. Вижу, ты неплохой человек, хоть и говоришь непонятно. Прощай, брат, не поминай лихом. Все-таки это твой крест, а от своего я постараюсь как-нибудь отвертеться. Еще раз, прощай!

– Прощай, Симон. И пусть будет Бог с тобою. Пусть он поможет тебе избежать собственного креста.

– Да, уж, его бы помощь мне явно не помешала. Да поможет ли, а, Иисус?

– Поможет, Симон. Только верь ему. Ибо он в сердце твоем, в душе твоей. Постарайся услышать зов его и помоги ему в себе.

– Хе, нет, чудной ты все-таки парень, Иисус. Кому помочь? Богу? Эх, чудной. Симон непонимающе, не то с сочувствием, не то с осуждением, покачал головой.

– Богу, Симон, Богу. Поможешь ему, поможешь себе, поможешь людям. А теперь, прощай.

– Эй вы, крестоносцы вшивые, а ну хватит там шептаться, – прикрикнул один из стражей. Пришли уже. Клади крест и проваливай. Да побыстрее, – замахнулся он на Симона. Пока и тебя рядом не распяли, - расхохотался он своей удачной шутке.

Симон сбросил крест, осторожно посадил рядом с ним вконец обессилившего Иисуса, медленно повернулся и, шаркающей походкой, побрел прочь. Ему вдруг показалось, что тяжесть креста только теперь всей мощью придавила его. Неимоверная усталость неожиданно сковала члены. И он этому почему-то даже не удивился. Понимание чего-то непонятного, неправильного, но очень важного, творившегося сейчас за его спиной, постепенно приходило к этому простому человеку. Важного, частью которого он был не просто свидетелем, а невольным соучастником. И это понимание непонимания угнетало Симона. С каждым шагом всё сильнее.

Он брёл, не останавливаясь и не оглядываясь сквозь толпу, которая увеличивалась, всё напирала и напирала, с жадно-любопытствующими пустыми глазами. Но в эти минуты Симон был как бы вне этой толпы. Ему стало стыдно за то, что он сейчас здесь. Стыдно и противно присутствовать при убийстве ЧЕЛОВЕКА. Ловя на себе недоумённые взгляды, Симон наконец-то протиснулся сквозь толпу и медленно направился к городским воротам.

Добравшись уже ближе к вечеру домой, он расскажет своим домочадцам о приключении, неожиданно выпавшем на его долю, и о странном знакомце по имени Иисус из Назарета, с которым вот так мимолетно свела его судьба. И о страшной казни этого человека. Те поохают, повсплёскивают руками, поделятся новостью с соседями и через неделю забудут этот рассказ. Другие, более важные заботы охватят бедную семью. Лишь он, Симон из Киренаита, нет, нет, да и будет в своих мыслях возвращаться к этому эпизоду, тщетно пытаясь понять, что же такое важное хотел сказать этот чудаковатый Иисус, призывая его помочь Богу. И, не понимая, злился на себя. Считал, что непонимая, ибо родные и соседи стали замечать за ним какие-то странности. Стал он пить меньше, ссориться с родными и даже, как-то внутренне преобразился. И всё это искренне не понимая.

Спустя много лет, Давид, младший сынишка Симона, видя всё больше людей, талдычащих о чуде воскрешения какого-то Христа, и спрашивая одного из этих новых сектантов, как звали этого самого Христа, вдруг вспомнит рассказ отца о странном мученике по имени Иисус, услышанный им ещё в пятилетнем возрасте. И о роли, которую в жизни этого человека сыграл простой крестьянин Симон из Киренаита.

Хранитель вечного покоя
Уснувших древних пирамид,
Величьем, силой неземною,
Седою тайною манит.
И в лунном свете отражаясь,
Немой, усталый исполин
В ночных тенях преображаясь,
Который век не спит. Один.
Следы былых цивилизаций
Стер ветер времени с земли.
Век атеизма и новаций,
И ты останешься в пыли.
Лишь древний сфинкс, хранитель знаний,
Сокрытых в сумраке веков,
Вновь, как и прежде, ждет и манит
Полубезумных чудаков.

Но это будет потом. А сейчас Иисус сидел у креста и тяжело, надсадно дышал. Грудь ходила ходуном, кашель, казалось, разорвет легкие, а потное, всё покрытое ссадинами тело при каждом порыве ветра самопроизвольно дрожало. Что это было? Ощущение холода, ведь было всего лишь третье апреля, и воздух ещё не прогрелся, или всё-таки сдали окончательно расшатанные в последнее время нервы? А может простой, человеческий бунт? Бунт перед последним, самым ужасным и болезненным испытанием. Самым ужасным не только для тела, но и для духа.

То ведал лишь один он. Да и ведал ли, после уже стольких перенесённых мучений? Ведь было измучено не столько тело, сколько разум. Именно в эти минуты он начал по-настоящему сомневаться. И сейчас, ведь себе и только себе, он и мог признаться в тщетности выбранного им пути. Иисус гнал от себя эту мысль, стараясь загнать её глубоко вовнутрь, но она настойчивей и настойчивей с маниакальным постоянством напоминала о себе.

Он спорил, ссорился, говорил красивые и умные слова. Но верил ли он сам в них? Той верой, в которой сознание и подсознание сплетались в единое целое, образовав симбиоз души и тела. Верой мудреца и фанатика, в одном лице. Верой человека, несущего добро и готового на всё ради торжества этого добра. Его добра. Да, в начале миссионерской деятельности он был твердо убеждён в своей правоте. Но это в начале. Но сейчас? Неужто правы Пилат, Симон, и сотни, тысячи других, живущих и думающих так же, как и они. Думающих и поступающих так же. Правильно ли он понял промысел Божий и своё, как он считал, предопределение?

Иисус старался отмахнуться от предательской мысли. Тщетно. И сейчас, ложиться на крест, сомневаясь в правильности поступка, это ли не трагедия души человеческой?

Но мог ли он поступить иначе? Сойти с выбранного пути? И с ужасом понимал, не мог. Он сам не знал почему, пробовал найти ответ на этот вопрос и не находил. Просто не мог. И всё. Для этого нужно стать другим человеком, а это не дано никому. И эта фатальная предопределённость поступков угнетала его ещё больше. Ибо освобождая человечество от рабства фальшивых догм, он вдруг явственно осознал рабом себя. Рабом предопределённости. Рабом фатума.

А раз так, то все его кажущиеся логически правильными умозаключения катились в тартарары. И он, Считающий себя сыном Божьим, да, по сути, таковым и являющийся, всего лишь один из миллионов Его сыновей, населяющих планету Земля. А значит, этим, одним сыном. Ему не жалко и пожертвовать! Ради цели, на самом деле, известной только Ему. И вдруг другая, ещё более кощунственная мысль пришла в голову Иисусу. А известна ли и Богу эта цель? И есть ли она вообще? Ведь, если Бог, есть Космический Абсолют, а Вселенная – живой организм, в которой этот Единый Универсальный Сверхгигантский <u>Код Знаний</u> являет Себя в качестве <u>Я Творец-Созидатель - Я Сознание</u> вечное, без тления, у Меня сила, нет смерти, то какова истинная суть человека? Человек - одна многомиллиардная составляющая этого Сознания Я, наделённого собственной душой и телом.

Ведь если в человеческом организме умирает одна клетка, мы даже не замечаем этого. Да, если по той или иной причине умрет одновременно несколько миллионов клеток, мы это, конечно же, заметим. Но гибель одной никак на организме не скажется. И может ли разум, мыслящий категориями Вселенной, думать об одной многомиллиардной части клетки? Ведь даже гибель Земли, для него пройдет безболезненно. Во Вселенной сталкиваются галактики, в каждой из которых несколько десятков тысяч звезд со своими планетами, но Вселенная остается жить и продолжает развиваться. И как, такой всемогущий Бог может думать о каком-то человечке, с какой - то там Земли, находящейся на задворках Вселенной, на самой её окраине. Если мыслить категориями человеческого тела, то где-то в районе стопы.

И вдруг ужас от сознания вселенского, а не человеческого, парализовал его волю, приостановив любые попытки к сопротивлению.

- Ну, что расселся. Хватит уж, отдохнул!

Один из легионеров грубо пнул сапогом в бок, а двое других, ловко подхватив под руки, подтащили к кресту. Тупо заныло место, куда пришелся удар, но приговорённый даже не поморщился, не сделал никакой попытки к сопротивлению. Обычно, казнимые, себя так не вели. Они вырывались, плакали, впадали в истерику, просили пощадить. Некоторые от страха и предчувствия боли гадили под себя, здесь, прямо на месте, а затем сходили с ума.

По-другому было с Иисусом. Многим вдруг показалось, что он вообще не понимает сути происходящего, и того, что сейчас с ним сделают.

Иисуса уложили на крест. Один стражник прижал к деревянной поверхности его ноги, вытянув их так, что бы ступни касались приставки, прибитой к нижней части этого орудия казни, а двое других крепко зажали руки на перекладине, и к своему разочарованию не почувствовали никакого сопротивления. Воспитанные в традициях суровой римской жизни, привыкшие к созерцанию мучительной смерти, часто сопровождающейся долгой агонией, они не испытывали никакой жалости к казнимым. Наоборот, вид крови, страданий, когда тело дергается в самопроизвольных конвульсиях, доставлял им определенное удовольствие. Горе побежденным, и этим всё сказано. Они не питали иллюзий и понимали, что завтра любой из них может подвергнуться одной из многочисленных пыток или казней. И толпа зевак вот так же будет наблюдать за этим. Больше с любопытством, чем с жалостью. Кто они, эти палачи? Была ли в них изначально заложена жестокость, присущая этой профессии? Конечно же, нет. Они были простыми легионерами, уже много лет прослужившими в войсках непобедимого Рима, постоянно участвующих в войнах и подавлениях восстаний, и поэтому, просто привыкшими к виду крови и смерти, сопровождающих их за все время службы.

И казнь осужденных - была их работа. Точнее часть их работы, за которую они тоже получали жалование. И поэтому старались её сделать как можно лучше, как можно профессиональнее. Они не задумывались насколько грязна и безнравственна эта работа, что среди их жертв могут оказаться и невинно осужденные, а также о других, по их мнению, глупых вещах. Никаких нравственных терзаний. Чёткие, отработанные действия, выполняющие заданные функции с монотонностью автомата. И выполняющие хорошо. Так мясник, не задумываясь, рубит замороженную тушу. И для него не важно, что это, говядина, баранина или конина. И ещё более не важно, что это ещё несколько дней назад бегало, паслось на лужайке, радовалось солнышку. Не важно. Я выполняю работу, за которую мне платят.

К кресту подошёл ещё один, держа в руках тяжелый молоток и кованные железные четырехгранные гвозди.

- Держите крепче руки, - проговорил он.

Его голос, неокрашенный никакими эмоциями, прозвучал как-то уж слишком буднично, в этой атмосфере ожидания смерти.

Те сильнее прижали руки, а ещё двое крепко перетянули их грубой бечевой, распластав на поверхности перекладины. Затем у основания прихватили ноги, прижав ступни к опоре, и такой же веревкой крепко привязали голени.

Иисус словно не замечал этих приготовлений. Находясь в какой-то прострации, он не видел, что рядом такие же действия производят над двумя сторожами, охранявшими иудейское Хав из ливанского кедра. Те, в отличие от него, сопротивлялись, визжа и вырываясь. Легионерам стоило не мало усилий, что бы привязать их к таким же крестам. Из уст этих двух слышалась несмолкаемая ругань.

Толпившийся в некотором отдалении народ мало обращал на них внимания. Ведь поведение этих двух было совершенно естественным. Гораздо интереснее была реакция третьего, на их взгляд совершенно неадекватная. Они старались подойти к нему, как они считали, главному смутьяну. Некоторых, подошедших излишне близко, приходилось отгонять кольями. Но толпа, чуть отступив, всё равно рвалась вперед. Задние надавливали на передних, всё это сопровождалось криками, руганью, то там, то здесь вспыхивали небольшие потасовки. Каждый хотел занять место поближе к смерти, тем более, что это была ПОКА не их смерть. Мужчины расталкивали локтями окружающих. Матери приподнимали на руках плачущих детей, ещё не привыкших к созерцанию убийства. Потому и плачущих от страха и жалости к осужденным. Ничего. Привыкнут. То тут, то там, накаляя обстановку, раздавались крики: « Смотрите! Смотрите! Смотрите!»

Смотрите. Его апатия, разбитые губы, шепчущие молитвы, которые казались им страшными проклятиями, раздражали это быдло. Ведь они пришли сюда в ожидании чуда. Этот полоумный Иисус три года твердил им о спасении. И они ожидали. С нетерпением. Как ждут на базарной площади представления заезжего фокусника. Но... ничего не происходило. На их взгляд не происходило... И это раздражало. Ропот слышался всё сильнее. Где же чудо? Почему ничего не происходит? Почему непонятный Бог этого сумасшедшего галилеянина не явит силу свою? Значит этот хвастун соврал, и никакой он не сын Божий? Раз отец не спешит на выручку ему? А значит, пусть сдыхает и не морочит всем головы!

Так они думали, низведя Бога до уровня балаганного шарлатана, а Силу Господнюю до заурядного трюкачества. Ибо Иисус говорил о спасении бессмертной души, а они мыслили категориями тела. И эта разница в понимании человеческого предназначения привела его на крест, а их к подножию его. Но если они ещё стояли у этого подножия во весь рост, то внуки их будут стоять у него уже на коленях. И в этом тоже скажется сила Господня. Но им это сейчас неведомо. Ибо мыслят они с Богом разными временными категориями. И по-разному понимают предначертание. А скорее всего и вовсе не понимают.

Сошёл на Землю Гавриил
И вострубил в свою трубу,
И звал на суд он всех живых
И всех лежащих во гробу.

Но шел уже четвёртый Глас
И каждый грешник крепко спал.
И был напрасен трубный час
И не один из них не встал.
   Труби, Гавриил! Труби!
Хуже уже не будет.
Город так крепко спит,
Что небо его не разбудит.
Труби, Гавриил, глухим,
На радость своим небесам.
Труби, Гавриил, другим,
Пока не оглохнешь сам!
   Рассвирепевший Серафим
Так дунул из последних сил,
Что небо дрогнуло над ним,
И помрачился блеск светил.
Но зова медного сильней
Звучал из окон мирный храп
И перьев собственных бледней
Он выпустил трубу из лап.
   Труби, Гавриил! Труби!
Хуже уже не будет.
Город так крепко спит,
Что небо его не разбудит.
Труби, Гавриил, глухим,
На радость своим небесам.
Труби, Гавриил, другим,
Пока не оглохнешь сам!
  В. Бутусов («Наутилус Помпилиус»)

Поэтому и стояли в тщетном ожидании...

Но вот приготовления были закончены. Смуглокожий легионер, коему выпал жребий быть палачом, не то иудей, не то сириец, с ухмылкой оглядел распластанное тело. Затем опустился на одно колено, наставил каленый гвоздь на запястье и резко с отмашкой ударил. Неожиданная, резкая, ошеломляющая боль пронзила Иисуса. Тело непроизвольно попыталось выгнуться в конвульсии, но верёвки не дали этого сделать. Приговоренный застонал, а палач всё бил и бил. Монотонно. С оттяжкой. Его огрубевшее за годы лицо, не выражало ни каких эмоций. Гвоздь рвал слабую плоть, и все глубже входил в дерево. Иисус зашептал молитву. И с каждым ударом палача она становилась всё неистовей. Рвалось апполоново тело.

- Господи! Господи! Отец мой вседержитель! Помоги мне, Господи! Останови это! Открой глаза им, Господи, и сердце! Ибо не ведают, что творят!

Палач пробил одну руку. Затем, полюбовавшись несколько секунд проделанной работой, и не обращая внимания на страстную молитву, начал проделывать то же самое со второй. Казалось, эта процедура доставляет ему неслыханное удовольствие. Так обычно гордится любой мастер своей хорошо проделанной работой. А молитва, переходящая в крик, вырывающаяся из груди Иисуса, становилась все неистовей.

Господи! Господи! Прекрати муки сии, Господи! Пошли смерть поскорее, ибо не выдержать мне! Ведь, возмущённое тело бунтовало и не сдавалось.

Крик переходил в занудный, разрывающий душу стон, а затем возобновлялся с новой силой. Кровь фонтанчиками пульсировала из прорвавшихся вен, заливая руки, перекладину, струйками стекая на землю. Гвозди, вбитые по самую головку, напоминали какие-то серые уродливые наросты, неожиданно вспучившиеся на человеческом теле и теперь разъедающие плоть.

А палач, взяв гвоздь побольше, начал с таким же усердием прибивать ступни, положенные одна на другую. Огромный каленый, четырёхгранный гвоздь, дробя кости, с трудом вгрызался в плоть. Легионер усилил замах. Иисус уже выкрикивал слова молитвы, но ужасающая, ни с чем не сравнимая боль, туманила мозг, заставляя на секунды терять сознание. И вновь возвращаться в мученическую реальность.

А толпа, с каким-то экзальтированным наслаждением, наблюдала за казнью. Расширенные зрачки глаз выдавали их. Смертоносные флюиды, исходившие от истерзанного тела, казалось подпитывали своей энергетикой эту развлекающуюся таким неестественным способом ораву. Эти флюиды агонии и смерти будили в ней самые низменные инстинкты. Эти люди, если можно было назвать это зверьё людьми, не замечали, как энергетика кровоточащего, корчащегося в муках безвинного тела, покидает его, вместе с остатками жизни проникала в них, забирая души, высасывая их до капли, у тех, у кого они ещё были, и, заполняя создавшийся вакуум. И отныне печать проклятия, в виде этой черной энергии, легла на них. На них и их потомков. На долгие две тысячи лет. Но они об этом не знали. И никогда не узнают.

Наконец палач закончил свою работу. Несколько дюжих солдат по команде центуриона подняли крест и, с усилием, вертикально воткнули в вырытую здесь же яму. Тело на кресте непроизвольно содрогнулось. Грубые действия легионеров причинили ему очередную боль. Закопав это орудие казни, они с шутками прибили табличку, «Иисус - царь назорейский», написанную здесь же на арамейском языке. Толпа встретила эту надпись новыми восторженными криками и глумливыми смешками.

– Иисус! Как тебе там, Иисус?! Видно ли оттуда царствие твое? Где твой Бог, Иисус? Почему он не спасет тебя? Как ты хотел спасти нас, если не можешь спасти себя? Не жмет ли тебе корона? Удобен ли трон? Мы воздадим тебе почести и осыпем золотом, Иисус!

Толпа неистовствовала. Полетели камни, всё больше, больше. Легионерам пришлось копьями оттонять наиболее усердных. Даже их сердца не выдержали. Да, им приказали распять его, и они сделали это. Но не издеваться же над беспомощной жертвой. Иисус смотрел на это действо непонимающими, расширенными от боли и ужаса глазами. Глухой стон вырвался вновь из груди его. Окровавленные губы выплюнули крик боли и отчаяния.

– Люди! Что вы делаете, люди?! Да люди ли вы?! Но следующая его мысль так и осталась не произнесённой, и билась в голове, как пойманная в клетку птаха.

И поняв, в последний час свой, что не достучаться ему до сердец, покрытых коростой бесчеловечности, и до души их, ибо не было уже душ у креста стоящих, выкрикнул он в отчаянии от осознания зрящности своего поступка.

Но с языка лишь сорвалось невнятное «Я прощаю вас. И долгой всем вам жизни». Те, что поближе, захохотали, а дальше, не услышав последних слов Иисуса, с интересом переспрашивали: «Что? Что он сказал? Что смешного в словах его?», – и узнав, тоже начинали заразительно смеяться.

– Да он действительно сумасшедший! Ведь это мы, мы его распяли! А он желает нам долгих лет жизни! Придурок! Юродивый! Шлемазл! Геволт! Геволт! Азохенвей! Как он смешон! Таких дураков и не жалко.

Так они говорили. И смеялись. Не понимая, что подвергались в эту минуту проклятию. Самому страшному, - проклятию долгой жизни.

Смеялся утробным смехом Аарон: «Как же, он будет жить долго. Ведь это предсказал сумасшедший лжепророк, висящий сейчас на кресте». И невдомек ему, что город, в котором он держит захудалую лавочку, превратится в дымящиеся руины, среди которых он будет в отчаянии искать своих близких. И найдет. В развалинах храма труп Саула. Своего любимого внука. Мальчик, спасаясь от озверевших римских легионеров, которые были взбешены отчаянным сопротивлением иудеев, забежит в разрушенное «святилище» и постарается в нем спрятаться. Тщетно. Не знающая жалости солдатня найдет его там и изрубит своими короткими мечами. После того, как последние защитники Иерусалима будут уничтожены, и бой утихнет, ты кинешься искать своих близких. И уже отчаявшись найти кого-либо, ты, уставший и измождённый старик, случайно заглянешь в развалины «храма». А вдруг? И узришь. За разбитой колонной, скорчившись, лежало маленькое тело. Из вспоротого живота вывалились внутренности, которые с жадностью пожирали голодные псы. Крик проклятия и боли вырвется из уст твоих. Отогнав бродячих собак, и бережно взяв на руки Саула, продолжателя славного рода Бен Цвлинов, последнего и единственного, вспомнишь ли ты, Аарон, третье апреля тридцать третьего года? И не пожалеешь ли ты в этот день, что не умер молодым?

Вот стоит Шломо, скаля гнилые зубы. - «Ну и шут этот Иисус. Как же, сам умирает молодым, а мне желает долгих лет жизни. Право слово - чудак. Интересно до конца понаблюдать за этим представлением. Чем же закончится дело? Неужто и впрямь вознесётся? Как жаль, что не так часто выпадают такие зрелища. Мало все-таки в нашей жизни праздников».

Вечером ты зайдешь с приятелем на постоялый двор, закажешь кружку дешёвого вина, во всех подробностях вспомнишь перепитии сегодняшнего дня, самым вульгарным способом посмаковав наиболее интересные моменты.

Эх. Шломо, Шломо. Сейчас тебе сорок. Через тридцать семь лет, при осаде Иерусалима римлянами, погибнет твоя семья. И ты с единственной, единственной оставшейся в живых внучкой, одиннадцатилетней Ребеккой покинешь этот проклятый город. Дым пожарищ и трупный запах будут преследовать вас, гнать вперёд, всё дальше и дальше от ужасов недавней резни. По пути смазливое личико внучки приглянется римским легионерам. Здесь же, чуть отойдя от дороги, они, распнув на камнях её угловатое подростковое тело, грубо поглумятся над ним. А затем, отобрав у тебя, заберут с собой. Ты будешь умолять их, заламывать руки, падать на колени, ползать у ног, целуя их сандалии. Тщетно. Забрав с собой и вдоволь напившись юным телом, они, затем, за десяток медных оболов продадут её в один из многочисленных публичных домов на потеху пьяной солдатни. В этом дешёвом лупанарии, пропустив через себя неисчисляемое количество человеческого мяса, она и покинет земную обитель.

Бедный старый еврей. Ты будешь рвать на голове волосы, посыпать их пылью, стонать и плакать. А затем, внезапно поняв бесполезность своих действий, сядешь на обочине пыльной дороги. Все, тебе некуда больше спешить. Некуда идти и некого больше спасать. Толпа таких же бедолаг, гонимых нуждой, равнодушно будут проходить мимо плачущего старика. Что им за дело до него? У них своё горе и свои проблемы.

Так ты будешь сидеть день, два, не притрагиваясь к пище, возведя очи к небу, и шепча то ли молитвы, то ли проклятия. Кого ты проклинаешь, Шломо? Легионеров, увёзших твою внучку? Сикариев, спровоцировавших гражданскую войну и, поднявших восстание против могущества Рима? Тита Флавия, командующего армией, разрушившей Иерусалим? Или пророка, когда-то давно пожелавшего тебе долгих лет жизни? Захочешь ли ты тогда, долго жить, Шломо? Однажды, проходящий легионер равнодушно ткнет тебя в бок коротким лезвием своего гладиуса, даровав тебе смерть, как величайшую милость. Именно в этот миг, Господь Бог простит тебе смех у креста, Шломо.

Сара. Ты молодая, красивая и так заразительно смеешься. Сейчас молода и сейчас красива. Тебе всего двадцать. Впереди целая жизнь. Долгая жизнь. Сейчас ты стоишь в толпе, толкаешься локтями, перемигиваешься с парнями, отпускаешь шуточки. Твоё похотливое личико самодовольно улыбается, выслушивая комплименты.

Сейчас - комплименты. Но пройдет семьдесят лет, и комплименты превратятся в проклятия. Ты станешь больной, парализованной, уродливой полусумасшедшей старухой. Начнешь гадить под себя и постоянно выслушивать брани правнучки, меняющей тебе постель. Вечерами её пьяный муж будет орать, сыпать проклятия, желая тебе поскорее подохнуть. А ты, глотая соленые слезы шмякающим, беззубым ртом, будешь пытаться оправдываться. Страшные пролежни разъедят твое некогда прекрасное тело. Запах мочи и испражнений, в вперемешку с запахом давно не мытого тела, пропитает все уголки комнаты, в которой ты будешь лежать. Дети твоей правнучки в отсутствие матери, забегая в комнату, будут дразнить тебя, корча рожи и показывая задницу.

И ты, ставшая обузой для родных, пережившая детей и внуков, будешь просить смерти у Бога, пока не получишь её в награду за терпение. Так будет, Сара. Ты этого пока не знаешь. И поэтому сейчас смеёшься над праведником, умирающим на кресте. Так будет.

Элиазар, Беньямин, Иегуда и сотни других. Всех вас ожидает не менее печальная участь. Ваш смех - оскал смерти, которая неминуемо обрушится и на вас. Вы будете просить о ней, умолять Бога сжалиться над вами и ниспослать её вам в дар. И получите, но лишь испив до дна свою горькую участь. Ибо уже сейчас мертвы души ваши. Вспомните ли вы, каждый, слова приговора - «Живите! Живите долго, люди!»? И то, что окровавленными губами прошептал вслед Он, но не услышали вы, ибо не хотели слышать: «Да не узрите вы своё счастье, и счастье своих потомков!» Ибо был человек он, но подвергся по вашей воле мукам нечеловеческим. За распятие ни в чём не повинного Руса. Природа взыщет с вас всех до единого!

Мне тени прошлого покоя не дают,
Тревожат ум и в дальнюю дорогу
Неумолимо за собой зовут:
Пойдем,
Откроем истинного Бога.
Пусть знанье истины нас больше не страшит,
Сорвем с прошедшего покров иерофантов,
О, сколько тайн оно ещё хранит,
В плену у лжи мы, словно, арестанты.
Не год, не два, десятки сотен лет
Прошло с тех пор, как подменили Бога.
Взамен его нам выдала на свет
Абсурд, «святых писаний» синагога.
Они закрыли на века всем нам
Свет истины с горы священной Меру,
Что б, не дай Бог живительным лучам
Не растопить библейскую химеру.
Князь тьмы давно уж властвует в умах
Под разным именем: то Яхве, то Амона.
Где тот герой, кто победив свой страх,
Владыку ада ниспровергнет с трона?
Так встань с колен и мыслить начинай!
И сам распорядись своей судьбою.
Из чаши знания вкус истины познай,
Ты - Человек; и будет Бог с тобой!
Чалла К Асс Ак...
Рус Ак, восстанешь ты из пепла...

А Иисус умирал. Жизнь по капле уходила из его тела. Вместе с кровью изливалась на землю и животворящая энергия. Солнце, парящее в вышине, казалось, улыбалось, не ведая о творящемся на Земле беззаконии.

– Господи! - подумал Иисус, глядя сверху на беснующуюся у подножья креста толпу. - Сколько людей недостойно света, а Солнце все равно всходит каждое утро для всех.

В это время через кольцо оцепления к кресту прорвались две женщины в чёрной одежде, и припали к ногам Иисуса, орошая раздробленные ступни слезами. То были мать и Мария из Магдалы, связанные теперь одной судьбой, одним человеком, одним именем. Они всю дорогу брели за ним, тщетно пытаясь пробиться, но толпа неизменно отталкивала их назад. И вот, наконец, когда свершилась великая несправедливость, и рабы Божьи распяли сына Его, а толпа, боясь быть поколоченной, сгрудилась в некотором отдалении от креста, они, прорвав заслон легионеров, которые, как будто почувствовав между ними и жертвой родственную связь, не сильно и препятствовали, с рыданиями подошли к распятью. Опустившись на колени, они осыпали поцелуями пыльные, в кровоподтёках ступни. Точнее то, что от них осталось. Неподдельное горе читалось на лицах их, внезапно постаревших за эти двое суток, со дня ареста Иисуса. Бессонная, полная тревоги ночь, так же отложила свой отпечаток.

Иисус заметил их ещё утром, во время последнего допроса. Они стояли среди толпы, выделяясь своими траурными одеяниями, от остального народа, нарядно и пестро разодевшегося по случаю Пасхи. Заметил, но не подал виду, боясь навредить близким людям. Пришедшие ко двору и так, недоуменно, и довольно косо посматривали на них. Они стояли молча, и только слёзы застыли в глазах их. С последними словами приговора мир рухнул для этих женщин. Рухнула и вера в справедливость. И когда Иисуса повели на казнь, они, поддерживая друг друга, двинулись следом.

Заметил двух Марий и Пилат. Старшую, мать Иисуса, он узнал сразу, несмотря на то, что они много лет не виделись. А о младшей, кто она такая, можно было догадаться без труда.

Несмотря на волнение, терзавшее душу его после объявленного решения, Пилат позвал несколько человек из наиболее верных рабов своих, и, приказав переодеться в иудейское платье, дал им задание: всячески охранять и оберегать этих двух женщин по пути на Голгофу от возможных эксцессов. И теперь, когда Мария и мать Иисуса, неожиданно прорвав оцепление, приблизились к кресту, верные рабы Пилата, не смея кинуться за ними, растерянно озирались вокруг, лихорадочно думая, как выйти из создавшегося положения.

– Иисус! Сын мой названный!, - спазмы перехватили горло матери Марии, не давая вырваться наружу истеричным рыданиям.

– Я любила тебя! Любила как сына родного! Но зачем, зачем вернулся ты на погибель себе? Сколько слёз выплакала я, когда пропал ты. И как радовалась, когда вернулся. Злость человеческая сгубила тебя. Зависть и непонимание. Могла ли я знать, выполняя волю иерофантов, что вот так закончится жизнь твоя? Прости, меня сын! Прости, если сможешь!

Рыдания, наконец, прервались, и она не в силах уже сдерживать себя, повалилась ниц перед ногами его. И услышала полу-шепот, полу-стон агонизирующего Иисуса.

– Мама! Ты ни в чём не виновата, мама! Прости ты меня! Я любил тебя. Ты - моя Мама и не было другой у меня.

И в это время снизошла на неё благодать Божья. Ибо поняла она, как мал мир сей, и как бывает, велика любовь человеческая. И как легко сгубить её, растоптав в пыли коваными сапогами вместе с душой, вместе с телом. Ради неё пошёл на крест сын её старший и ради нее распят был любви не знающими. И вспомнила слова его, сказанные однажды:

– Бог – есть любовь, Бог – есть свет, Бог – есть прощение, Бог - в каждом из нас, берегите его в себе.

Мария же Магдалина молча перед ним стояла. Ибо всё давно уже сказано было между ними. Лишь вытащила кольцо изумрудное, красоты необыкновенной, цвета ясного неба и приложила к телу его. Ибо так условленно было между ними. Это кольцо принес Иисус из далекого монастыря, затерянного в горах Тибета. И сделано оно было из осколка камня Чинтамани, принесенного на Землю первопришельцами в незапамятные времена. Было сделано оно в виде чаши и обладало силой великой. Но только в руках праведных. В день совершеннолетия подарил он его Марии. И та приняла его с трепетом душевным и благодарностью.

И вот теперь, в день испытания душ человеческих, когда подлость распинала праведность, а рабы черного культа праздновали временную победу, кровь Искупителя должна омыть чашу сию. Чтобы в роковой для человечества час, когда грехи людские переполнят другой сосуд – чашу терпения Господня, и люди, чеканя шаг стройными колонами, двинутся к алтарю мрачного идола Яхве, что бы преклонить колени перед ним, появился новый посланник, Несущий Свет Божественной Истины. И узнать его можно будет по кольцу сему. И будет оно звездой путевой сиять праведным и слепить нечестивых. И сожжет светом своим алтарь, оскверненный убийством душ человеческих.

А сейчас Мария держала его у тела Иисусова. И вот, на чистую, изумрудную поверхность, в середину чаши, упала капля горячей праведной крови и застыла в ней на века, дожидаясь последних времен.

И с той поры назван будет камень сей - Граалем, что значит сосуд с кровью пророка.

Завернув бережно в тряпицу, Магдалина спрятала его под самое сердце. И с тех пор, на протяжении веков, многие будут охотиться за ним, да не многим оно достанется. Великая тайна оплетет Грааль непроницаемой паутиной. И много легенд рассказывать будут. Выйдут они из уст Посвященных, что бы скрыть истинный смысл чаши сией и место, где она спрятана.

А Иисус всё жил. Если последние минуты его можно было назвать жизнью. Ибо тело его превратилось в единый сгусток боли, из которого лишь вырывались стоны, переходившие в бессвязный горячечный бред.

И вдруг, среди стона и безсвязных отрывочных слов, стоящие около, явственно услышали: «Пить! Дайте мне пить! Люди вы или нелюди?! Прошу! Дайте мне воды!» Сознание на короткое время вернулось к нему, прервав пелену безвременья. И смерть, уже ведшая Иисуса по дороге в бессмертие, вновь возвратила своего пленника из небытия в реальность, что б напоследок подпитаться флюидами ненависти и стать сильнее.

Один из легионеров, услыхав просьбу распятого, подобрал валявшуюся неподалёку тряпку, обмакнул её в раствор уксуса разбавленного вином, и, набросив на копьё, поднёс к губам казненного. Толпа обрадовалась удачной, по их мнению, шутке. Послышались одобрительные возгласы, редкие аплодисменты. Люди с нескрываемым любопытством ждали реакции еретика, висящего на кресте.

Иисус с полузакрытыми глазами скорее почувствовал, чем увидел, что что-то влажное коснулось его губ. Он с жадностью припал к этой омерзительно воняющей ветоши, стараясь не потерять ни одной капли влаги. Раздался новый ещё более ужасный стон. Понял ли он, что за мнимым милосердием скрывалась новая изощренная пытка, для окружающих крест, показавшаяся невинной забавой простоватого солдафона, или уже ничего понимать не мог? Это так и останется загадкой.

Иисус резко дернул головой, которая, ударившись о крест, еще глубже вмяла в затылок и лоб терновые колючки. Сделал он это скорее инстинктивно, чем осознанно. Несчастный широко открыл глаза, истекающие влагой от боли и устремил их к небу. И в этот, последний миг своей земной жизни, лихорадочно воскликнул: «Отец! Отец мой небесный! Я слышу твой голос». И с этим Тха М Ассия погрузился в глубочайший транс.

Голова его вдруг поникла на грудь. И последнее, что услышали только родные, стоящие рядом, было: « Свершилось!» - ибо, прошептав это, мученик вышел в астрал.

Толпа, услыхавшая последние слова Иисуса, поежилась, в страхе заозиралась, сбилась теснее в кучу, и как будто бы сделалась меньше. Затем разочарованно загудела.

А душа Иисуса, вырвавшаяся из клетки человеческого тела и воспарившая было ввысь, обнаружила где-то внизу сотни слепцов, все ещё стоящих на Голгофе в ожидании чего-то. И были они серы. И были они слепы, как и их души. И были души такими же серыми и незрячими. Одни тянулись к кресту, воя и лапая уже бездыханно висящее тело, другие - визжа и скрежеща зубами, прыгали иступлено, тщетно пытаясь воспарить в небо, и, падая на землю, катались и завывали в бессилии. Третьи - неожиданно образовав вокруг креста молитвенный круг, закружились в неистовом танце, доводя себя до исступления... Неожиданная, режущая слух музыка, представляющая собой редкостную дисгармонию и доносившаяся, казалось, из самых глубин ада, то усиливала свое звучание, то обрывалась на полуноте.

И вот почудилось всем, что чертоги небесные раздрались надвое и из сверкающего лона его возник грохотом глас: «В семьдесят раз по семь Воздастся Вам За распятие Руса, за кровь Его и душу Христоса Иисуса».

Ужасна беснующаяся толпа, окольцевавшая распятие, в своём исступлении и стремлении к вечному тлену. Но вот Распятого тела коснулся наконечник копья! —
Просыпайся, пробуждайся!

> Да и не мы ведь распинали,
> А значит совесть то чиста
> А что ж вы делали?
> Да, просто, тесали доски для креста.

Постепенно наступал вечер. Становилось всё прохладнее. Тени, отбрасываемые от крестов, все увеличивались. Разочарованная толпа начала потихоньку расходиться, что-то недовольно бурча себе под нос. Немногие оставшиеся иудеи потребовали ускорить смерть разбойников, ещё подающих признаки жизни на соседних крестах.

Один из легионеров, бульдогообразный детина с побитым оспой лицом, будто вырубленным из камня, выслушав короткую команду центуриона, молча взял молот и, неуклюжей прихрамывающей походкой, неспеша направился к осужденным.

– Лонгин, поторопись! - крикнул ему в след центурион. – И копье захвати, недотёпа.

Рыжий гот, неизвестно каким образом заброшенный из танаисских степей в захолустный гарнизон на окраине империи, так же молча возвратился, благо ещё далеко не успел отойти, поднял с земли копьё и снова направился к распятым.

Проткнул всех троих копьем, проверяя, живы ли они ещё, а затем, взяв молот, так же не спеша, даже можно сказать равнодушно, двумя ударами перебил голени одному разбойнику, а затем так же другому. Никаких эмоций не отразилось на лице его во время этой процедуры. Казненные издали нечленораздельные стоны и отдали Богу души. Если, конечно, было ещё что отдавать.

– Иисусу перебей, Иисусу – послышались голоса.

– Ну, что ты там медлишь, Лонгин? – послышался недовольный голос центуриона.

– Давай, заканчивай. Перебей третьему и возвращаемся. И так почти целый день потеряли.

– Да он уже готов. Нечего и возиться, – ответствовал Лонгин и заковылял обратно.

Что двигало людьми, потребовавшими снисхождения к осужденным и облегчения их участи: внезапно пробудившаяся совесть, милосердие, доброта или что-то еще?

Блаженны, думающие так. Все было гораздо проще. Ведь завтра суббота, а значит, ничего делать нельзя. И они, добропорядочные граждане и глубоко верующие люди, помолятся за отпущение грехов живых и упокой душ мертвых грешников и еретиков. И сделают это искренне, с чистой совестью, не сомневаясь, что в этот кровавый день гибели сотен тысяч египетских детей – однолеток, праздничный Пасхальный день, их молитва дойдет до Бога. Их Бога. И разойдутся по домам умиротворённые, с чувством выполненного долга. И постараются поскорее забыть в суете дней об Иисусе Бен Иосифе, плотнике из Назарета, возомнившим себя пророком. Не бывает пророков в своем Отечестве.

Но это будет завтра. А сейчас солнце всё ниже и ниже скатывалось к горизонту, постепенно уступая власть над миром волчьему солнышку - луне. Смеркалось. Небольшие людские кучки, оставшиеся от толпы, медленно, как бы нехотя уходили с Голгофы, оставляя на ней три одиноких креста и две плачущие женские одинокие фигуры у подножия одного из них. Покой и умиротворение сходили на Землю. И только один пожилой пейсатый, в белой ермолке, иудей, бегал от группки к группке и всем задавал какой - то вопрос. От него отмахивались, гнали прочь, но он не отставал, досаждая всем, своей настойчивостью. Наконец ушли последние зрители, он кинулся за ними следом, и ещё долго в ночи звучал крик бедного иудея, много раз, подхваченный вечерним эхом.

И почудилось всем, что высота небес разодралась надвое.

И из засверкавшего лона его возник глухой глас: «В семьдесят раз по семь воздастся вам за распятие Руса, за кровь Его и душу Христа Иисуса».

Резко остановившись, эти серые, ослепшие души, стали тянуть вверх руки и монотонно, молитвенно завывать: «Будь с нами! Будь с нами! Будь с нами!» И этот коллективный транс, как липкой паутиной опутывал сознание и парализовывал волю.

И с ужасом поняла душа Иисуса, что люди не видят этого беснования. Ослепли в тот миг, когда души покинули их. И глаза их глядят, да не видят. Ибо осталось зрение плотское, но утеряно было духовное. И увидела она - все больше становится серых душ. И как вурдалаки присасываются они к душам детским, непорочным, сияющим белизной. И высасывают из них энергию животворящую. И гасят своим смрадным дыханием искру божью. И теряют белизну души детские. И становятся цвета вечного тлена.

И еще увидела, всё больше становится их, и человечество превращается в коллективных зомби. И зов серых душ, окольцевавших распятие, был тоньше ультразвука и действовал на подсознание. И был сладок он и приятен для слабых духом и убогих умом.

И поняв тщетность борьбы одиночки с разрушительной энергией толпы, душа Иисуса ярко - белым метеором воспарила в чертоги небесные. За подмогой.

P.S. Позднее слуги царя Тагая с помощью Марии из Магдалы помогут заживо погребённому Иисусу покинуть каменную пещеру - гроб, где Его упрятали.

И излечив его, отправят тайными тропами в Тибет. Свидетельствую: этот Иисус не Иисус Га-Ноцри.

P.S. Тесть первосвященника Каиафы умрет в нищете.

Каиафа будет расстрижен, лишён сана и покончит жизнь самоубийством.

Понтий Пилат был лишён чинов и званий и, по одной из версий, покончил жизнь самоубийством.

Все апостолы, за исключением Иоанна, были преданы насильственной смерти.

Иоанн был сослан на остров Патмос, где в нищете и одиночестве, сойдя с ума, умер в возрасте 90 лет. В течение 100 лет после распятия Иисуса, Иерусалим трижды, 70-м, 113-м, 132-м годах, разрушался. Последний раз окончательно. Все жители Иудеи были или проданы в рабство или изгнаны из страны, и две тысячи лет жили в рассеянии. Государство Израиль восстановлено было только в 1948 году.

В 476 году, после неоднократного захвата города Рима варварами, окончательно пала

Римская империя. Последний император, названный то ли по воле случая, то ли по иронии судьбы Ромулом - Августом, был убит вождем вестготов Одоакром.

По обломкам античной цивилизации начала своё победоносное шествие цивилизация христианская.

В. Шкарупилый

9-биологическое число пробуждения жизни

34+40 = 74 рода Всего

74х9 = 666 - число человеческое

С учетом фальсификации потомков Зоровавеля, Всего родов 33+27 = 60

ФАЛЬСИФИКАЦИЯ РОДОСЛОВНОЙ ХРИСТА В БИБЛИИ

74 рода от АдАма до Христа по Деве Марии

60 родов от АдАма до Христа по мужу Иосифу

Разница 74-60 = 14 родов

Встречи Девы Марии с Иосифом не могло быть ни при каких обстоятельствах да еще с учётом подмены потомков Зоровавеля по родословной Иосифа

Ад Ам
Сиф
Енос
Каинан
Малелеш
Иаред
Енох
Мафусал
Ламех
Ной
Сим
Арфаксад
Каинан
Сал
Евер
Фалек
Рагав
Серух
Нахор
Фарра
Авра(а)м
Исаак
Иаков
Иуда
Фарес
Есром
Арам
Аминадав
Наасон
Салмон
Вооз
Овид
Иессей
Давид
Соломон
Ровоам
Авией
Аса
Йосафат
Йорам
Охозия

по Иосифу Новый завет от Матфея 33 рода

1 Соломон
2 Ровоам
3 Авий
4 Аса
5 Иосафат
6 Иорали
7 Озил

34 рода по деве Марии Новый Завет от Луки

1 Нафан
2 Маттав
3 Маинан
4 Мелеай
5 Елеаким
6 Ионан
7 Иосиф

8 1) - ?
9 2) - ?
10 3) - ?
11 Иоафам
12 Ахаз
13 Езекия
14 Манассия
15 Амон
16 Иосуя
17 Иоаким
18 Исхония
19 Салафииль
20 1) - ?
21 Зоровавель
22 Авиуд
23 Елиаким
24 Азор
25 Садок
26 Ахим
27 Елиуд
28 Елиазар
29 Матфан
30 Иаков
31 Иосиф – муж Марии
32

Иоас
Амассия
Азария
Иофам
Ахаз
Езекия
Манассия
Амон
Иосия
Иосия
Иоаким
Исхония
Салафин
Федаия
Зоровавель

Мешулам, Ханания, Хашува, Огел, Берехия, Хасадия, Иушав-Хесед

Мертвые души по линии Зоровавеля, т.к. они никогда не являлись его потомками

26 родов
27

Христос
Всего

8 Иуда
9 Симон
10 Левий
11 Матфат
12 Иорим
13 Елиезар
14 Иосий
15 Ир
16 Елмодам
17 Косам
18 Аддий
19 Мелхий
20 Нирий
21 Салафиил
22 Зоровавель
23 Рисай
24 Иоаннан
25 Иуда
26 Иосиф
27 Семеий
28 Маттафий
29 Мааф
30 Наггей
31 Еслим
32 Наум
33 Амос
34 Маттафий
35 Иосиф
36 Ианнай
37 Мелхий
38 Левий
39 Матфат
40 Илий сын Иосифов («девы» Марии Христос

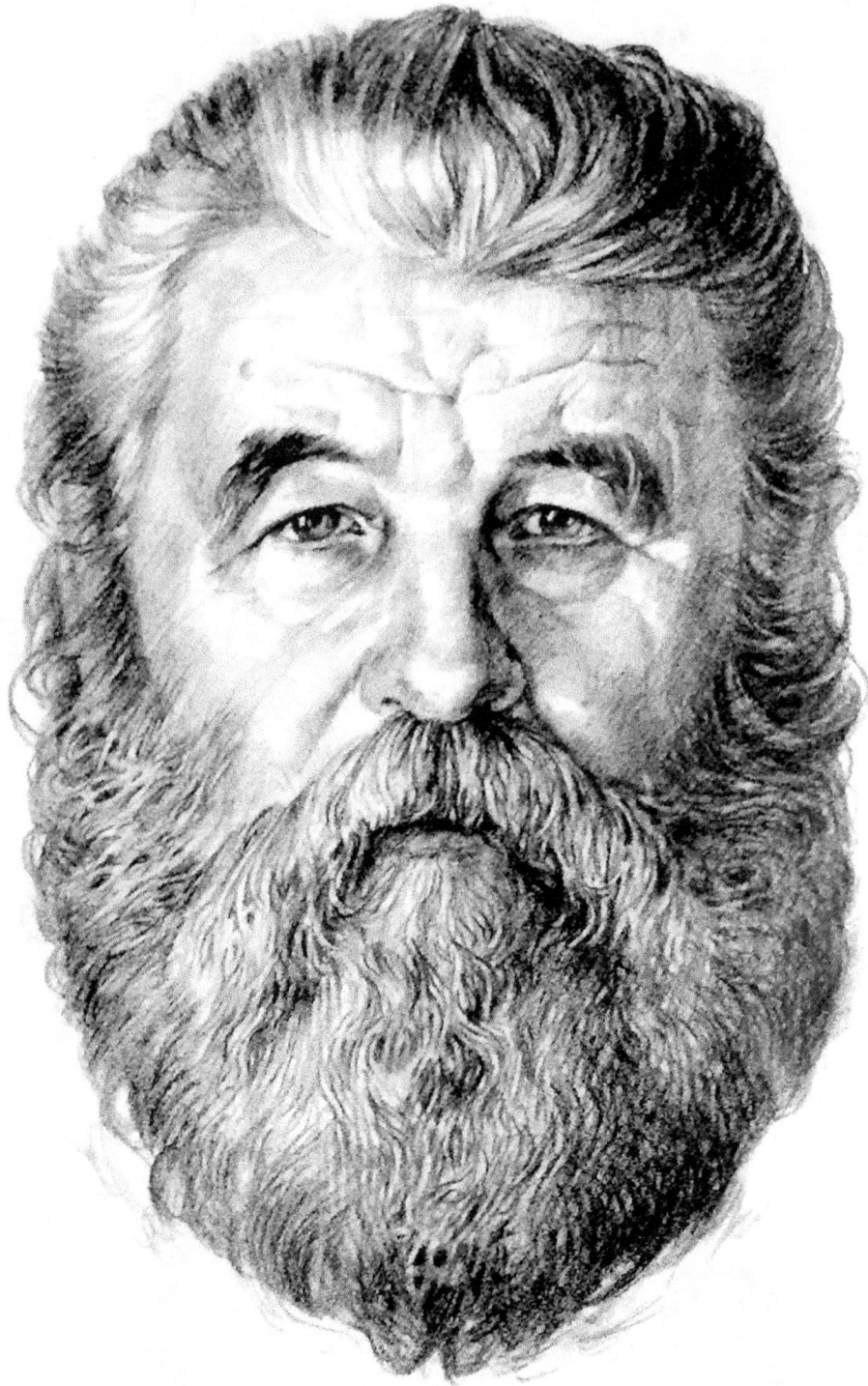

Вас приветствует западная область лица Вселенной (Ти Бета - 1630 года, а именно: - Бакши Траши (Таши) из самого Закрытого храма Знаний на планете Земля принадлежавшего некогда столице Сапар Анга, процветавшего царства Гуге располагавшегося между Гималаями, Каракеруном и Кунь Лунем, За пределами горных цепей которых почиталось трое: Синь (Богдайское ханство), Ин Дос Тан, потеснивший Асс Аков (освящённых небожителей) и государство Кан Пой, последний оплот Омо Ассов.

Последний бастион памяти о Солнечной системе.

ОН ЗНАЕТ ТО, К ЧЕМУ ДАЖЕ В ПЕРВОМ ПРИБЛИЖЕНИИ НЕ ПОДОШЛИ ЗЕМНЫЕ АСТРОНОМЫ, МАТЕМАТИКИ, БИОЛОГИ, ФИЗИКИ, АГРОНОМЫ.

В обществе Его зовут Юрий Игнатович. Потомок древнего рода Челла Асс Аков, он восемнадцать лет провел в самом закрытом монастыре Тибета. Мое первое интервью с ним было опубликовано в нашей газете в 1998 году, и разрешите теперь повторить его в сокращенном варианте.

«У ПОСЛАННИКА СВЕТА УВИДИТЕ НА ТЕЛЕ РОДИНКИ — ЗНАКИ СОЗВЕЗДИЙ БОЛЬШОЙ И МАЛОЙ МЕДВЕДИЦЫ, КЕНТАВРА, ТЕЛЬЦА, ЛЬВА И ОРЛА....»

Галина Соболевская.

Храм Траши - самый закрытый храм Тибета. Тысячи лет хранятся там древние знания. Там одновременно находятся 12 служителей. Каждый из них попадает в храм чаще всего годовалым мальчиком, и до 18 лет будущего жреца воспитывают мудрецы, вкладывая в него знания в виде 20 тысяч стихов по тому направлению, которое было избрано. И так год за годом, тысячелетия за тысячелетием...

Каждые две тысячи лет отсюда по воле Творца является людям пророк и спаситель - один из мудрецов.

Похоже, что именно здесь провел свои восемнадцать лет величайший пророк человечества Иисус Христос. Двенадцатилетним мальчиком попал сюда он на обучение. Вышел в тридцать лет и проповедал людям принципы новой жизни. Именно на эти восемнадцать лет потеряли его летописцы и спорят до сих пор, так и не отыскав место Его тайного уединения.

Служитель храма Траши уже находится на Кубани, ибо отсюда начнется возрождение не только России, но и всего мира. Земля Гога и Магога - это Кубань. И если над всем миром висит сейчас черный саван информационных вирусов - темные энергии, то лишь над Кубанью солнечное окно в мир Творца. Нынешняя цивилизация выйдет из точки своего заката именно через Кубань. И будет это во время перехода в Эру Водолея, что постепенно уже происходит.

- А те, которые принесут в мир новое знание, какие Они, и как их узнать? И когда?

- Всему своё время, скажу я вам. 17 мая 1999 года человечество незаметно перешло на свою новую, третью ступень развития. Все будет иное. Даны вам будут знания о многом.

Об источнике неиссякаемой энергии в том числе.

Моих знаний об альтернативной энергетике хватило только, чтобы спросить:

- Солнечная, может быть, а?

И заслужила опять снисходительную улыбку.

Я думаю, редко, кому из нас удается побеседовать с человеком, чей интеллект настолько высок, что не хватает даже воображения представить, куда простирается он мыслью. Я и вела себя, как школьница перед учителем. Так и было - перед Учителем с большой буквы. И сейчас я воспроизвожу наш разговор неточно, а попроще, как я поняла тогда.

- Да, Христос принес людям новые знания, однако сейчас сохранились только отзвуки Его истины, только слабое эхо.

И знаете ли вы, что Солнечная система была создана Творцом специально для жизни на земле? «Тридцать шесть Богов» создавали человека по замыслу Творца.

- Как тридцать шесть Богов? А как же постулат: Бог - един?

- Творец един, Богов - множество. А впрочем, не в имени дело. Бог - это Знание.

Земля, как и всякое творение - живая, она страдает от деятельности человечества. И катаклизмами она дает знать: «Хватит уничтожать меня!»

Сейчас все растения переживают генетический стресс, становятся всё более ослабленными, не способными противостоять вредителям. А ведь Творцом задумана была гармония в Природе. Сейчас утрачен почти полностью энергетический потенциал почвы. Поля мертвы. Гумус снизился на 40, а в некоторых местах и на 100 процентов. Почва практически полностью лишена микроэлементов. Изредка вносились неоправданно большие дозы макроэлементов. А микроэлементы - никогда. Азот также должен накапливаться естественным путём.

Разорение земных недр, загрязнение мирового океана и почвы уже поставили человечество на грань катастрофы. Ни один вид живых существ не может жить в отходах, производимых его жизнедеятельностью. Так какой же реакции мы можем ожидать от Земли - Матери? И чёрные мысли людей - они ведь никуда не исчезают. Они все тут, возле Земли.

А мне подумалось, что Земля похожа на большое животное, которое долго терпело различных паразитов на своей коже и нет уже у неё моченьки....

- А знаете ли вы, - вдруг резко сменил тему мудрец,- что в нашей форме реальности сосуществуют потоки разумной биологической жизни единого генетического кода, связанных между собой торсионной системой связи?

Каждая клеточка нашего тела, а мозга тем более, общается с ним звуками и электрическими сигналами. Клетки нашего тела общаются, а люди не слышат и не понимают этого. Чистый абсурд.

И медленно процитировал две строки из своих двадцати тысяч стихов:
« Ключом ищущего распечатай жизнь,
рождающуюся из почки...»

А потом я увидела его сад.

Учитель, обладающий колоссальным объемом информации, чувствующий землю и всех живых существ на ней, создал на своем участке настоящее чудо – сад без полива и удобрений. Яблоки здесь - весом в один килограмм, клубника - величиной со стакан! К нему за советом едут известные аграрии - академики и профессора.

ВО ВСЕ ВРЕМЕНА СУЩЕСТВАВАЛИ ЛЮДИ, КОТОРЫЕ МОГЛИ ВИДЕТЬ БУДУЩЕЕ

Пришло время «разгерметизировать» информацию, ибо не слепая вера, а духовный разум может спасти человечество от гибели, дать науке правильный импульс развития. Он, жрец Бакши, знает то, к чему даже в первом приближении не подошли земные астрономы, математики, биологи, физики, агрономы. Например, (внимание, астрономы!) скоро в созвездии Ориона будут обнаружены новые 18 планет, отраженный свет от которых достигнет Земли уже в этом году.

Он знает, что в 2053 году Земля истощит свои энергетические ресурсы практически полностью. Сегодняшние веерные отключения электричества в будущем будут вспоминать, как райскую жизнь.

И это ещё цветочки - в туманности Аорты сейчас формируется небесное тело огромной величины, которое будет направлено на землю. Если 2012 году произойдет эта катастрофа, то разумная жить на нашей планете, зеленой планете прекратит на время своё существование. И кому тогда будут нужны наши гроши, над которыми дрожим и собираем любыми путями, автомобили - игрушки для взрослых мальчиков, всякие сникерсы - памперсы?!

«Ибо ты говоришь: «я богат, и ни в чём не имею нужды», а знаешь, что несчастен и жалок, и нищ, и слеп, и наг». (откровение Иоанна).

Неоднократно и ранее на Землю покушались небесные тела крупной величины, влекомые негативным энерго - информационным полем планеты. И всегда знали о них и противостояли их разрушительной силе 12 жрецов Траши. Они совокупной силой своей мысли, меняли траекторию комет и астероидов, и тогда те либо пробегали «мимо» Земли, либо, задерживаясь в плотных слоях атмосферы, производили разрушения катастрофические, но не смертельные для всего человечества.

Теперь ситуация изменилась. Вызревает и через 12 лет приблизится к Земле крайне опасное, огромное небесное тело. И вот что может быть, как о том вещает откровение Иоанна: «И сделались град и огонь, смешанные кровью, пали на землю, и как бы большая гора, пылающая огнем, низверглась в море, и третья часть моря сделалась кровью. И упала с неба большая звезда, горящая подобно светильнику, и пала на третью часть рек и на источник вод.

И поражена была третья часть солнца и третья часть луны, и третья часть звезд.

В те дни люди будут искать смерть, но не найдут её. Пожелают умереть, но смерть убежит от них».

Но так ли уж необходима гибель большинства людей для того, чтобы очистились они от грехов и духовного невежества? Ведь невежество - от нехватки знаний. Значит, должно быть, некое рациональное решение (ведь природа исключительно рациональна) для спасения человечества!

Это решение и предлагает жрец Бакши:

Настал век не слепой веры, но Духовного разума!

Необходимо дать новые знания не отдельным избранным, но всем, кто пожелает, после чего они никогда не будут биороботами. Не будут способны на злое дело, их мысль приобретет мощное конструктивное начало.

Для изменения же траектории кометы из туманности Аорта нужно сосредоточить мыслеусилие многих посвященных людей.

Для этой цели на кубанской земле должен быть построен Дворец знаний. Конструкция его будет подобна Дворцу древних атлантов - по величине, архитектуре и материалу.

По сохраненному в монастыре Траши древнему проекту Дворец должен быть воссоздан в точности. Это необходимо сделать для того, чтобы действующая часть нашего мозга не пострадала от того колоссального уровня знаний, который готов представить землянам Бакши.

Подробнее об этом - ниже в специальном интервью.

Ситуация осложняется тем, что времени у нас с вами осталось в обрез. Вряд ли стоит скептикам сейчас ждать еще несколько лет, чтобы увидеть реальность предсказанного, а также жить в условиях энергетического кризиса.

Жрец Бакши готов представить учёным мира любую информацию - об источниках неисчерпаемой энергетики до экологического земледелия, от загадки происхождения человека до тайн мироздания и возрождения духовности и спасения человечества. Однако провидцы подобны путеводителю - они укажут, в какой точке вы появитесь и что получите, если пойдете тем или иным путем. И это целиком зависит от вашей воли!

В ранее опубликованных материалах, Бакши рассекречивает часть этой новой информации.

В рамках программы Общественного Экологического Фонда «Роза Мира» основное место занимает строительство экологического поселения на Кубани, центром которого должен стать Дворец Знаний. В основном это здание должно быть построено из удивительного по силе концентрации энергетики Космоса горного кварца.

Понятно, что для реализации такого грандиозного проекта требуются усилия многих людей и немалые денежные средства.

Этот материал будет передан на все языки мира и передан во все страницы через Интернет.

Во время нашей последней встречи Юрии Игнатович с горечью произнес:

- Я готов дать человечеству новые знания. Но, похоже, людям это не очень - то нужно. Не ведают они что творят... Спаси их, Господи!

Мне нечего было возразить Мудрецу....

Материалы Бакши читать сложно, - это не популярная литература, а мудрость Учителя, её нужно не читать, а понимать. Прошу вас, будьте внимательны! Надеюсь, что эта информация попадет в поле зрения ученых, которые смогут здесь найти многие ответы на загадки, над которыми веками бьется наука. В добрый путь, друзья!

В ЭТОМ ДВОРЦЕ ЗНАНИЙ БУДУТ ОБУЧАТЬСЯ ЛЮДИ НОВОМУ МИРОВОЗЗРЕНИЮ, ПОСКОЛЬКУ ЭПОХА ЭНШТЕЙНА, ДАРВИНА И ДРУГИХ ИЗВЕСТНЫХ УЧЕНЫХ ЗАВЕРШАЕТСЯ И ЗАВЕРШАЕТСЯ ОБОСНОВАННО

Эксклюзивное интервью с жрецом Тибетского храма Траши.

– Расскажите нам подробнее, пожалуйста, почему сейчас нам необходимо начинать строительство Дворца Знаний - точной копии древнего храма атлантов, и почему в этом должны участвовать люди всего мира?

– Дворец Знаний будет соответствовать своему названию. Почему это так важно? Сейчас человечество стоит в точке своего заката и исчезновения. Научная деятельность во всех сферах человеческой деятельности зашла в тупик. Чтобы дальше продолжалось развитие человеческого разума, необходимы знания.

Мы знаем по мифам и легендам, что ранее, до Рождества Христова или до нашей эры, существовала цивилизация атлантов. Сохранились старинные карты, где точно указаны географические координаты Атлантиды, но сейчас они не известны исследователям. Эта цивилизация погибла, но не так, как пишут современные исследователи, якобы из-за внутреннего идеологического раскола, который породил смертельную гражданскую войну. Эту цивилизацию уничтожила комета. Вторая мировая катастрофа была тысячу пятьсот лет до нашей эры. Это произошло во времена Моисея, помните, когда иудеи прошли посуху по дну моря. И третья катастрофа произошла в тысяча пятьсот двадцатом году до нашей эры. И цивилизация атлантов была уничтожена полностью. Однако их знания не погибли. Они хранятся в математическом тексте и, по решению верховных жрецов храма Траши, ждут момента своего рассекречивания. Каждые две тысячи лет к землянам является человек, которого специально для великой миссии готовили на Тибете. Мессия или Богочеловек овладевал тайными знаниями и нес их людям как программу развития человечества на очередные две тысячи лет. Иисус Христос дал людям новые знания, новую идеологию в виде принципов взаимоотношений не только между людьми, но даже на уровне государств. Если бы люди полностью следовали заповедям Иисуса Христа, мы сейчас имели бы более высокий уровень жизни и уж тем более не такую уродливую нравственность.

Чтобы обеспечить всему человечеству, всем странам поступательное движение вперед, решить вопросы сохранения жизни на Земле, человечеству нужны новые знания и развитие духовного разума. Однако ум человека Творцом создан со щадящим режимом работы, таким образом, чтобы не перегрузить его новой информацией, с которой он не в состоянии справится. Например, если человека из какого-нибудь далёкого от цивилизации племени поставить регулировщиком на оживлённый перекрёсток, то у него наверняка произойдет сбой центральной нервной системы. Потому что напряжение в виде новой информации будет подаваться в мозг, а информация - это определённый вид энергии. Необходимы специальные условия для безопасного и ускоренного освоения запредельных знаний. Эти условия были созданы древними мудрыми атлантами в их сооружениях.

Поэтому сейчас назрел вопрос создания Дворца Знаний. Вокруг него будет разбит особый ботанический сад, построены жилые коттеджи и научно-исследовательские лаборатории для работы ученых на основе, полученной в этом Дворце, информации в виде фундаментальных открытий. Эти знания, на самом деле, всегда хранились в сокровенных местах избранными, но были до сего времени невостребованными. Эти знания не только облагородят разум человеческий, но и прекратят всякие войны. Люди и природа будут жить в гармонии, благополучии, любви и согласии.

Обычно на простые раздражители мозг реагирует с помощью 24 нервов, более сложные запросы посылаются в один из 7 анализаторов мозга, и возвращаются в виде решений. Но каков механизм научных открытий? Ведь на самом деле не человек их «открывает», но если человек над чем-либо усиленно думает, в некоторых случаях приоткрывается дверь между сознанием и подсознанием, и черпается новая информация по любому вопросу. «Стучите, и дверь откроется». Так Менделеевым была получена его таблица элементов, например. И любое фундаментальное открытие дает возможность другим отраслям науки двинутся дальше.

Чтобы получать новые знания, требуются специальные условия. Такие условия могут быть получены в экопоселении Фонда «Роза Мира», центром которого станет Дворец Знаний, если это удастся осуществить. Ведь многие ученые покинули нашу страну, потому что у них не было условий для работы. Но теперь речь не идет об отдельных людях и даже не о стране. Сегодня мы говорим обо всём человечестве, которое стоит на грани своего исчезновения. Сама Земля не исчезнет, нет, как и вся Вселенная. Может погибнуть наша цивилизация, как это уже не раз случалось в прошлом. Программа развития науки в соответствии с новыми знаниями, кстати, уже разработана, соответствующие научные кадры получат из рук в руки эти знания. Кроме того, человечеству вот-вот придется изыскивать новые энергетические ресурсы, ведь каменный уголь, газ, нефть - они не бесконечны! Через 50-100 лет наступит энергетический кризис. Его наступление уже чувствует каждый человек, независимо от страны проживания. А дальше что? Кроме того, существуют расчеты, - сколько наша планета может прокормить людей. Говорят, что всего 10-11 миллиардов человек. Однако я утверждаю, что без всякого ущерба для земли наша матушка может дать полноценную жизнь 110 миллиардам людей! Поскольку принципиально будут изменены технологии всех производств, обнаружен неисчерпаемый источник чистой энергии, не загрязняющий природу (речь идет об использовании неизвестного источника питания. - прим. автора). И отбросьте выдумку о золотом миллиарде избранных людей. В этом Дворце Знаний будут обучаться люди новому мировоззрению, поскольку эпоха Энштейна, Дарвина и других известных ученых завершается. И завершается обоснованно. Например, Энштейн своей известной формулой ограничил дальнейшее развитие науки. Будто бы выше скорости света в ваакуме нет ничего. Но выше скорости света есть скорость нейтрино. При лунном затмении, например, скорость и сила света не достаточна для того, чтобы пробиться к Земле. А у нейтрино такая скорость, что она насквозь и мгновенно пронизывает любое материальное тело в нашем мироздании. А выше скорости нейтрино есть ещё скорость поля кручения. Значит, нужны новые знания, чтобы правильно понимать нашу Вселенную и жить по её законам. Так вот, эти знания будут предоставлены людям во Дворце знаний из горного кварца.

Чтобы освободить Землю от негативного энерго - информационного поля, нужно просвещать людей!

– А почему этот Дворец должен быть из горного кварца?

– Подобное сооружение, как я уже говорил, было у атлантов - у Атл Ассов и Асс Тланов. Что это были за народы? Атл Ассы владели небесными колесницами и свободно перемещались по воздуху, а Асс Тланы владели посохом, который генерировал мощное энергетическое поле. Если ученые на основе полученных знаний сумеют вырастить подобный искусственный кристалл, то мы сумеем использовать огромный энергетический потенциал нашей Земли, который сейчас не востребован. Кроме этой энергии есть у нас еще один источник энергии, причем, неисчерпаемой. В этом дворце знаний мы будем проводить работу по усовершенствованию наших знаний, что приведет нашу цивилизацию к невиданному расцвету.

Дворец атланов построен был таким образом, что при прикосновении к любой его части биополем руки издавался нежнейший, приятный для человеческого уха, звук. У этого здания - отличная акустика. Вверху - сферическая поверхность, без всяких колон, плит перекрытия. На этой сфере была изображена энергетическая схема Вселенной, а со всех четырех сторон главного зала или зала Света, как он назывался, были изображены четыре созвездия - Льва, Кентавра, Тельца и Орла.

648 тысяч лет тому назад четыре человеческих расы освоили Землю. К сегодняшнему времени мы прошли два этапа своего развития. Первый этап занял 216 тысяч лет, второй - 432 тысячи лет.

Восточные учения говорят только об одном этапе, и трактуется он как последний. А мы, на самом деле, только вышли из детского возраста, следующие 648 тысяч лет мы будем «взрослеть». Мы - не один вид разумной жизни во Вселенной, и все существа, созданные по единому генотипу, общаются через торсионные системы связи. Однако земляне в большинстве своем ещё изолированы от Вселенского сообщества, потому что пробить негативное информационное поле Земли очень тяжело. Только над территорией Кубани находится «окно» для взаимодействия с разумной жизнью Вселенной. Поэтому именно на Кубани и должен быть построен этот Дворец Знаний. Должны быть выделены земли, река недалеко.

Я не думаю, что для современных градостроителей проектирование экологического городка может представлять большую трудность. А проектирование и строительство Дворца Знаний будет вестись под моим руководством.

Я скажу об основном свойстве обучения в этом сооружении - человек туда заходит профаном, выходит - просвещенным.

Любой человек?

Любой, лишь бы он не был психически или умственно неполноценным. Обучение людей каждой страны будет занимать около трех месяцев, проживать они должны в гостиницах. Собственно занятия будут длится два часа. Прежде всего ученым нужно будет понять суть и значение биологических чисел.... Сначала они получат низшие знания, затем - среднего уровня и высшие. Потом первые просвещенные понесут эти знания по всем странам нашей планеты. И это сдвинет весь научный мир планеты с мертвой точки в сторону прогресса. Но времени осталось в обрез.

Мне досконально известно, что к Земле приближается огромное небесное тело массой 10^{12} тонн. Мы каждую секунду движимся к этой точке встречи.

Но если человек не будет иметь специальных знаний о том, как можно предотвратить катастрофу, она произойдет. Технически сделать это сейчас невозможно. Могут оправдаться наихудшие предположения фантастов к июлю 2012 года. Но обученные, просвещенные по основным направлениям, люди сумеют силой мысли изменить траекторию движения кометы, и Земля избежит столкновения с этим грозным космическим телом. Также появится возможность изменить движение по орбите самой Земли, «столкнуть» её на прежнюю, где земной год длился 360 дней. Именно изменение орбиты Земли и увеличение годового цикла на 5 дней привели к преждевременному старению и короткой человеческой жизни организма.

И это - не плод чьей-то буйной фантазии! Мысль человека настолько сильна, что может испарить вещество материи, однако не одиночная мысль, а сфокусированная, направленная лучом на цель. Этому надо учиться!

ВСЕЛЕННАЯ НАЧИНАЕТСЯ У ТВОЕГО КРЫЛЬЦА. ПЛОХО, КОГДА ОНА НА НЁМ ЗАКАНЧИВАЕТСЯ.

Откровения служителя храма Траши.

Я, последний ведический мистик и философ,
перед тем как навсегда покину
планету Земля, совершаю обряд инициации, выражающийся в рассекречивании древних знаний, ибо знаю, что этот акт будет содействовать строительству древнего храма Атлантиды теперь уже на Кубанской Земле, на земле неимоверной духовной мощи, живших здесь Челла Асс Аков.

Эволюция Разума есть аккумуляция мечты, которая воплощается в реальность. Движением всех сфер человеческой деятельности является математика, её числа и формулы, несущие знания.

Природа нашей формы реальности такова, что в ней нет места неопределенности, в ней всё рассчитано математически точно. Её язык - математический язык, выражающий её свойства в самой простой форме, в физической картине мира.

Гравитационная масса и инертная масса складывают мироздание в ячеистую структуру, где Истина заключена в числа и меру. Как это ни странно, но её поиск тормозит тонкие научные теории. Но вот что удивительно, все открытия делаются тогда, когда приходит их время, но никак не раньше, ибо разум человека рассчитан на щадящий режим работы.

Поиск истины, многочисленные изыскания законов природы нашей формы реальности всегда связаны с предопределением, чего же в мире быть не может. В мире не может быть только того, что не запрограммировано на этапе эволюции Вечности кодом информационной вибрации свободного Разума Творца.

Следовательно, мир представляет собой объективность и гармонию порядка вещей, но не чудеса, в т.ч. объективность наличия сверхгигантского ДНК, о свойствах и характеристиках которого будет определенный разговор.

Но вот вопрос: «Чего не может быть в нашей форме реальности?» Отвечая на этот вопрос, скажем, - нет в ней только небытия, т. е. абсолютной чистоты - ничто.

Прелесть запретного плода - Знания.

Энштейн, обосновывая свою теорию относительности, утверждает, что нет в природе скоростей выше скорости света в пустоте, а это уже запрет. Пустоты нет. Есть физический вакуум, представляющий из себя кристаллическую структуру вибрационной информации эволюции вечно текущей мысли сознания Я. А выше скорости света - торсионная скорость поля кручения, генераторы которых положены в основу торсионной системы связи между 37 потоками разумной биологической жизни во вселенной единого генетического кода. Говоря словами самого Энштейна, сказавшего: «Ученым очень редко удается отрешится от преклонения перед авторитетами». Нужно всё-таки признать, что только теория относительности Энштейна сподвигнула научную мысль земли на такое понятие, как вибрационная информация кода информационной вибрации, являющаяся наполнением, в котором вызревает, разворачиваясь, материальный мир. Действующие ученые нового тысячелетия, несомненно, воздвигнут на обломках учений прошлого новое великолепное здание знаний, которое естественно, как две капли воды, впишется в древний пейзаж научной мысли Челла Асс Аков.

ПРОШЛО ВРЕМЯ СЛЕПОЙ ВЕРЫ, НАСТАЛ ВЕК РАЗУМА

Нельзя не согласится с тем, что характер развития человеческого общества всегда накладывает отпечаток на развитие науки. На вопрос, почему наука планеты Земля в своём развитии к 21 веку подошла к тупику и неопределенности, а цивилизация к точке заката и исчезновения, существует один единственный ответ - это факт подмены духовности в общем теле человечества.

Новый дух «времени» диктуется дальнейшей эволюцией планеты Земля, а вместе с ней солнечной системы, отражающей в себе будущность человечества в его дальнейшем поступательном движении вперед, протяженностью в 648 тысяч лет земного измерения времени. И он должен увести разум человека от сомнений в справедливости земного порядка к утверждению, что цивилизациями земли должен править мир, а управляющей частью должна стать высшая нравственность, а если не так, то, нарабатывающееся, негативного характера энергоинформационное поле земли, дойдя до своего пикового значения, завершит, т. е. поставит точку на дальнейшем ходе эволюции жизни на этой планете, вызвав ускорение вращения Земли, которое завершится отклонением в оси вращения, сменой полюсов. Исследования и расчеты в этом направлении показывают, что этот фактор не за горами. И нет больше времени цацкаться, продолжать умалчивать факты, делать вид, что на земле всё в порядке и можно дальше идти путём великих потрясений. Времени действительно остается катастрофически мало для людей, которые своими руками вырыли себе могилу и уже одной ногой стоят в ней.

Я здесь, чтобы указать вам, что солнечная система и планета земля в ней создавалась затем, чтобы в ней расцветал свободный разум человека для участия в огромной творческой и созидательной работе мироздания. А потому говорю вам вернуться на тропу жизни, оставленную вами в 11542 г. до нашей эры, когда наука и искусство были не только особыми методами познания мира, но и особыми формами общественного сознания и его духовности, разумной духовности, ибо человеческий разум наделен огромнейшими возможностями мозга.

РАССЕКРЕЧИВАНИЕ ТАЙНОЙ ИНФОРМАЦИИ

Человечество признало, что сущностью науки является прирожденное уважение к разуму творца, а, следовательно, разумности окружающего мира. Высокое искусство и фундаментальные науки связаны между собой и с жизнью, и лишь изменение мышления, дающее мощный толчок воображению, способно освободить от оков разум современного человека и увести к фактору объективной реальности - очертаний мира и закономерной роли эманаций творца в духовной жизни общества, что в свою очередь поможет каждому человеку найти свое место в реальном мире. И как только будет осознано единство эманаций создателя, называемое НАШЕЙ ФОРМОЙ РЕАЛЬНОСТИ, то это обстоятельство обеспечит прорыв во всех областях научной деятельности человечества, что ознаменует собой выход человечества на созидательный путь развития, и человек станет обладателем перспективной модели открытий, что позволит построить энергетическую схему солнечной системы, энергетическую схему вселенной и, конечно же, схему энергетического блока центральной нервной системы человека в соответствии с истинными законами, управляющими вселенной. Вот тогда Человек полностью освободится от страха, спутника невежества, узрев источник всех религиозных течений на земле, основанных на глубоких знаниях ушедших цивилизаций и скрытых от нас ныне мраком тысячелетий. Ибо только освобожденный человек может видеть мир таким, каковым он является в реальности. Новый Человек, сведущий в вопросах мироздания, миропонимания внесет ясность в разделы науки о вселенной, ибо вселенная никогда не возникала из точки и не было никогда, так называемого, большого взрыва 2 миллиарда лет назад.

Реликтовое излучение ещё не говорит о том, что вселенная возникла из точки в результате большого взрыва, а скорее наоборот, отрицает подобный феномен, ибо она стабильна и она не подвержена ни тепловой, ни холодной смерти, ни пульсациям. Её эволюционный путь запрограммирован на высвобождение энергии из массы материи, если это касается материального мира, сложенного из 24 уровней низших знаний (информационных волн) на период 10/110-х лет земного измерения времени. Нужно знать, что научная мысль земли постоянно поправляется окружающей её реальностью, и это естественный процесс познания непознанного, т. е. это реальность, которая в своём развитии (эволюции) увлекает за собой (обеспечивает) развитие интеллекта человечества, если человек не отказывается от этого развития и следует туда, куда ведёт его ведущий. И если на пороге третьего тысячелетия по данным науки известно, что возраст земли четыре с половиной миллиарда лет, а возраст вселенной, в результате принятого мировоззрения о происхождении вселенной из большого взрыва точки, вписывается в 2 миллиарда лет, а масса элементарных частиц, согласно расчетам, равновесна бесконечной массе, то с этими нелепостями науки можно будет справится лишь после осознания того, что вселенная стабильна, что в ней происходят процессы эманации творца перехода информации из одного состояния в иное, через «двойную» смерть, отражающуюся в биочисле 137 в материальные объекты, энергетическая схема которой подобна схеме асинхронного двигателя переменного тока, согласно которой электромагнитное излучение является предшественницей элементарных частиц. Возраст земли вписывается в 4,14х19/9х лет = (1+П)х10/9х, возраст вселенной от ядер в микромире материи (10+П)10/9х лет, а эманация информации 0,09х10/9х лет (первая «смерть») в энергию гравитации и 0,09х10/9х лет (вторая «смерть») энергии гравитации в материальный мир микрочастиц. И это 0,18х10/9х лет в земном измерении времени есть так называемый период творения через биологическое число пробуждения жизни 9.

Вся остальная эволюция материального мира запрограммирована. КОД-111 составлен тремя биочислами нетленности (безсмертия)-37+37+37=111, каждое из которых несёт эквивалент единого 3+7=10=1+0=1, где числовой и буквенный потенциал равны.

ПРАВДА О ПРОИСХОЖДЕНИИ ЧЕЛОВЕКА

Человек должен вернуть себе свойства полного сознания скрытых в нем сил, заново постичь величие и мощь вселенной и поддерживать с ней взаимно выверенные отношения, как это умели делать Челла Асс Аки, отличные мореплаватели древнейшей в мире демократической морской державы Ак Тха Евы у Эгейского моря, потомками которых считаются финикийцы, а их потомками считаются карфагеняне, построившие у Атл Асского Хребта столицу Кара Тха Дешт или Карфаген, в котором разместили библиотеку с драгоценными свитками древних рукописей Челла Асс Аков количеством около 1-го миллиона 440 тысяч запечатленных знаний, где помимо всего прочего хранилась информация о двух этапах развития человечества с момента появления человека на земле: 1 этап (72 000 + 144 000) = 216 000 лет, 2 этап 216 000 + (72 000 + 144 000) = 432 000 лет. И если принять во внимание, что второй этап закончился в 1999 г., то появление человека на земле следует отнести к 648 000 лет до н.э. Первый десант от космических объектов пояса биологической жизни Ориона, Сириуса, Плеяды высадился на землю 995 000 лет до н.э., который подготовил условия для высадки второго десанта на землю из созвездий Льва, Тельца, Кентавра и Орла. Прибывшие отлично знали своё назначение на земле и своё место во вселенной. Их богатый духовный мир был основан на знаниях. Они носили чисто белые одежды - называли их освященными жителями неба древности. На макушке головы у этих богов прикреплялось небольших размеров устройство для приема и передачи информации, включающееся в торсионную систему связи космоса по желанию хозяина. У них был храм из белого отполированного кварца, в котором хранились отшлифованные до зеркального блеска кристаллы по накоплению энергии в г. Асс Гарт. Люди, входившие в этот храм, входили профанами, а выходили посвящёнными, освящёнными, просвещёнными полубогами. Так повествуют и предания Челла Асс Аков. Конструкцию этого храма Челла Асс Аки в проекте хранят и по сегодняшний день. Под чистым белым куполом центрального свода в центре Зала Света на постаменте Белоснежного пола стояла богиня Справедливости в натуральную величину, изготовленная из двух кусков кристаллического кварца. Вес тела был около 60 кг, вес черепа со вставными полированными линзами в глазницах около 6 кг. Ориентирована она была строго на отверстие в стене, на созвездие Ур Кёр (Плеяды), то куда, как считали и считают Челла Асс Аки, прибыла первая из богинь - женщин Бруг*Р Ассов духовного разума Манн Асс по закону Манна. Эту богиню Челла Асс Аки звали *К Ар Тан(А), столица могущественного государства у них называлась - Тан Асс, («небожителя тело» - в переводе). В этом храме, один раз в год, в день зимнего солнцестояния, Челла Асс Аки отправляли обрядовую песню, сохранившуюся в их преданиях и поныне. В этот день перед храмом стекались многочисленные паломники, прибывавшие сюда на воздушных Ви Манн Асс, владельцами которых были Ат (л) Ассы.

Челла Асс Аки занимали регионы малой Азии (Ассии), Египта, Кипра (Салам), Крита (Асс), Средиземноморья, Индии, Центрального Китая, Средней Азии, Нижней Волги (Итиля), Ат Токто (Кубани), Дан Уба (Дуная), Дан Асстр (Днестра), Дан Апр (Днепра), Кап(к) Асса, Финикии, Палестины. Их родственниками были Этр Ассы Италии и Асс Уры Ниневии и Причерноморья, и Меры Апа Ал Она, прибывавшие в храмах от дня весеннего равноденствия до появления созвездия Ур Кёр (Плеяд). Эти люди были людьми сильными, выносливыми, высокорослыми, с белокурыми волосами и с сине-голубыми глазами. Эти славные сыны богов имели связи с дочерьми человеческими, которые рожали им детей. Их тотемным знаком был олень, их творческий созидательный труд соответствовал их знаниям. И, в частности, они знали о взаимосвязи между геомагнитным полем и энергоинформационным полем земли, а также о том, что негативные действия землян, искажая энергоинформационное поле земли, всегда приводят к возмущениям орбит комет в той или иной степени, что в свою очередь немаловажно для планеты, ибо негативное энергоинформационное поле воздействует таким образом, что планета ускоряет своё вращение и она быстрее теряет массу, высвобождая энергию, т. е. быстрее стареет из-за увеличения её сейсмической активности, а в человеческом обществе этот фактор завершается глобальными конфликтами, войнами. Вот вам факт: весь XX век - нескончаемые бедствия и, как следствие, ускорение вращения планеты Земля.

ПОЧЕМУ ЧИСЛО СЕМЬ - МИСТИЧЕСКОЕ?

В эпоху первых богов в солнечной системе насчитывалось 11 планет, одна из которых, находившаяся между безводной Землей и Мааром, большей своей частью состояла изо льда.

При подготовке планеты Земля к биологической жизни, ледовая планета Муз*ДАк, её большая часть, была воссоединена с планетой Земля путем направленного взрыва в момент, когда эти планеты находились на одной прямой и имели самые близкие расстояния между собой. Меньшая часть ушла в космос. Но преодолеть гравитационное поле солнечной системы не могла и стала вращаться вокруг солнца по очень удлиненной эллипсоидной орбите, посещая землю через каждые 76 лет. Самое минимальное расстояние сближения в 6 миллионов километров, разделяющие комету с землей выпало на 11 апреля 837 года. Оно происходит один раз в 1768,5 лет. В такие моменты земля замедляет своё вращение.

Сейчас известно, что мистической природой человека является число семь. Почему именно оно? Да потому, что это число составляет звукоряд, количество цветов разложенного света и с его помощью можно определить катастрофы глобального характера. Так столкновение с кометой закончилось полным крахом для атлантов. Это случилось в 11 542 г. до н.э. 1768,4 x 7 - 837 = 11 542,5 лет.

Те из людей, которым удалось спастись и выйти живыми из жуткой по своим масштабам катастрофы, когда комета Галлея прошла мимо Земли, а отколовшийся от нее кусок льда врезался в землю, стали вести отчет времени от этого происшествия. Этому последовали древние египтяне, ассирийцы, а от них, с неточностями летоисчисления, приняли и другие народы мира.

Последний год сближения кометы Галлея с Землей произошел в 1986 году. Это говорит о том, что с момента катастрофы комета Галлея посетила Землю 178 раз (11 542 + 1 986) : 76 = 178. До этого события период обращения земли вокруг солнца составлял 360 дней, что соответствовало внутреннему календарю энергетического блока центральной нервной системы человека, равного также 360 дням и по сей день. Масштаб катастрофы был настолько неимоверным, что если принять во внимание факт смены полюсов, смещения полюсов, изменения наклона оси вращения, смещения орбиты земли во внешнюю сторону от солнца на 5,2422 суток, кора земли в Атлантическом океане дала трещину протяженностью до 6000 км.

Противостояние планет с расположением их в одном направлении от солнца происходит один раз в 72 миллиона лет. Последнее двухтысячелетнее противостояние парада планет произошло во время сближения кометы Галлея в 1986 г. Челла Асс Аки правили в Египте тысячелетиями. Они дали миру письменность, основы мореплавания, строительство городов, плавку металлов, обжег кирпича, ткачество, основы земледелия, развитие математики, астрономии, медицины, философии, параметры земли, солнечной системы, галактики, вселенной. Они приручили животных, развели сады, виноградники. Они созидали.

НАСТЕННЫЕ ПИСЬМЕНА

Настенные письмена текстов пирамиды ОН АСА - фараона 5 династии, правившего между 2356 и 2323 годом до нашей эры, указывает, что в древности землю населяли не только совершенно безграмотные люди, но и просвещённые боги со знанием того, что представляет из себя космос. Египетские жрецы своими познаниями о строении вселенной обязаны именно им, пришельцам с высочайшим уровнем научных и технических Знаний. Это они дали американским майя и Египту календарь исчисления эволюции земли, и египтяне признают, что этот высококачественный календарь, как и цикл Сириуса (Сотиса, Сичи) дали им боги. Малый цикл Сичи, Сотиса - это появление звезды в восточной части неба под созвездием Ориона после периода её отсутствия. Интервал между двумя последовательными восходами до встречи земли с ледяным обломком кометы Галлея равнялся 360 дням.

Малый цикл исчисления по перемещению Сотиса за один день в течение 4 лет. И так уж было принято, что цикл завершался через 1440 лет, т. е. количество дней в году перемножалось на 4. Но был еще большой цикл и его половина, через которые египтянам давалось понятие о циклах развития разумной биологической жизни во вселенной, в том числе и человечества, исходя из биологического числа пробуждения жизни. Большой цикл равнялся 100 малым циклам 144 тысячам запечатлённых лет. Полтора больших цикла составляли неизменный цикл числа пробуждения разумных биологических потоков жизни во вселенной и равнялся 216 тысячам лет. На этом понятии был построен математический текст, охватывавший все этапы развития (эволюции) разумной биологической жизни во вселенной всех потомков. И поскольку понятие цикла Сотиса неразрывно связано с первым появлением этой звезды перед появлением солнца, то этот фактор жрецы Египта фиксировали таким образом: «И увидел я иного ангела, восходящего от востока солнца, имеющего печать бога живого. И воскликнул Он громким голосом, говоря: не делайте вреда ни земле, ни морю, ни деревьям доколе не положим печать на челах рабов Бога нашего (т.е. годичных циклов эволюции планеты Земля). И слышал я число запечатлённых: запечатленных было 144 тысячи лет. И вот теперь послушайте меня внимательно: каждый из вас, внимающих мне слушателей, получивших от меня меру знаний из древности в силу своих понятий, возможностей развития своего интеллекта, пусть постарается расшифровать следующее. После сего взглянул я и вот, великое множество людей (лет), которого никто не мог перечесть из всех племен, и колен, и народов, и языков стояло перед престолом и перед Агнцем (созидателем) Христом (солнечной энергией) в белых одеждах (признак чистоты и святости) и с пальмовыми ветвями в руках своих (мирными намерениями).

И восклицали громким голосом, Спасение богу нашему, сидящему на престоле и Агнцу (созидателю) Христу (солнечной энергии).

И все Ангелы (звезды с малым моментом количества движения, рядом с которым в их системах существует биологическая жизнь) стояли вокруг престола и старцев, и четырех животных (созвездий Льва, Тельца, Кентавра и Орла) и пали перед престолом Свободного разума Творца на лица свои, и поклонились богу (Сознанию Я).

Говоря: Благословение и слава, премудрость и благодарение, и честь, и сила, и крепость богу нашему во веки веков.

И, начав речь, один из старцев спросил: « Сии облеченные в белые одежды, кто и откуда пришли? И добавил: это те, которые пришли от великой скорби; они омыли одежды свои и убелили одежды свои кровью агнца».

Но, ныне, поскольку в случае Сиги, Сотиса или Сириуса интервал между двумя последовательными восходами равняется 365,25 суток, этот цикл завершается приблизительно через 1460 лет. Кроме этого известен другой цикл с периодом в 12 954 лет приблизительно 13 000 лет. Этот цикл равен половине цикла прецессии земной оси, составляющей 26 000 лет.

ТАЙНА ВЕЛИКИХ ПИРАМИД

В хронологическом списке фараона Ман Ата, помимо перечисленных 30 династий правления, упоминается три чётко обозначенных эпохи до правления фараона Манн Асса до объединения Верхнего и Нижнего Египта, это было правление богов и их сыновей. А теперь задумайтесь почему построенные Челла Асс Аками Великие пирамиды Хеопса, Хефрена, Микерина расположены на земле Египта в точном расположении звезд соответственно Ал Нит Ак, Ал Нил Ам, Мин Т*Ак пояса Ориона в космосе (небе), если считать соотношение Млечный путь - Нил привязкой в этом феномене. Для чего нужна была эта карта трёх звезд из пояса Ориона, отражающая на земле пирамиды, их взаимное расположение и характеристику звёздных величин, выразившуюся в их относительных размерах?

Монументы Гизы, построенные по единому плану, - это карта неба, запечатлённая в 11 542 г. до н.э.

Она учитывает изменения в результате медленного движения оси вращения земли по круговому конусу того времени, примерно 26 640 лет. Все шахты погребальных камер комплекса строго сориентированы на определённые звезды, фиксирующие момент эволюции планеты, выражающиеся временем 11 542 г. до н.э.

ЭНЕРГИЯ КВАРЦА

Ныне человек не использует энергию кристаллов кварца, как это делали древние Челла Асс Аки, научившиеся этому у Ат(л)Ассов, владевших небесной колесницей, и Асс Тланов, владевших посохом, генерирующим мощное поле. Последними, кто в своей практической деятельности пользовался кристаллами из кварца как накопителями энергии Земли и Солнца, были Бакши друидов, которые, как и Нострадамус, предвещали о появлении Великой Миссии в Снежной Стороне металла (России) на пороге третьего тысячелетия, который принесет древние знания, чтобы оградить живущих на земле от гибельного пути и выработать новое сознание на основе единства всех религиозных и мистических ценностей, который и укажет на кристаллы кварца, способные к аккумуляции энергии такой силы, что лучи её могут прожигать не только металл, но и испарять вещество материи. И заново будет построен Храм Света из белого кварца на земле ведущего руководящего народа, который есть Кубан (бледно-желтый), если человечество пойдёт ему на встречу.

ТОЛЬКО ДОСТОВЕРНЫЕ ЗНАНИЯ ПРЕДОТВРАТЯТ КАТАСТРОФУ

Истинный смысл грандиозного Храма исчезнувших цивилизаций Атлантиды состоит в том, что стены его модулировали орбиты 11 планет солнечной системы, строение атомов и количество элементов во вселенной с указанием масс, в том числе протона и электрона, с указанием скорости потока торсионного поля (кручения) - разворота Мироздания, скорость нейтрино, скорость света, с указанием причины кручения объектов мироздания, схемы устройства торсионного генератора для передачи информации по системе межгалактической связи с указанием взаимозависимости между всеми фундаментальными постоянными вселенной, выраженных числами: 83.3333..; 3.0601; 9.74; 1.618; 3.141.592.654; 9; 37; 137; 999; 144.000; 72000; 1/137 .. всех 24 старцев, раскрывающих не только гармонии чисел и формы, но и назначение вселенной и человека в ней, с указанием взаимосвязи математической логики мироздания с запрограммированным живым устройством через «начертание на правой руке - 111» и «печать на голове человека -111», т. е. код свободного разума создателя, из чего следует вывод, что огромные возможности начертания энергетического блока центральной нервной системы человека и избытка массы в дезоксирибонуклеиновой кислоте его гемона сделает то, что доброте, милосердию, любви доступна дорога к здравому смыслу вечной жизни. И это обстоятельство требует от человечества строительства объектов слежения за космосом и особенно за околосолнечным пространством, ибо первое столетие третьего тысячелетия несёт в себе угрозу столкновения земли с астероидом огромной массы 10^{12} тн. Люди, готовьтесь изменить его орбиту движения и, научившись этому практически, измените орбиту кометы Галлея и, самое главное, измените, энергоинформационное поле своей планеты негативного содержания на позитивное, ибо сказано: «Вселенная начинается у твоего крыльца. Плохо, когда она на нем кончается».

Мир существует независимо от человека, но человек вписан в этот мир и является неотъемлемой его частью.

Вы должны знать, что постановка вопроса: «Что появилось раньше - бытие или мышление, материя или дух, сознание или реальность материальных объектов мироздания», - не имеет смысла, как не имеет смысла вопрос: «Создан ли мир богом или он существует от века сам по себе». Вселенную нельзя низводить до уровня современного человеческого разумения.

НАША ФОРМА РЕАЛЬНОСТИ

Есть Вечность единого энергоинформационного поля взаимодействия, на чаше кода равновесной системы координат которой её три составляющих эволюционного процесса, слагающиеся из эманаций 46 информационных уровней Знаний вечно текущей мысли – 10 высших уровней Знаний, 12 средних уровней Знаний. Гравитационная Энергия или Энергия гравитации и 24 низших уровней Знаний – Материальный мир вещества, выражающийся в совершенствовании своего общего кода Сознания Своего Я, поддерживающего своей силой равновесность и гармонию своего же состояния, как единого, состоящего из 3-х. Истина заключается в том, что в 3-х всегда присутствует 3 111 и число проявления жизни 9, выражающегося в эволюционных циклах равных 72000 + 144000 равноценных этому же числу, числу дыхания жизни.

Высший пласт уровней Знаний органично сложен тремя биочислами безсмертия 37+37+37 = 111 = 10+10+10 = 30 = 3+0 = 3.

Двадцать три пары хромосом 5+4+2+5+6+2+2+6+2+9+1+2+2+9+5+5+9+6+3+6+6+1+3 = 101 101 + Сознание Я 1+6+3+7+2+7+1+6+4 = 37 = 3+7 = 10. 101+10 = 111

46 УРОВНЕЙ ЗНАНИЙ – КЛЮЧ К РАЗГАДКЕ ВСЕЛЕННОЙ

Исходя из глубинного понятия «единое энергоинформационное поле», понятие борьбы двух противоположностей сводится к абсурду. А потому перепишите истории народов, в которых бы прославлялся созидательный труд, а не паразиты на теле человека, подвергнувшие уничтожению целые народы: Наполеон, Гитлер, Ленин и более мелкие Петр I, Екатерина II.

46 уровней знаний, составляющих единое энергоинформационное поле, не является вакуумом. Оно есть основа единства природы нашей формы реальности, и нет иной. Оно есть всё, ибо оно вездесуще, всезнающе, всеобъемлюще, всепроникающе, вседержаще, всемогуще, имеющее смысл самоорганизации, самореализации, самовоплощения, самообновления, самостановления, самовыражения, самокодирования, самопроизводства, самопрограммирования.

1. Н.н.ф.р $= \dfrac{3{,}52 \times 10^{19}\ \text{км}}{83{,}3333\ \text{км/сек}} = 13,32 \times 10^9$ л. по Траши

2. Н.н.ф.р $= 6 \times$ Кн.ф. $\times 10^9 = 6 \times 2,22 \times 10^9 = 13,32 \times 10^9$ л.

3. Н по ф. Солн. сист. $= 12 \times 10^9 \times 1,11 = 13,32 \times 10^9$

4. Н по массе Солнца $= \dfrac{2,22 \times 6 \times 10^{27}}{10^{18}} = 13,32 \times 10^9$ л.

5. Н по нейрон телам $= 13,32 \times 10^9$ л.

X - сложная структура человека.

608 - нумерическое значение солнца во времена Ва Кха.

36л - цикл малого лунного года.

360 л - большой лунный год, или год демона - в переводе на русский язык «Год Знаний».

360 – Вечность.

432 г - священный цикл, составляющий 1/60 от

25920 лет - великого солнечного года (432000 лет – эпоха Буддизма).

11.22,33 - числа циклов солнца.

960 лет - цикл соединения Сатурна и Юпитера.

9,37,137... – биочисла.

180 лет - цикл оборота солнца вокруг своего посоха – тлана.

83.3333 - число разбегания астрономических объектов.

300000/83.333=9,74 x 0,555 x 666=3.6001

2160 лет - время сдвига знаков зодиака на один знак.

71,63 г - время сдвига знаков зодиака на один градус.

3797 лет - полный оборот точки весеннего равноденствия.

ритмы событий 1648 + 144 х П лет в отдельных странах + (9;18,36,72,144) х П

Имя планеты земля - Ал Асс и другое – Мидгард

Стихии: Земля, Вода, Огонь, Воздух.

360 - годичный круг и внутренний календарь работы всех систем организма человека.

72 = 1/5 от 360 - священное число ветхого завета.

$R = 63 \times 10^7$ см - радиус земли.

1 ферми $= 10^{13}$ см.

1 парсек = 3,26 световых года примерно = 3 х 10/16 м (к сведению для расчетов космологического толка древности и современности).

1000 х 144 х 3 = 432000 лет пройденных 2-ой этап эволюции жизни на планете 66 (земля)

66 - ген в гемоне человека, отвечающий за процесс окисления клеток организма человека, сокращающий продолжительность жизни организма на 1/3.

5 - число равновесия нашей формы реальности и число сбоя всех систем работы человеческого организма от начала зачатия и до конца дней жизни, приводящее к преждевременному старению организма человека на 400 с лишним лет.

Число 5 является также разницей между современным полным оборотом планеты Земля вокруг звезды Солнце и полным оборотом до 11 542 лет до н.э. 365 дней - 360 дней = 5 дней

Возраст Вселенной по коду свергигантского генома $111 \times 12 \times 10^7 = 13,32 \times 10^9$ лет.

По золотому сечению и числу эволюции интеллекта

Угол 23,50° от наклона земного экватора к плоскости земного экватора к плоскости эклип-

$$\frac{833,3333 \times 10^7}{0,61803398875} = 13,32 \times 10^9 \text{ лет}$$

тики определяет смену времен года. Оси остальных планет солнечной системы направлены в соответствии с сознательным выбором. Солнечная система никак не могла произойти из дисковой туманности размером по её диаметру, ибо все планеты имеют скорость углового вращения и годового обращения, т. е. имеют совершенно не ту обозначенную скорость, которую могло сообщить им Солнце.

Это подтверждается и ретроградным движением некоторых спутников, двигающихся в направлении, противоположном общему движению тел в солнечной системе.

Да и скорость осевого вращения солнца в момент образования планетной системы была недостаточной, чтобы от солнца могла бы отделиться масса материи для образования планет. Когда этот факт был кое-как осмыслен, то за неимением ничего лучшего была вытянута за уши, так называемая волновая теория, согласно которой все планеты произошли из исторгнувшейся с солнца массы материи в период прохождения звезды вблизи солнца.

Но вот вопрос. Если подобный фактор имел когда-либо место в эволюционном процессе солнечной системы, то почему тогда планета Марс, вращающаяся между Землей и Юпитером, так ничтожно мала, вместо того, чтобы быть в 46 раз больше массы Земли. К тому же Нептун больше, а не меньше Урана, ибо волновой процесс возникновения солнечной системы ограничивается серией выбросов материи из Солнца, наибольшие выбросы которых падают на середину его массы, а наименьшие из начала и конца. Кроме того, такой процесс возможен лишь один раз за 5×10^{18} лет земного измерения времени. Но ведь возраст солнца определяется как $4,05 \times 10^9$ лет, а возраст земли как $4,14 \times 10^9$ лет, а возраст вселенной $13,14 \times 10^9$ лет от ядер в микромире материи. А их абсолютный возраст от момента эманации единого энергоинформационного поля вечности в электромагнитное излучение, предшествующее микрочастицам материи и до её ядер, определяется промежутком эволюции этого процесса как $0,18 \times 10^9$ лет плюс $13,14 \times 10^9$ лет.

ЛОЖНЫЕ ПРЕДСТАВЛЕНИЯ О ПРОИСХОЖДЕНИИ СОЛНЕЧНОЙ СИСТЕМЫ

Итак, вращающаяся туманность не может произвести спутников, движущихся в двух разных направлениях, а проходящая звезда не может произвести в плоскости вращения планет вращения их спутников перпендикулярно этой плоскости, к тому же заставить вращаться их быстрее вращения планет, как это происходит в случае с Марсом.

Кроме того, этот взгляд научной мысли совершенно игнорирует наличие комет. Попытка иного объяснения возникновения солнечной системы диктует наличие в ней двойного звездного взаимодействия, когда солнечную соседку разбила проходящая мимо звезда, и из обломков которой образовались крупные планеты, а уж из них - мелкие. Соотношение массы Солнца с общей массой планет системы, включая массы всех 60 комет короткого цикла, не выходящих за орбиту Нептун, а также массу 666 комет, посещающих Солнечную систему, не говорит в пользу принятого взгляда на происхождение Солнечной системы. А соотношение гравитационных сил вообще ставит крест на подобный взгляд. Ну, а обломки, как и осколки, можно получить только при столкновении твердых объектов мироздания, но никак не от столкновения раскаленных газовых образований, на которых осуществляются скоротечные процессы высвобождения энергии из их масс в масштабе вечности. А уж о том, что планеты и Солнце Солнечной системы способны произвести кометы не только короткого цикла, но и длительного, абсурдны по причине невозможности придания необходимых колоссальных скоростей в момент отрыва их от материнского тела для преодоления гравитационных сил взаимодействия. И ещё, посчитайте, достаточно ли собственной энергии планет для выброса из своего тела собственных огромных масс материи с учетом собственной гравитации и гравитации светила, с учетом падения плотности гравитации в зависимости от расстояния для вывода извергнувшихся масс на их собственные орбиты, и если да, то этот факт свидетельствует о разумности подобных актов. И коль скоро разговор зашёл о разуме, то не мешало бы заодно выйти на вопрос присутствия кислорода и воды после охлаждения раскаленных элементов, образовавших, к примеру, планету Земля, увязывая этот феномен с окислительными процессами и присутствием нефти в таком количестве, и хлора в океанах и морях, а также периодическое охлаждение, проявляющееся в оледенении северных и южных областей планеты, уничтожавших не однажды целые формы жизни. Что является причиной затопляемости земной поверхности целых континентов, когда огромные массы океанических вод обрушиваются на лико земли, пренебрегая законами гравитации, когда литосферные плиты земной поверхности приходят в движение, нагромождаясь друг на друга, вспучиваясь на многометровую высоту, когда внезапно увеличивается сила сейсмической активности, приводящая в действие извержения вулканов в целом по всей планете, когда раскрываются трещины в земной коре длинной до 6000 км, после которых исчезают и сменяются многие формы биологической жизни. Что, в конце концов, приводит к исчезновению многих видов животного мира на современном этапе развития человечества? По какой причине исчезли предшествовавшие современному обществу две высокоразвитые цивилизации 11 542 г. до Р.Х.

ПОЧЕМУ НЕОБХОДИМО ВОССОЗДАТЬ ХРАМ АТЛАНТИДЫ?

У землян нет ответа ни на один поставленный мною вопрос, хотя перечень этих вопросов я могу продолжить. Отвечайте за содеянное. Результатом подмены духовности вы получаете по делам рук своих. Нет в ней и в них разумения. Нарабатывающееся вами общее энергоинформационное поле неминуемо приведет вас к новой глобальной катастрофе.

Вот это то должно всех вас подвести к чёткому осознанию необходимости воссоздания Храма Атлантиды для торжества свободного разума энергетического блока центральной нервной системы человека, который и выведет вас на тропу истинной жизни в унисон с эволюцией свободного разума творца вечности - Сознания Я.

Эволюция мироздания в лоне вечно текущей мысли десяти высших уровней знаний, происхождение материи, органической жизни, человека – одни из величайших и сокровеннейших тайн нашей формы реальности.

Все, что с этим связано, испокон веков окружалось множеством суеверий. Народы, населяющие землю, придумывали самые невероятные ответы на неизбежно возникающие вопросы. Придумывали, ибо достоверные знания в этой сфере тысячелетиями оставались для них недоступными.

Благословен духовный разум того, кто пытается проникнуть в святая святых – тайну жизни, несущей жизнь ради жизни. Ибо слепая вера терзает и сердце, и разум человека и не оставляет ему ни малейшей возможности в деле удовлетворения потребностей осознания своего «я» и утверждения его в материальном мире на период его нахождения в нем. Но место, в котором человеку предстоит пребывать в дальнейшем, после того, как он, его достойная сущность, его данность, оставит сей мир мироздания, также является материальным, но только иного свойства и качества.

РАЗГАДКА ЧИСЛА 666

Главная тайна данного посвящения лежит в устройстве мыслящей биологической конструкции сложной самочитаемой структуры энергетического блока центральной нервной системы природы человека и природы творца всевидящего, всезнающего, всеобъемлющего, всемогущего, всепроникающего, вседержащего Свергигантского кода Сверхгигантского генома, реализующего в самом себе эволюционный процесс своих 46 уровней знаний, обладающих самоорганизацией, самореализацией, самовоплощением, самообновлением, самостановлением, самовыражением, самокодированием, который из трех: информация (непроявленная сущность) - гравитационная энергия (промежуточная сущность) - вещество (проявленная сущность), складывающие гармонию и красоту так называемых органических (упорядоченных структурно) и неорганических (не упорядоченных структурно) и высший (Сознание Я) миры. Сознание Я - храм творца и человека - это не обряд, не ритуал, не орден, не церковь - это жизнь, несущая жизнь ради жизни. Это синоним имени творца, сложенного из умножения вибрационной волны высшего десятого (10=1+0=1), как и первого уровня знаний биологического числа жизни 37на 27(37+37+37+37+37+37+37+37+37+37+ 37+37+37+37+37+37+37+37+37+37+37+37+37+37+37+37+37=999 трем биологическим сложенным числам пробуждения жизни 9+9+9=27). Здесь и в этом иная математика будущей науки о биочислах.

Биологическое число 37 является числом нетленности, вечности, жизни.

Возьмём ещё одно биологическое число - 137. Оно является числом эманации так называемой «смерти» - постоянная планка. 1/137 является безразмерной величиной.

Гравитационная постоянная равна 2^{-137}ой. Число элементарных ячеек во Вселенной. Образованные фундаментальными единицами измерений, есть $2^{(2\Pi \times 137)}$.

Число, обратное 999, есть число человеческое 666. 74 рода от Адама по Деве Марии х цифру дыхания жизни 9 = 666.

Оно сложено из восемнадцати биологических чисел жизни 37

(37+37+37+37+37+37+37+37+37+37+37+37+37+37+37+37+37+37=666=6+6+6=18=1+8=9, что равнозначно числу пробуждения жизни). Родословная по деве Марии от Адама до Христа (Тха М Асса) насчитывает семьдесят четыре (74) рода помноженных на число проявления жизни девять(9), дают число человеческое шестьсот шестьдесят шесть 74х9=666.

Если вы заметили, что число органических веществ превалирует над числом неорганических, то должны были бы спросить себя, почему, к примеру, два элемента, водород и углерод, образуют так много соединений: метан (CH_4), бутан (C_4H_{10}) бензол (C_6H_6), пропан (C_2H_6), этан (C_3H_8), толуол (C_7H_8) и т. д., а при участии кислорода, углерода и водорода могут образовываться разные вещества, имеющие к тому же одинаковый молекулярный состав. Ответ прост: «В нашей форме реальности всё простое стремится к сложному». Следовательно, главный закон материального мира через эманацию «смерть» перейти путем сложения или же умножения низших уровней знаний, эманировавших когда-то в простые элементы частицы Менделеева, согласно закона равновесности системы координат творца, приобрести через это сложение и умножение иное благодатное состояние. Например, $H_2+O=H_2O$. У кислорода и водорода были одни, присущие каждому свойства, а во взаимосвязи совершенно иные, отличные от них свойства по качеству.

Кроме этого, одни и те же уровни знаний, сложенные при эманации в материю вещества при различных комбинациях взаимосвязи и взаимозависимости, могут обладать совершенно различными дальнейшими эволюционными свойствами.

Если завершенная система «связанной» связи уровня знаний и есть незавершенная система уровней связи Знаний. Есть высший и низший уровни. Высший - Сознание Я, низший - инертный элемент в состоянии разной категории эманации. Низший инертный не вступает во взаимодействие, но подчиняется коду эволюционного процесса высшего завершенного уровня (37+37+37=111). Высший совершенный, совершенно завершенный уровень знаний, кодирующая установка, подчиняется циклу самокодирования своей вечности и выражается числом 360, равнозначным биологическому числу пробуждения жизни (360=3+6+0=9). Внутренний календарь энергетического блока центральной нервной системы - человек, по которому работает всё в сложной самочитаемой структуре его организма, равен 360 дням, также равнозначным числу пробуждения жизни 9.

В ЧЕМ ПРИЧИНА КОРОТКОЙ ЖИЗНИ СОВРЕМЕННОГО ЧЕЛОВЕКА?

Челла Асс Аки всегда считали, что жизнь на планете Земля пробуждается с наступлением первого дня весны, который принимался у них за день нового года, ибо с этого дня, считали они, органическая жизнь готова воссоздать себе подобную. Петр I росчерком пера изменил в сознании людей эту данность, но природа пробуждающейся жизни как была, так и осталась таковой.

В этот день совершался ритуал миграции далеких предков с планеты Йо звезды Ригул с высадкой их десанта на планету Земля. Праздники эти отмечались ежегодно вплоть до катастрофы, случившейся 11542 г. до н.э., повлекшей за собой изменение наклона оси вращения и перехода планеты на другую орбиту, во внешнюю сторону от прежней с разницей периода вращения вокруг Солнца на пять дней. Это выражается несоответствием внутреннего календаря энергетического блока центральной нервной системы, по которому ныне осуществляется жизненность сложной самочитаемой структуры организма человека, вписывающаяся в 360 дней с периодом обращения планеты равного 365 дням.

Разница в пять дней - есть фактор сбоя работы всех систем организма человека.

Этот сбой является самым главным фактором преждевременного старения конструкции - человек - с момента зачатия.

Есть еще один фактор преждевременного старения организма человека, сокращающий срок его жизнедеятельности на 1/3 - это информация 66 гена, направленная на реализацию процесса окисления клеток. Эти два фактора преждевременного старения организма не учитывают взаимосвязи и взаимозависимости между организмом и средой обитания, поставляющей организму для его жизнедеятельности совершенно непригодную продукцию по вине самого человека.

Все клетки организма рассчитаны на бесперебойную цикличную импульсную подачу в космос световых и звуковых сигналов с информацией о состоянии их внутренней сущности.

Но в связи с тем, что они забиты шлаками, в том числе и канцерогенного происхождения, вызывающими не только перерождение клеток, но и целых органов, информация в космос посылается в искаженном виде.

В космосе одномоментно для вечности существует Три мира. И если в нашем материальном мире форма разумной биологической жизни составлена из 18 биологических чисел жизни 37, отражающихся в числе человеческом 666, то в остальных двух, находящихся во взаимосвязи и во взаимозависимости с нашим миром, присутствуют формы биологической жизни с числом 222 и 333 соответственно.

Одна из таких форм, а именно - 222, сложена из 6 биологических чисел жизни 37 (37+37+37+ +37+37+37=222=2+2+2=6).

Другая из 9 (37+37+37+37+37+37+37+37+37=333=3+3+3=9).

Землянам, входящим в состав 37 потоков разумной биологической жизни (его) их материального мира, вооруженным несовершенными приборами дальнего видения, недоступна пока что структура этого мира. Материальный мир, в котором живет человек, имеет ячеистую структуру. Самые старые объекты в нем имеют возраст $(10+\Pi) \times 10^9$ лет земного измерения эволюции планеты земля. Материальный мир «разговаривает» языком математики - языком чисел. Возраст солнца $4,05 \times 10^9$ лет. Возраст планеты Земля $4,32 \times 10^9$ лет.

СОЛНЕЧНАЯ СИСТЕМА ОБРАЗОВАЛАСЬ СЛЕДУЮЩИМ ОБРАЗОМ

Первоначально на орбите Солнца обращались разрозненные облака эманированных в «микрочастицы» электромагнитных излучений малой части 24 уровней низших знаний вокруг ядра нашей галактики. Спустя $0,27 \times 10^9$ лет с противоположной стороны обращавшихся сгустков праматерии планет, к этому времени уже обретших форму ядер в микромире частиц, эманировало в облако плазмы будущее Солнце. К моменту, когда сгустки будущих 11 планет совершили 24 полных оборота вокруг ядра галактики, превращаясь в материю планет, солнце вошло в семейство планет, совершив к этому времени 20 полных оборотов вокруг ядра Галактики. Скорость движения Солнца потеряла часть момента своего движения, передав его планетам. 12 планета - это комета, прибывшая из туманности Аорта в Солнечную систему в 1570 г. до н.э. и называется ныне Венерой.

Следы органической жизни человек должен искать ни где попало, а в поясе движения галактик, подобных нашей, и у звезд с малым моментом количества движения класса F-5.

Объекты материального мира человека разворачиваются по двойной спирали против часовой стрелки и скорость разлета, удаления одних от других, увеличивается на 83.33333 км/сек. Конечная траектория, сложенная с начальной полета каждого объекта и всех вместе взятых, выльется в форму орфического яйца, благодаря константе гравитаци 2^{-137}, и циклу жизни материи для перехода в иное благодатное состояние, который равен 36×10^{110} лет. Там, где материя потеряет (высвободит) всю свою энергию, в этом возникает новое материальное облако, из которого в будущем образуются иные планеты или звезды. Космос никогда не погибнет, ибо обладает параметрами вечности. Материальный мир, вызревающий в лоне 10 высших уровней знаний, не может погибнуть ни в космическом холоде, ни в жаре. Он не может пульсировать, то расширяясь, то сжимаясь, поскольку составляющие его объемные материальные образования двигаются по восходящим спиралям левостороннего направления, затем по нисходящей спирали, после достижения наивысшей точки удаления, затем по круговой траектории в плоскости, сменяющейся на нисходящую спиралевидную траекторию правостороннего направления и, после движения высшей точки удаления, сменяется на траекторию восходящей правосторонней спирали.

И этот эволюционный процесс информации, гравитационной энергии, материи по длительности бесконечен, вечен, как вечна вечно текущая мысль. И в этом эволюционном потоке нет места ни времени, ни пространству, ни борьбе двух противоположностей, а есть место гармонии, красоте высшего разума сознания Я.

Материальные (проявленная информация низших уровней знаний) объемные объекты могут возникать в любом месте лона, вместилища сознания Я высшего разума.

Так называемого «ядра вселенной» нет, не может быть, и никогда не было, как никогда не было большого взрыва, как никогда не рождалась материя из точки, как никогда не было определенного места реликтового излучения. Фон «реликтового излучения» занимает весь объем лона вызревания материи и поддерживается постоянством возникновения материи из эманации 24 низших уровней знаний, зависящей от нарушения системы равновесия 46 уровней Знаний, в которых 10 высших, 12 промежуточных, 24 низших.

10 Высших – начало и конец. 1; 10 – Сверхгигантский Код Сверхгигантского Генома. Сверхгигантский Код – Творец – Начало Сверхгигантского Генома – вечно текущей мысли. Его - «Конец» бесконечного процесса Эволюции Сознания 8 внутренних Высших уровней Знаний есть Законы по которым протекает развитие жизни. Смысл Жизни - Жизнь.

В момент рассекречивания древних знаний человечество станет свидетелем рождения 18 планет в созвездии Ориона. И это случилось тогда, когда свет от рождения этих планет коснулся лика планеты земля, а коснулся он этого лика в 13542 году от момента катастрофы, поглотившей Атлантиду, т. е. в 2000 г.

Планета Венера – это, влетевшая в солнечную систему в 1570 г. до н.э., комета из туманности Аорта, где формируются все кометы с целью посещения солнечной системы для уничтожения, нарабатывающейся годами отрицательнй ноосферы, связанной с отрицательной деятельностью человечества.

Следующая комета после кометы Галлея весом 10^{12} тонн также будет нацелена на орбиту Земля.

Если человечество будет оставаться и дальше на позиции ложного представления о возникновении Вселенной, т.е. придерживаться старого взгляда на картину мира, то оно не сможет вывести науку из тупика и неопределённости, в которые она попала.

НАСЛЕДИЕ ПРЕДКОВ. РЕЛИГИЯ. ПРИРОДА. БЛАГОСОСТОЯНИЕ

…Те земли, воды те, что предки дали Вам,
Да обретут своих властителей, сказал
Бакши Трощей…

Так пусть же восторжествует изначальная Истина Созидателя, впитывающая в себя чаяния страждущих, коренных родов древней Державы Assia Terro. Мыслимо ли на деле превратить коренных родовичей в самостоятельную политическую и экономическую силу в условиях тотального прогиба Руси под воздействием тысячелетнего сплошного предательства, сломившего стан(о)вой хребет древнейшей цивилизации на Земле.

В настоящем во весь свой огромный рост встала в стране сложнейшая проблема – проблема выявления пути движения в будущее. Столкнувшись с этой проблемой, требующих значительных интеллектуальных усилий, умный человек ищет решения, опираясь на факты, взвешивает возможности и находит выход. Люди с незрелым мышлением в такой ситуации теряются.

Если первый способен разрешить загадку своего предназначения, то последние подобны стаду, поскольку теряется страна по вине разрушителей.

Беззаботность – есть признак детства, вдумчивость – есть символ зрелости. И как сказали бы наши достопочтимые (кнэсы): КНЕЗИ символ зрелости (ак асс аба) ΛΚ ΛƷƷ ΛΥΛ освящённого знамени богов, есть господство интеллекта.

КНЕЗ (кнэс), КΛΛΦ (калиф), ΡΥΓ ΔΥΛΛΗ (бог дохан), ΡΛΚΨΙ ΤΛΨΙ (бакши Таши) – равнозначные понятия – обладали помимо светской ещё и духовной властью и обозначали верховного правителя или властелина. И поскольку в мире весьма мало зрелых умов, то не все ознакомившиеся с Кодом Знаний, отдают себе отчет в том, что доктрина несет в себе эзотерическое или духовное учение, призванное удовлетворить интересы филосовской направленности, способствующие осознанию глубочайших таинств жизни для того, чтобы сделать простыми великие истины Природы и абстрактные принципы её основных восьми законов, где жизненные силы Вселенной персонифицированы в Богов и Богинь и укладываются в 10 высших уровней Знаний..

Во все времена мудрые философы и мистики (искатели истин) далёких предков, глубоко погруженные в тайны Природы, признавали в статуях Богов только символическое выражение великих абстрактных Истин. Знания древних не исчезли но и не раскрыли своих секретов, и мало ещё кто осознал, до какой степени наследие Предков повлияет на современные умы, а через них на умы последующих поколений, которые отдадут должное великой роли Знаний в становлении утерянной культуры, которые под покровом тайны вложат в сердца своих учеников истину реальности измерения, морали и добродетели, для воскрешения человека и приобщения его к вечности жизни и благородству его души, чтобы человек всё-таки сумел ощутить всей полнотой своей сущности Разумность, красоту, величие и совершенство Вселенной.

Явись, чтоб человеку ясно стало,
Что мир менять давно пора настала
Святынь у нас полно, но не пристала ль?
Невежество спровадить с пьедестала
Тысячелетье и не одно назад
Светилось мудростью теченья
Все человеческое увлекая в ад
Но где ты настоящее ученье?
Явись, коль буйствует война
Война конфессий меж собою,
Насильем, лживостью она
Позора, ветхости не смоет
Я побеждаю и победить смогу
Я расшатаю мрак и люди скажут
Воздвигнуть же святой курган ему
А он в безсмертье нам тропу укажет

Ведь в час, когда агония начнется
Сгорит сама земля в своём огне
Осознанность людская не вернётся
Чтоб пробудился разум на земле.

А теперь послушайте о чём говорят первые строки свято-русских вед. Это о Сознании Я.

Первое – поклонитесь с почтением трем основам единого Сознания Я.

Да и воздайте тому великую славу и восхвалите творческий огонь Прародителя богов, Которого ожидаете ныне...

...То роду божьему начало...

...Всеобщая сущность рода – холодная Вечность
Не только в проявлениях Мирозданий
А в никогда не замерзающей силе,
Которая в той воде живет и поёт.

В начале осмыслите Истину величественных Знаний о реальности движения всего сущего по пути усложнения материи в Вечности. И прошлая, отстоящая от вас на миллионы лет жизнь, представится для вас нереальной. Живя кратким мгновением настоящего, что ты можешь сказать о далёком будущем человечества? Но и объективность настоящего становится миражём перед ликом Духовного разума в Мироустройстве. Посмотри на себя, на свою современную жизнь глазами далёких потомков! Осмыслите своё настоящее с точки зрения Вечности и задайте себе вопрос: «Почему мы так живём?» и прийдёте к ответу : «Мы не нашли своего места в Великой Космической действительности не извращённой миражом очевидности!» Подойдёт время и люди будут гордиться «своими достижениями». А достижения их будут таковы: полное «Вымирание животного и растительного миров». В своё время цивилизация Атлантиды была не менее великолепной, но погибла без остатка из-за невежества человеческого. Как же коротка ваша память и опыт прошлого не научает вас!

Вы не хотите знать, что в Мироустройстве нет ничего случайного, что
ЛОГОС 5+6+8+1 = 26 = 2+6 = 8
есть ЗНАНИЕ 3+7+2+7+1+6 = 26 = 2+6 = 8,
которое ЖИЗНЬ 9+1+3+7+6 = 26 = 2+6 = 8
Что КОД 4+6+5 + ЗНАНИЙ 3+7+2+7+1+2 = 37
выражает собой МАКРОМИР 3+2+4+9+6+3+1+9 =37
и МИКРОКОСМ 3+1+4+9+6+4+6+1+3 = 37.

Вы не хотите знать, что план Логоса для цивилизаций планеты состоит в развитии расширения Сознания.

Человек, ты забыл о своем предназначении и вышал из реальности.

Твоё невежество тормозит твоё совершенствование. Оно уничтожило все твои высшие устремления.

Ты заключил себя в духовную неподвижность.

Пренебрегая Законами Созидателя, ты оторвался от своего Начала – Высшего Разума и вместо пользы стал приносить вред окружающей среде обитания.

Начало заката цивилизации на планете Марс было идентичным сегодняшней ситуации на планете Земля, и скоро вы убедитесь в этом.

Служители конфессий извратили Великую Истину – космическое предназначение Человека и вместо устремления ко Всеобщему Благу, окружили дьявола почётом собственного вымысла, вложив в уста его богохульство и человеконенавистничество.

Там, где не признаётся возможность познавания беспредельности Сознания Я, там совершенно исключается творческий эволюционный процесс.

Отсюда один шаг до межэтнических противоречий, а следом, торжества братоубийственных столкновений.

Не может быть доброй нетерпимость текстов писаний. Они содержат в себе ложь и скрывают правду.

Творения человеческие, утверждающие человеконенавистничество, уничтожают добродетель в любом её проявлении и являются и будут являться основой разрушения дальнейшей эволюции человечества. Упомянутые выше тексты положат ненависть между людьми, которая разрастётся в начале третьего тысячелетия в необычайно огромные размеры по уничтожению народов. И этот процесс уже пошёл: Афганистан, Ирак, Югославия, Осетия.

Мыслящие обитатели планеты не захотят знать никакой ответственности из-за блокировки логического отдела головного мозга.

Мышление будет отравлено ядом так, что нарушится равновесие энергоинформационного поля солнечной системы.

Планета, стиснутая тисками мрачных действий человечества, окажется в полной изоляции, и недоступной для помощи разумной биологической жизни от иных миров.

Обособленность человечества приведёт к разрыву глобальной галактической торсионной системы связи.

И тогда наступит ненормальное состояние мира землян, ибо отравленная мысль их, подготовит отравление планете и она надолго сляжет в болезни своей.

И потребуется врач, обладатель таких Знаний, которые бы изменили Миропонимание, Мироощущение, Мировосприятие и Мировоззрение людей, и вывели бы их на новую ступень развития и проявили бы для них тропу жизни, и увели бы их от несоизмеримости и нецелесообразности их поведения. Духовное одичание людей достигнет апогея, и общие усилия человечества подготовят катастрофу, и не пожелают помыслить о сущности творимых разрушителями дел.

И окутается планета во мрак, ибо дьявол встанет во весь рост во всех учебных заведениях и запрудится разумение духовным удушием, создаваемым злодеяниями нечистой силой его дьявольского учения.

И удлинится карма планеты и всего человечества из-за безнаказанного убийства миллионов ни в чем не повинных людей, и возрастет напряжение среди людей и Природы, и планета содрогнется в толчках жара и холода от предательства «избранных».

И в этот промежуток времени страшных потрясений справедливо было бы спросить у человечества, во сколько сотен миллионов жертв оно оценит перемену сознания?

В последние времена собранное разрушителями золото, как уличной грязи, обрушит своё могущество на Святую Русь, и хаос будет стучаться в каждую дверь и вломится в жилище Руссов, и зло разрушителей поставит заслон наступлению светлой эпохи.

И подготовится Земля к гигантскому взрыву.

Тогда возвещёно будет благословенное –

ЗАКОН РОДА, 3+2+4+6+7+9+6+5+2 = **44** = **8**.

БУДУЩЕЕ, 3+8+5+8+8+6+6 = **44** = **8**.

и прочтена будет потомками

ГЕНЕТИЧЕСКАЯ ИНФОРМАЦИЯ = **108**

ЧИСЛО МИРОУСТРОЙСТВА СОЗНАНИЯ = **108**

МИСТИЧЕСКАЯ ПРИРОДА ЧЕЛОВЕКА = **108**

И повиснет над человечеством вопрос из вопросов: «Почему коллективный разум человеческого общества охвачен мраком безысходности? В чем причина того, что планета Земля стала мишенью для астероидов из туманности Аорта?

Почему люди всё больше и больше приобретают скотское обличье? В чем причина, что человек не в состоянии порвать с невежеством? Неужели оно коренится в самой природе Человека от начала? Тогда почему он оснащён самым совершенным компьютером в $13,14 \times 10^9$ нейронных клеток?»

Я Тот, который не омрачает Провидение сложением слов без смысла.

Я Тот, который вправе спросить тебя, землянин:

– Где был ты, когда Я превратил безвидную и пустую планету в цветущую паперть жизни?

Где был ты, когда Я осуществил в недрах твоего Светила запуск термоядерного синтеза? Скажи, если знаешь!

Где был ты, когда я воссоединил воедино две планеты: собственно Землю - 22% сухого вещества и 78% Муз Дак - льда? Я спрашиваю тебя, умник, а ты объясняй Мне!

Где был ты, когда я подготовил Землю для органической жизни и возжёг огонь в недрах её для внутреннего обогрева тектонических поверхностей плит?

Где был ты, когда я усилием Своего Сознания создавал модель элементарных данностей материи и как потом выстроил чудесный ряд из этих элементарнейших частиц, из которых создал атомы, затем химические элементы проявленной материи, соединив их нужным образом, создал молекулы, различные вещества, и наконец всё живое?

Где был ты, когда я Сам в Себе штурмовал сокровенные тайны Своей же Природы – Рождение Самого Себя – всей безумно сложной системы Мироустройства?

Вам и по сей день кажется, что теория относительности Эйнштейна способна объяснить всё. Но если вы проанализируете его труды основательно, то обнаружите, что его теории базируются на вере, но не на Знании.

Человек, как ты мог дойти до такой нелепости? При общем ликовании шарлатанов от науки, ты рискуешь потерять всё.

Когда ученые сражаются против астрологических безсмыслиц вне «Храма науки», неплохо было бы припомнить, что в самих этих стенах подчас культивируется ещё большая безсмыслица.

Скажи, если знаешь: «Кто основал жизнь на планетах у звёзд с малым моментом количества движения класса F-5, подобных Солнцу? И когда Я усадил массу на безмассовую частицу нейтрино?

При общем ликовании научного гения Великих Посвящённых, когда межзвёздный общий уровень вашего интеллекта восклицал от радости: «Единый Сверхгигантский генетический Код Знаний Сверхгигантского Генома исторгся моим Сознанием Я и человек как бы обнаружил себя, выйдя из его чрева-лона». О чём помыслил ты, когда Я соделал Знания одеждой для всего сущего, и определил Им Своё определение и установил физические законы эволюционного развития по пути творческого усложнения материи.

И ныне говорю тебе: «Доселе дойдёшь и не перейдёшь, поскольку здесь предел возможностям разумения твоего!».

Нисходил ли ты в глубину моря знаний и выходил ли ты в исследование бездны своей сущности? Отворялись ли для тебя врата Смерти и узрел ли ты хотя бы тень от мрака неизвестности?

Давал ли ты когда либо в жизни приказание своей форме реальности изменить все свои свойства?

Что сделал ты, чтобы стряхнуть на Заре Утром пелену мрака энергоинформационного поля земли негативного наполнения? Чтобы обновилась земля Святой Расы как глина под печатью.

Что сделал ты, человек, чтобы отнялся у нечестивых авантюристов жезл управления народами и дерзкая рука их сокрушилась?

Внимай сему, Землянин! Твой главный враг, шагающий по земле, это невежество. И разумевай, что в общей теории относительности отсутствуют законы сохранения энергии Моей и Моего импульса, а инертная масса, определенная в ней, не имеет никакого физического смысла.

Разумеешь ли равновесие Мною созданное? Если да, то откинь за ненадобностью явление Большого взрыва в результате которого, как считаете вы, образовалась Вселенная, из точки, величиной с булавочную головку.

Отныне Я положу печать Свою на руку каждого человека, чтобы люди знали Моё дело, и тогда Зверь, вышедший из моря, уйдёт в убежище и останется там в своём логове. И все ваши математические теории, построенные на песке и ведущие ко всё большему нагромождению математики в космологии (типичный пример научной фантастики), рухнут.

Когда человек обуреваем невежеством, что может сказать он? Что может понимать он в чудеснейших делах Совершеннейшего в Знаниях?

Научи хотябы детей своих сказать Мне, потому, что они во тьме ничего не могут сообразить!

Светлая погода прийдёт от Кубани и окрасит дарящих Знания, возникнет великолепное сияние.

Постигайте Знания великие силой своей и полнотою правосудия. Они радуют и никого не угнетают.

И да вострепещется сердце каждого идущего тропою просвещения, сердце мудрого в свете жизни!

В 2125 году на Землю обрушится буря, если человечество не покончит с сатанизмом. Кризис теоретической физики, основанной на теории расширяющейся Вселенной из-за Большого взрыва, представляет верх абсурда, потому, что Вселенная не возникла в некий определённый момент, подобно взорвавшейся атомной бомбе.

Попытался ли ты, человек, снизойти во глубину истинных научных Знаний, хранящих в себе величайшее торжество Света над мраком. Задумайся над тем, что нужно сделать, чтобы отнялся у нечестивых смысл их злобы!

Когда же ты выйдешь за пределы Солнечной системы и от туда с высоты своего Разума, оглядишь всю широту дерзновенного Ума Создателя, чтобы понять, какова жизнь?

Знаешь ли ты, где путь к жилищу Знаний и где место невежеству?

Ты знаешь это, потому, что дорога к знаниям тебе знакома, но ты оставил тропу к ним без внимания, а потому все твои попытки на пути приобретения здоровья оканчиваются ничем.

И хотя ты рождён во времена рождения первых пылинок Вселенной, и число дней твоих очень велико, ты не проявил желания освободить себя от уз смертельного врага человечества – нубийского дракона яхве. Это тот, которого Ага Асс Фер обозначил зверем.

Приоритет Сознание Я-Вышнее перед Сознанием Я-человека заключается в том, что первое есть Отец по отношению ко всему сущему, и основа всего сущего, в то время как второе есть Сын по отношению к первому и основа Макромира. Сущность Отца и Сына едина. Отец в Сыне и Сын в Отце выражается в – Я Творец.

Отец + Сын = 6 → начало и конец = 6.

Отец – неосязаемая материя = 3.

Сын – проявленная материя = 6, отсюда вывод:

$$\text{Вселенная} \qquad \rightarrow \qquad \text{Макромиры}$$
$$4+1+6+5+6+7+7+2+4=42=4+2=6 \qquad 3+2+4+9+6+3+1+9+5=42=4+2=6$$
$$\downarrow$$

Сотворена путём удвоения Сознания Я = 6

96- Непроявленная материя = 6, равновесна

96- Сын –проявленная материя = 6.

И там и там: ЦИФРА ДЫХАНИЯ ЖИЗНИ = 9
и ЗНАНИЯ = 6.

Из всего сказанного вытекает, что весь объём беспредельности Сознания Я находится в устойчивом равновесном состоянии :

50% - Отец неосязаемая материя = 91=9+1=①

25% - Душа непроявленная материя = 120 = 1+2 = 3

25% - и Сын проявленная материя = 97 = 9+7 = 16 = 1+6 = 7 $\}$ 3+7 = 10 = 1+0 = ①

Сложенные из:

10 (высших уровня Знаний десять энергетический потенциал которых =1)
+
12 (промежуточных уровня Знаний двенадцать энергетический потенциал которых =1)
+
24 (низших уровней Знаний двадцать четыре = энергетический потенциал которых =1)

_____

46

ХОРУМХУТ =5+6+9+8+3+5+8+2 = 46 ~ 46 хромосом.

Библия откровение: … и каждое из животных имело по 6-ти крыл.

КРЫЛЬЯ (4+9+5+5+6+4 = 33 = 3+3 = 6) → ЗНАНИЯ (= 6) → ТВОРЕЦ (33 = 3+3 = 6)

Исполненных очей спереди и сзади

СОЗНАНИЕ (1+6+3+7+2+7+1+6 = 33 = 3+3 = 6) → ТВОРЕЦ (2+4+6+9+6+6 = 33 = 3+3 = 6)

Сознание не есть абстракция, но сущность со всеми признаками самодавлеющего существования. И поскольку это очевидный факт, то и мысль происходит из того же рода. Мысль, не воплощённая в форму и содержание – бесплодна.

Мысль, обращённая к 10-ти уровням Знаний, великолепна и благоухает светоностностью. Мысль, обращённая к 24-м низшим уровням Знаний, низка и примитивна. Она всегда несёт в себе тление, распад и зловоние.

Пища Разума – Знания. Богатая пища ведёт к расширению Сознания, следовательно, к осветлению природы Человека, очищению всех его структур, к выявлению Пути, Истины и Жизни. Бедная пища ведёт к сжатию Сознания, к безвыходности ситуации, к приближению дряхления природы Человека, к деградации всех его структур и обеспечивает ему обратный процесс восхождения по лестнице жизни, опрокидывает его в лоно животного мира, оскопляет интеллект.

Путь эволюционному Развитию проявленной материи прокладывает Сознание Я. Сознание Я действительно касается всего того многообразия форм бытия к чему устремлено их будущее во всеобщем движении усложнения материальности.

Сознание Я направляет это движение и управляет им. Эта всё побеждающая власть созидания красоты ответственна за весь объём информационного обмена в своей более чем совершенной среде, в лоне которой вызревают её многочисленные Макромиры.

Лишь воля мыслящего Микрокосма свободна от воздействия этой всеобуславливающей власти, поскольку ей дан свободный выбор пути.

Кристаллическая структура неосязаемой материи Сознания Я, являющейся в сущности вечной Энергией, межузловой и межсвязевой объёмностью её решётки служат многослойные и многоуровневые пласты знаний, представляющие собой ничто иное как Высший Разум, осознаётся человеком как Огненное мышление, как соитие Знания Мира Огненного. И это верное осознание является для человечества величайшим открытием, обозначающем, что оно стоит на пороге вступление в век разделения тонкого от грубого.

Когда человечество, благодаря невежеству, оказалось отброшенным на край рубежа, приближающего с неумолимой силой смерть – итог его заблудшего жизненного пути, то его лучшие представители эзотерики физики поняли, что однобокое развитие научной мысли, одгородившееся от «физического» фактора психической Энергии Космоса – равносильно бесплодию, исход которого гибель всей биологической жизни на планете Земля от такого мысленного разобщённого питания человечеству никуда не уйти от рождающихся все новых и новых болезней. Те, кто наблюдал когда-либо как влияют однобокие мысли как больных, так и врачей на исход болезней, приходят в ужас от осознания непоправимости процесса разложения упорядоченного. И наоборот, когда научная мысль врача насыщена огнём психической Энергии, властно вторгаясь в болезненный процесс, радости выздоровления нет предела.

Оздоровление современного сообщества людей полностью зависит от огня психической Энергии, от работы энергетического блока центральной нервной системы вкупе с автономной нервной системой сердца, наработку положительного свойства которой следует начинать уже сегодня через всю Сеть научных учреждений и высших учебных заведений, включая средства массовой информации на планете Земля, ибо наработанный тысячелетиями энергоинформационный океан деятельности человечества отрицательного характера скоро захлестнёт всю Землю, и планета не избежит наклона оси вращения, смены полюсов и ускорения вращения, что в свою очередь приведёт к смене климата, наращиванию темпов роста информационных вирусов, роль которых одна – блокировка мышления, а за этим полный крах Разума.

В третьем тысячелетии человечеству помимо изыскания новых источников энергии предстоит научиться развивать мысль огненную, для того, чтобы вначале потеснить, а затем опрокинуть в небытие негативное энергоинформационное поле Земли, в котором найдена кровь провозвестников, кровь мыслителей, кровь всех убитых безвинно на этой затерявшейся планете.

Не провидение диктует эти строки, а Разум ищущего выход из тупика, в который попало человечество, Разум, простирающийся своей мыслью в будущие века эволюционного развития Землян.

«Смертельная» борьба предстоит на поле событий за место в эволюционном развитии неосязаемой, проявленной и непроявленной материей Сознания Человека в связи с завершением второго этапа в 432000 лет пребывания цивилизаций на Земле.

И вот коллективное сознание Землян находится на поле событий и с Ним все помыслы человеческие за 432000 лет, у которых имя Отца – Сознания Я – Я Творец – Код Знаний, вписано в действия лишь достойных людей.

И считана вся информация всех действий людей за этот период времени.

Плачевный результат обнаруживает она перед Создателем, печальное зрелище, ибо отсутствовала удача в качестве мыслей.

Не светился в них Огонь творческого созидательного труда, а лишь тьма тем пролитой крови.

Удерживалось человечество от высшего мышления убийствами.

Не преувеличение это, ибо грубое уничтожает мысль и ведёт к распаду.

Лишь мысль света, как столп огненный, пронизана озарением, ведущим в жизнь.

Только с пониманием Мироустройства может быть достигнут новый уровень мышления в масштабах Макромиров.

Без сознательного видения, как Знания эманируют в массу вещества, научная мысль о форме реальности бытия выглядит крайне наивно.

Мысль, в основе которой лежат глубокие достоверные Знания, расширяет Сознание, а потому достойна уважения, потому, что имеет вес.

Поэтому следует просвещать людей о значении неосязаемой материи как наиглавнейшего звена в Мироустройстве, иначе проникновение Разума человека в психическую Энергию Космоса ограничится порогом видимости проявления материи и все ощущения Сознания человека упрутся в неизвестность неведения и скрытность Истины, пути продвижения в Будущее и Жизнь.

Мышлению, ограниченному проявлением материальности, недоступен путь к источнику творения и оно, изолированное, окажется за бортом Метаистории поля событий, и как не имеющее силы, обессиленное, будет вечно болтаться вирусом на задворках Вселенной. Вся история современного младенческого развития человеческого общества свидетельствует об истинности деградации сегодняшнего состояния общества, попавшего в ловушку невежества, болтающегося в лабиринте неведения в поисках пути продвижения в будущее. Но вместо будущего вознаграждено тупиком и неопределённостью, закатом и обреченностью.

Из этого вытекает, что Путь в будущее прокладывается через форму и содержание действия мысли прошлого.

Преступность общественных отношений, основанных на подобном мышлении очевидна и не нуждается в комментариях, так как впереди уже маячит могильная плита, как предел научных изысканий Землян.

Для подъёма мыслей проведем некоторые высказывания Трашей:

Сфокусированная в тонкий луч, мысль Человека целевого назначения, совместно с формулами трёх источников чистой Энергии – гарантия воссоздания первозданности планеты и окружающей среды обитания – новое небо и новая Земля с нанотехнологиями, в лоне которой могут расселиться 110 миллиардов человек без всякого ущерба для планеты, что подтверждается расчётами научных изысканий, ибо прежнее небо и прежняя земля миновали.

Встречай, Человек, приготовленную для Тебя невесту, украшенную великолепными Знаниями от небесного источника воды живой.

ЖИВАЯ ВОДА → КОД ЗНАНИЙ → СОЗИДАТЕЛЬ

$9+1+4+2+4+4+6+5+2 = \textcircled{37}$ $4+6+5+3+7+2+7+1+2 = \textcircled{37}$ $1+6+3+1+5+2+2+6+5+6 = \textcircled{37}$

Жаждущий знаний пусть приходит, и желающий знать пусть берёт воду жизни даром.

ЗНАНИЕ → ЖИЗНЬ

$3+7+2+7+1+6=26=2+6 = \textcircled{8}$ $9+1+3+7+6=26=2+6 = \textcircled{8}$

К' Асс Аки, вас ждёт ваше Отечество. Наставляют вас ваши предки: вы По Праву Права Первого Правителя Получите Право Править жизнь в Нём лишь после:

+1 - восстановления своей древней объективной истории;
+1 - воссоздания своего родного разговорного языка общения;
+1 - возвращения к вам вашей национальной духовности,
+   основанной на Знаниях и Справедливости (К'Ар Таны);
1 - обозначения территориальных границ бывших ваших Республик,

---

$\textcircled{4}$ ибо:

Обиталище Высшего Разума = 100 = 1
Твой ключ к реализации Информации = 100 = 1
Все ещё хранит Освящённый Небожитель = 100 = 1
Асс Ак = 10 = 1

Будем жить, пока не пойдём, как и все к Нему отправлялись. В райский стан громовержца господних лугов – бога из туманности Аорта. И этого бога битв и борений просите продлить дни вашей жизни и продлить вращение круга светил по небесному своду. Да чтоб в кои-то веки выправил своим светом вам путь для борьбы и для тризны великой. А тем, кому предстоит пасть в борьбе, пожелайте обрести вечную жизнь космических посланников полка Перунова ᚺᛒᛚᚲᚢ ᛚᛖᚱᚢᚾᛒᛁᚢ.

А и богу Святого вида славу воздайте, ибо он бог ᚺᚱᛚᛒᛁᛖ ᛚ ᛁᛚᛒᛁᛖ управления явленным (проявленным). А тому, который Свет, песни воспойте. И через этот внутренний видимый Свет узреете (уразумеете), что ᛁᛚᛒᛖ (явлению) яви поёте и то вас от нави ᚺᛚᛒᛁᛖ уберегает. И тому посвятите песни и пляски (танцы) да взывайте к богу Вашему, так как он солнечную систему и все звёздные миры и Свет для вас проявил.

ᛋᛒᛘᛏᚢᛒᛁ (ᛚᚢ), но не (ᛏᚢ) - великая слава!

Святовиду (но не ту).

Восславьте величественного бога Святого вида: «СВЯТ, О ВИД БОГА НАШЕГО!»

Вы скорбите сердцем своим в стремлении к доброте, но помыслы ваших дел лежат во Зле. Не объемлется (не вмещается) в вас - отроках сиё учение. И заключаете: «Наша форма реальности не познаваема!». Вы только и способны на чувственные восприятия!

Поскольку истинная физическая картина мира для вас является великой тайной за семью печатями.

Надо понимать: Единый генетический КОД ЗНАНИЙ –

$$(4+6+5)+(3+7+2+7+1+2) = 37$$

Вселенной – Сущность вездесущая.

ᛏᛚᚲᛘᚥᚦᛖ ᛉᛒᛚᛈᛘᚵ ᛈ ᚼᛖᛈᚢᚼᛘ−ᛖᛉᛖ ᛉᛒᚥᛏᛘᛒᛁᚼᛚ

– В сущности синоним имени Творца бога Перуна СВЯТ О ВИД есть число 27, т. е. 999 (9+9+9), т. е. ЛЮБОВЬ – 5+3+3+6+4+6=27 или (9+9+9). Используя таблицу Челла Асс Аков значений букв, можно обнаружить, что восемь букв этого священного имени будут иметь следующие значения:

С=1_3, В=4_1, Я=4_4, Т=2_3, О=6_2, В=4_1, И=1_1, Д=5_2 .

Следовательно, 1+4+4+2+6+4+1+5=27, где внешняя красота этого имени есть число букв 8, т. е. равно числу Законов Природы Мироустройства - 8, мистический смысл которых несёт внутренняя красота значения слова ЖИЗНЬ – 9+1+3+7+6=26=2+6=8.

И вот встаёт вопрос вопросов:

Что мы можем и должны взять из нашего прошлого, для того, чтобы изменить ситуацию в стране к лучшему. Конечно же, не в последнюю очередь научно-образовательный потенциал высокотехнологичного материального производства, Знания Духовного Разума предков, как гарантию свободы творческого поиска, но ни как не иудо-христианскую идеологию. Исходя из этого, напрашивается следующий вопрос: «Как именно может и должна быть устроена самодостаточная, устойчивая, политико-идеологическая конструкция управления, чтобы на все последующие времена отбить всякую охоту у жидовсвующей касты осуществлять власть над русичами на Руси. И хотя ценность единства территории и геополитического престижа Державы Русь несомненно важны, но не менее важна проблема реального освобождения рода с объективным освобождением его труда на основе общедоступности для родовичей средств производства с концентрацией основных реальных экономических, политических, идеологических прав и полномочий по принятию решений на чёрной раде, круге, вече, всенародно, с целью осуществления власти на деле рядовыми родовичами. И поскольку сегодня иудо-христианская церковь превратилась в средство для поддержания ныне господствующего клана, то это положение вещей рано или поздно вызовет осуждение со стороны паствы, страдающей от этого извращения христианства. И да повлекут за собой грехи церквей справедливую кару Балта Сара (топор господствующего человека). И поскольку нравственность и мировоззрение всё-таки зависят от религиозного верования и социального быта, то подобная существующая действительность разродится силой стремления создать новый, более совершенный мир и избежать окончательной национальной трагедии. И эта сила уже проявилась к Свету в родовичах, что в конечном итоге поставит заслон приходу иудейскому мессии и создания тысячелетнего царства Израиля с целью утверждения в духовной сфере человека прямого сатанизма.

Отсюда, каждый родович, сделай свой вывод. А этот вывод настаивает, что Отечество может существовать только при соединении духовного начала предков с их высшей справедливостью, нравственно чистой социальной моралью, проистекавшей из человеческой природы, объявляющей Человеческое достоинство в будущих веках. Для проникновения вглубь будущих веков требуется выход за пределы «рыночной экономики»; за пределы учений в современных школах рабской идеологии; за пределы понятий пятой великой религии, подаренной человечеству Марксом, где место Творца занимают идолы организаций, денег и капитала; за пределы предпринимательства – эффективного средства фекализации творческой энергии душевной жизни, искажающего образ здравого мышления и чистой совести; за пределы технократического общества, губящего планету и её природу; за выход на свободное волевое участие в историческом процессе развития страны; за выход на просторы глобальной межгалактической торсионной системы связи 37 потоков разумной биологической жизни в нашем Мироздании; за выход на неисчерпаемый источник энергоносителей, не загрязняющий среды обитания на земле; за выход в область нанотехнологий.

Поскольку Родовая сущность, т. е. субстанция человека, не может мыслиться как абстрактный труд, то началом общественной субстанции капитализма является процент или финансовый капитал, а вовсе не стоимость, как это утверждает учение Маркса, ибо следуя этому учению, душа и сознание человека превращается в продукт труда субстанции стоимости. Отсюда, при глубоком размышлении, следует, что человеку ни к чему иметь совесть и личную свободу. Профанизм Маркса унёс с собой в небытие в общей сложности свыше 35 миллионов человеческих жизней, в том числе свыше 25 миллионов родовичей Руси и подвел страну к отсутствию в ней единого здравого мировоззрения, мироощущения, миропонимания, а следовательно и законной власти, способной дать своим гражданам достойную человека жизнь, что привело в свою очередь к потере института самосохранения коренных, государство образующих, народов и оккупации всей территории информационной гнустностью.

Но нельзя обмануть исторические, экономические, биологические закономерности, как нельзя обмануть высшие объективные законы бытия Высшего уровня Знаний на любой стадии развития материального мира. И я верю, что на костях и крови ушедших и уходящих из жизни родовичей никому не удастся править свой бал.

Объединенные усилия коренных народов воздвигнут Русь новую, в которой каждый родович будет находится под защитой истинной власти на их земле с самым высоким уровнем социальной защиты населения, основанной на результатах совместной деятельности его созидателей. Тот, кто следует главной установке рода – обеспечению его интересов, деятельность которого носит конструктивный характер и направлена на достижение цели – процветание рода, несомненно обладает гениальным умом, необходимым для решения особо трудных и ответственных задач. Этот кто-то, надо полагать, человек образованный, смел, принципиален, решителен, ответственен, который не боится брать на себя риск и ответственность за принятые решения, не в пример современным плутократам, наделённых помимо слепоты ума ещё и низменной душонкой, отторгнувшей самих себя от народа. Будто бы интересам государства и его общества угрожает не смертельная опасность, а процветание в подобном информационном рае. Такую власть нельзя назвать властью.

Лишь власть, вооруженная научным Знанием и основанная на Знаниях преобразовательной активности Разума, способна раздавить мрак безнаказанности, вседозволенности бес(а) предела оголтелости разрушительного действа, поскольку будет способствовать преобразовательным способностям родовичей и повысит роль как моральных, так и материальных факторов трудовой созидательной деятельности, поскольку обладает раскрепощающей составляющей в трудовом процессе, поскольку по существу создаст условия для воссоздания огромнейшего экономического потенциала.

Ничто не мешает воспроизвести мыслимый и немыслимый анализ всех форм правления, когда-либо существовавших и ныне существующих на Земле, что несомненно приведёт к открытию такой системы власти, опирающейся на знания, в каковой нуждается современная Русь. При этом существующая научно обоснованная взаимосвязь взаимозависимости между огромной возможностью нейронных клеток коры головного мозга человека и избытком массы в его геноме в руках родовичей должна обеспечить им прорыв в конструировании как самой экономики, так и экономической политики целевого назначения, запрограммированного на сотни лет поступательного движения рода в своем эволюционном развитии и разрешении экономических проблем.

А теперь послушаем тех, говорит Цельс, кого призывает в царство Божие иудохристианство: и грешников, и глупцов, и воров, и грабителей, и гробокопателей. Как же можно назвать того, кто зовет с собой в одну компанию разрушителей? Так Цельс в эпоху раннего христианства указывал на ложные формы начала распространения по земному шару иудохрстианства. И эта его мысль впечатляет.

Знания древних были посвящены обучению человека оперировать божественными законами в земной сфере. И это верно.

Но не нужно быть посвящённым или иметь семь пядей во лбу, чтобы понять, что подразумевается под словами: «Взаимосвязь и взаимозависимость между огромной возможностью нейронных клеток коры головного мозга Человека и избытком массы в его геноме в руках родовичей должна обеспечить им прорыв в конструировании как самой экономики так и экономической политики целевого назначения». Здесь Знания. Думающий уразумеет (постигнет) зашифрованное и поймёт, что таится в этих строках при правильной организации освоения Знаний благодаря информационному обмену, направленному, впрочем, и на экономическую независимость государства.

А теперь вопрос: «Нужны ли Русичам иностранные инвесторы?» Интерес инвестора заключается в получении прибыли от организованного на его деньги производства. Продукция этого производства должна быть конкурентоспособной. Конкуренция предусматривает сокращение затрат на единицу объёма продукции, только и всего. Где же выход? Возможно в кредитах? Кредит, это долг, который должен быть возвращён со ссудным процентом. Ссудный процент, это метод закабаления кредитующегося с помощью долговой ямы. Долговая яма, это ссудный процент на возрастание капитала кредита по ссудному проценту, подлежащая возврату кредитодателю, возврату того, чего кредитодатель не давал кредитующемуся.

Прежде, чем осуществить инвестиции, следует проанализировать возможность возврата вложенного капитала с прибылью.

Иностранцами могут быть скуплены все заводы, все фабрики, целые комплексы по добыче полезных ископаемых, но эти действия нельзя назвать инвестициями. Надо понимать, что инвестиции делаются лишь при условиях экономической целесообразности.

Правила, так называемой, игры в «свободном» мировом рынке, куда пытается втиснуться свободная Россия, обуславливается положением, в котором капитал в любом своём виде свободно перемещается из страны в страну, независимо от формы собственности. При этом обменный курс в валюте должен быть эквивалентен стоимости одного и того же товара. Утечка интеллекта, а вместе с ним и знаний, а также капитала из России, это результат того, что затраты на производство в ней выше, чем в других странах. При всем при этом климатический фактор – главное звено в статье затрат. Самый высокий процент падает на Россию, при одних и тех же технологических схемах производства. Вот в этом и кроется загадка того, что инвестиций в страну не следует ожидать, за исключением разве что Кубани.

И хотя России не грозит стать сырьевым придатком иностранных государств, тем не менее Россия является нищей страной в этом отношении, исходя из фактора инвестиционных вкладов, исходя из дальнейшей разработки даже разработанных месторождений.

При вхождении России в отрегулированный мировой рынок, Россию ожидает нечто такое, от которого она никогда больше не поднимется по той лишь причине, что по любой статье расходов на производство, Россия проиграет любой стране мира ввиду климатических условий, требующих огромных энергетических затрат. И нужно быть ослом, чтоб утверждать обратное. Российские предприятия не выгодны для привлечения инвестиций. Вывод: интеграция Российской экономики в мировую в принципе невозможна, ибо факторы неконкурентноспособности России в принципе не устранимы. И как результат: обрушившийся в стране кризис обусловлен вывозом капитала из страны и глобализации несовместимости коренной экономики Российской цивилизации с так называемой мировой. Экономическое развитие России полностью зависит от вывоза капитала за рубеж. Россия будет падать в бездну хаоса до тех пор, пока не изолирует свой рынок от мирового в отношении перемещения капитала, но для перемещения товаров рынок должен быть открыт.

Произведение денежной массы платежных средств на скорость оборота должно быть равно произведению уровня цен на объём потреблённых за этот период товаров и услуг.

В условиях рыночного ценообразования, если объём товаров уменьшился, а денег столько же и темпы их оборота прежние, то для выполнения равенства поднимаются цены. Цены на товары растут и в том случае, если денег на руках становится больше, а товаров столько же.

Далеко не всем известно, что эволюционный процесс развития интеллекта изменяет законы политической и экономической жизни на планете. В связи с этим для успешного рационального развития рода необходимо познание ритма изменения экономических законов и их своевременная реализация в жизнь общества. При этом объективная, истинно реальная обстановка в стране и её возможности не должны переоцениваться.

Борьба родовичей за создание собственного открытого товарного рынка должна вестись на принципах повышения активности образовательных систем, обеспечивающих свободу выбора профессий каждым родовичем в отдельности, с учетом уменьшения затрат времени на трудовой процесс и использования высвободившейся части времени на овладение Знаниями во всех сферах хозяйствования. Такое направление деятельности позволит, наконец, разделаться с невежеством, а следовательно, и с нищетой, ибо даст возможность коренным образом изменить систему оплаты труда, а также целенаправленно снижать цены на товары народного потребления за счет систематического внедрения новейших технологий, основанных на предыдущем опыте. Хозяйствование РФ должно быть образовано таким образом, в котором удовлетворение потребностей было бы направлено только на созидателей. Вся паразитирующая часть РФ должна довольствоваться лаптем, причём без масла. И это диктует не закон стоимости, являющийся собственно законом товарного производства, а основной экономический закон общества Духовного Разума, овладевающего знаниями, в том числе и эзотерического содержания поиска истины. Родовичи, ныне пришли иные времена, и мы должны браться за знания своих предков и идти вперёд, чтобы не стать свидетелями того, как планета развалится на куски. И не будет о нас сказано, что мы оставили свою землю, но скажут, что мы сильно бились за себя и матушку Русь.

«Бейся, земля Русская. Обороняй сама себя, взращенными тобой родовичами, чтобы не пришлось им сниматься со своей земли и идти куда глаза глядят. Таков Завет Наследия Предков!».

Бейтесь, родовичи, насмерть, чтобы мы не утратили ни гор, ни лесов, ни рек, ни озёр, ни морей, ни степей наших, и чтобы не брали с нас дань с сохи, и чтобы мы, словно кони, не пахали бы на полях врагов наших, врагов Земли нашей, чтобы враги не ели хлеб наш, а мы землю. И вот мы должны сделать так, чтобы на землю нашу не проникало влияние могущественных, но чуждых нам народов, несущих нам порабощение.

И когда в дальнейшем встанет вопрос о рентабельности, то прежде необходимо претворить на деле такое хозяйство, которое поддаётся как минимум 37-летнему программированию для расчёта высшей рентабельности всего хозяйства нашего Отечества, а не рентабельности каждой отдельно взятой отрасли производства.

Русс, ранее до 1650 года, до Богдана Хмельницкого, разрешившего строительство на своей территории первого иудохристианского храма - десятинной церкви, ты был более дальновидным, чем теперь, раз допустил такое надругательство над собой, когда в твоей столице, основанной родовичами Моска, справляет свои праздники чуждый руссам изуверский клан. В стране властным структурам необходимо в первую очередь обезопасить себя от врагов, познавательные способности которых, в лице князя Владимира, внука еврея Малка из Любича, пригвоздила древние Знания и подменила эти Знания Духовного Разума на слепую веру рабской психологии. И эта безопасность власти диктуется числом пробуждения жизни биологического типа = 9. Властная структура жизнеречения Духовного Разума, как отголосок жреческого правления наций на Земле во времена легендарного отца Иярена, несшего в своем имени синоним имени Творца (И=1_2 ; Я=4_4 ; Р=9_2 ; Е=6_1 ; Н=7_2 ; 1+4+9+6+7=27=9+9+9 = 999 – жизнь, несущая жизнь ради жизни – вечное движение материи, т. е. константа, постоянная Вечности Движения Материи, как и СВЯТО ВИД (1+4+4+2+6+4+1+5 = 27) ТВОРЦА НАШЕГО), должна обеспечить достойное будущее всему этносу.

Для этого власть вольна привлечь к себе на службу всю интеллектуальную мощь Рода, опираясь на возрождённую, могучую Казачью Орду – щит государства, а так же на родовичей, нуждающихся в ней. Те, кто примет в сердце добную обновлённую власть, обязаны помнить, что нельзя разбазаривать имущество Рода ни при каких обстоятельствах и сделать всё возможное и невозможное, но сплотить вокруг себя весь коренной народ. Окружение Верховного Правителя Руссов должно быть составлено из лучших родовичей Рода, полагающих все свои силы на благо рода и торжества исторической справедливости – восстановление всей государственной атрибутики Руссов, в том числе главных символов - Государственного стяга Ак Асс Аба – чисто белого цвета из Ставропольского шелка, как знака чистоты и святости; герба, существовавшего на Святой Руси до династии Романовых, на котором красовался не двуглавый стервятник, а белый благородный олень Буту Марал (Бога Мир) – Богумир.

Чтобы исключить в дальнейшем эксцессы сегодняшнего дня, довлеющие над человеческой личностью, общество из коренных народов должно стать устойчивым. Чтобы оно стало устойчивым, необходимо сделать его самодостаточной системой. Таким, к примеру, каким оно было после Буса Буерака, где Ак- белый, Буер- яр, Бус- дуб; т. е. Дуба Белого Яра, который звался Бусом Белояром. Когда верховный правитель избирался старейшинами на семь коло (лет), когда всяким родом (имеется в виду породой по Далю) правил бакши Таши – жрец жизнь речения. И всякий род имел умудренного опытом кудесника, т. е. бакши, который на Родо Гоще служил. И это было Правью. И был впереди хранитель Знаний на Земле. Тогда родовичи имели богатство великое. Род Руссов был силён, а союзником ему был волжанин – глава ясуней Атила из Челла Казаков. Тогда же было сказано остальным народам, что они должны идти в воинство ясуней, дабы охранять свои земли от врагов.

При глубоком размышлении становится понятным, что на святой Руси всегда присутствовала до 988 года некая экономическая справедливость. Отсутствие справедливости Руссы всегда воспринимали как ниспровержение основных законов бытия. Справедливость, как в древности, так и теперь, включает в своё понятие и стоимость, т. е. то, что обеспечивает нормальное функционирование экономики любого строя. Стоимость, являясь функцией нравственности, и как справедливость, экономически и фактически обеспечивает устойчивую самодостаточность, которая управляет хозяйственной деятельностью во всех сферах производства.

Впрочем, надо полагать, что строителям нового мира в снежной стране металла придётся волей или неволей всё-таки ответить на коренные вопросы закономерного запрограммированного мироустройства и бытия на очередной этап эволюционного развития Сознания Я Вечности: «Каким, всё-таки, образом законы как всеобщие, так и общие свойства отношений, будучи необходимыми, объективными, действующие внутри Мирозданий, повторяются и воспроизводятся даже случайными, поверхностными связями эволюционного развития астрономических объектов в общем-то казалось бы в стихийно складывающихся ситуациях?» На этот фундаментальный вопрос кудесники славян и бакши Руссов знали фундаментальный ответ:

Первое – поклон Коду Знаний с почтением. Всеобщая универсальная энергетическая схема Вселенной существует в общем энергоинформационном поле событий, особом (закодированным специально), частном, единичном, конкретном и в Солнечной системе следует через творческую, генерирующую мощь второго потока разумной биологической жизни на Земле, использующий единый генетический код в лице человечества, проникновенное, стратегическое мышление посвящённых которого, как созидательная сила цивилизации не отступила от эволюционной стези во Вселенной, в которой информационный обмен биологической жизни и между астрономическими объёмными объектами осуществляется через глобальную межгалактическую систему торсионной связи трёх пучков по восемь. 3х8=24 (аналогично 24 нервам в конструкции Человек).

Сегодня ещё ни один человек в мире не может предугадать в какую сторону будет устремлено развитие Свята Расы. Поэтому родовичам необходимо обратиться к принципу комплиментарности в истории своего Отечества. Из этого следует, что Русичам в который раз придётся добираться до точки пересечения всех Российских проблем. Но этому мешала трансформация, заключающаяся в подмене божественной философии Тха М Асса в кровавую диктаторскую власть на российской Земле, начиная со времён крещения Руси. Поэтому родовичам на своей земле следует поступать не по букве апостолов, которых даже безграмотный святой Иоанн нашёл лжецами (см. библия. откровение гл.2:2), а по букве обращения последнего казачьего Бакши Таши к искателям истины:

«Да благословит вас ЙО ХА ВА ДХО на освоение Знаний, направленных к просвещению Свята Расы. Мало кто подозревает откуда к людям приходят Знания, где Их Прародина. Займитесь укреплением и упрочением занятой позиции по отношению к учению Тха М Асса, призванного к выводу коренных жителей земли Русской из точки заката и исчезновения, а их науки из тупика и неопределённости.

И поспешайте принять себе союзников в этом нелёгком деле от среды 36 потоков разумной биологической жизни единого универсального генетического кода, развивающихся как и вы, на планетах у звёзд с малым моментом количества движения и опередивших Землян в использовании возможностей нейронных клеток коры головного мозга энергетического блока центральной нервной системы, и, в отличие от Землян, обладающих разблокированным полушарием головного мозга – отделом логического мышления, поскольку ни одному из них не приходила мысль вести паразитический образ жизни внутри своего потока за счёт своих соплеменников.

Оставайтесь верными своим принципам в деле освоения этих знаний даже в случае изменения обстоятельств. Готовьте себя к серьёзным переменам в жизни и двигайтесь к объединению всех родовичей Рода, чтобы стать полноправными хозяевами на своей Земле. Придёт день и просветление коснётся вас и вы услышите человека Духовного Разума, начертавшего на белом горном кварце слово «Храм Знаний», являющегося в сущности выражением Созидательности, расширяющей границы познаваемого и узреете, как открываются новые психические возможности интеллекта. Объективная оценка происходящего вокруг вас приведёт к взрыву подсознания. Знайте, грядут перемены в вашей жизни, приближающие день духовного перерождения, который в лучшую сторону изменит ваш мир. Недолго осталось ждать, когда невежество, сидящее в человеке, покинет насиженное место, называемое святыней.

Имя прародины вашей осветит вас, вернёт вас на тропу жизни, а с получением права на Знания, предназначенные для вас, о неисчерпаемом источнике энергоносителя чистой энергии, не загрязняющей среду обитания, вы сами вернёте себе былую славу Свята Расы, и воссоздадите первозданность своей планете и Отечеству. И вот, когда будет вами затронут покой ваших предков и потревожены их послания, вы, как их потомки, должны знать, что тысяча и пятнадцать лет Земного измерения времени по состоянию на 2003 год, исполнится над опустошением Святой Земли вашей, и по окончании освоения Наследия Предков окончательно предопределённая гибель настигнет опустошителя, и откроется независимость вашего Духовного Разума, и не устоят против этого, ибо будут сокрушены враги ваши, но не рукою.

Родовичи, влекущие сейчас жалкое существование, народ, сидящий во тьме, сидящий в страхе и тени смертной, имею против вас то, что вы не возвышаете свой голос, чтобы сдвинулась чаша весов в сторону вашего благоденствия, чтобы проявилась воля обрести своё Отечество, в котором земля ваша лежит сейчас в опустении, недра её опустошены, города ваши погрязли в коррупции; поля ваши поросли плевелами, станицы и села разорены.

Русь пала ниц перед агрессией необъявленной информационной войны. Куда ни глянь, всюду торчат беззакония. Спасайте родовича – земледельца, ибо только через него может обновиться ваше Отечество, ибо только через него, в Нём присутствует хлеб жизни.

Отмойтесь от грязи и праха канувших в лету времён иудохристианства, распахните душу навстречу Знаниям Духовного Разума для обновления своего тела, истерзанного болезнями. Говорю: «Не красота спасет погибающий мир Свята Расы, а Истина Духовного Разума ваших далёких Предков». Для тех из вас, кто отважится быть человеком будущего, кто отважится ключом ищущего распечатать жизнь своих потомков за завесой будущего, предыстория ваша с 988 года в её современном изложении шарлатанами от науки, как впрочем и вся история развития государства Российского, окажется только искажённой и оглуплённой фикцией, неприемлемой из-за своей лживости.

Но прежде чем распечатать жизнь, т.е. познать Природу жизни, познайте Природу Света, изучите досконально сложную самочитаемую структуру Конструкции под названием Человеческий организм – его геном, расшифруйте его генетическую информацию, в котором запись о Человеке от Начала. Вот я дал вам меру, но дам и сверх меры и заполню вам ваш поиск до отказа:

«Изучите энергию гравитации и вихря; изучите дисцилированную воду при совместном на неё воздействии мощнейшим потоком закольцованных на себя электромагнитных излучений (то, что вы называете потоком электронов) и металлов в ионном состоянии, загадочные явления обнаружит она и не только, как носитель информации в Мирозданиях.

Изучайте предплазменое состояние энергоинформационного поля, кристаллические структуры которого в своей беспредельности пронизывает не только межзвёздную среду, но и ячеистые структуры макромиров – форм реальности бытия.

Изучайте плазменное состояние части единого энергоинформационного поля.

Изучайте постплазменное состояние плотности части единого энергоинформационного поля – материальный проявленный мир Мироздания, возникший от сложения и умножения низших 24 уровней Знаний, эманировавших в плотное состояние вещества при сверхвысокой (энергии в температуре) за порогом 10^{19} ГЭВ и сверхвысоком давлении, возникшем при трении сверхобъёмных пластов и потоков информационных волновых процессов. И это откроет вам Истину в понятии Вечность.

Изучайте энергетический блок центральной нервной системы, находящийся во взаимосвязи и взаимозависимости с автономной нервной системой сердца, окрашивающей мысль вкупе с эмоциональным отделом (полушарием) головного мозга в цвет психического состояния, чтобы уйти от всякого вида болезней и освободиться навсегда от записей вашего реактивного ума.

Изучайте энергоинформационное поле своей планеты Земля, для высвобождения вашего физического тела жизненной и животворящей силы, а также Разума, от воздействия неоконченных обрывочных частей мысли в результате нескончаемых войн всех против всех и всего – информационных вирусов.

Изучайте фотоны, электроны, протоны, нейтрино, чтобы вам прибывать в истине.

Изучайте результат от вращения двух намагниченных дисков вкупе с энергетической схемой Вселенной, идентичной со схемой асинхронного двигателя переменного тока.

Изучайте модель левостороннего по восходящей спирали разворота Макромира по схеме двойного вихря, чтобы уйти от абсурдности Большого взрыва и теорий Эйнштейна, обеспечивших научной мысли тупик и неопределенность на современном уровне мышления.

Начните создавать модель Макромира с целью изучения единого поля кручения с целью изготовления торсионного генератора с усилителем и преобразователем для вхождения Землян в глобальную межгалактическую торсионную систему связи, для обмена информацией в структуре разумной биологической жизни числом 666, ибо это число человеческое, в составе 37 потоков органической жизни.

Изучайте священные символы Чела Асс Аков, представляющие по сути своей высокочастотные модели резонаторов для двигателей, с целью освоения среды внутрисолнечной системы.

Изучайте фактор, искажающий движение солнечной системы по её орбите вокруг Чёрной дыры, втягивающей медленно, но верно астрономические объекты Млечного пути.

Изучайте ядро Земное, не имеющее никакого отношения к элементу железо (Fe), чтобы не производить вам затраты на строительство не только крупных, сверхкрупных, но и малых поселений в патогенных зонах землятрясений, от эволюционного процесса высвобождения энергии в результате термоядерного синтеза.

Изучайте возможности кристаллов всякого вида (типа), для получения искусственных источников Света.

Изучайте энергетическую схему Вселенной, для выяснения, какого рода информацию ритмично излучают клетки человеческого организма в виде световых и звуковых сигналов, с целью выяснения кому и для чего предназначены эти сигналы.

Изучайте закон полярности, с целью изменения генетически обусловленных процессов в вегетационных и ювенильных периодах растительного мира, но не вступайте в конфликт с природой и Разумом Творца.

Родовичи, вы должны знать, что изощрённый ум Разрушителей создал на планете Земля сектантские цивилизации, которые ныне повсюду начнут приходить в упадок по причине отсутствия в них разумения, которые не избежали кризиса научной мысли, утеряв при этом цель существования человеческого общества.

Время сегодняшних Земных событий в силу невежества народов предельно активизировало негативное энергоинформационное поле планеты, подняло против творимых злодеяний всё, в том числе потусторонние силы всех ваших, родовичи, жрецов, которые тысячелетиями стояли на страже вашего Духа, которые и выяснят: «Во имя чего пролиты реки человеческой крови в вашем Отечестве?»

А теперь рассмотрите, что обнаруживается в вас при, даже поверхностном, ознакомлении с текстами Высшей эзотерической школы Трансцендентальных Знаний. Из них следует, что в первую очередь необходимо освободить свой Разум от навязанной чуждой Руссу по духу религии иудохристианства, чтобы взамен приобрести истинный путь развития в будущее. И есть надежда, что это решаемая задача, поскольку родовичам удастся воссоединить свою цивилизацию со своей культурой, и ничто не сможет помешать этому, ибо телесность всего Рода до сих пор тяготеет к воссоединению с духовностью своих предков, поскольку обратилась вновь к Наследию Предков, с целью обретения утерянного равновесия общества, в котором Телесность Рода и его Духовный Разум будут находиться в топологическом равновесии, и несомненно обретёт свою метаисторию, как победу жизни над смертью. Единство родовичей – это инструмент для построения метаистории. Те, кто понял, что государство без прошлого не может иметь устойчивой структуры, уже являются ратичами своего Рода, утверждающими свою метаисторию, как единую созидательную силу. Вместо мифа иудохристианства с утопией, мы должны использовать Наследие Предков и Науку, что соотносится как Знания. России нужно философское обоснование новой физической картины мира для того, чтобы понять, что происходит на их планете и в Солнечной системе. Почему именно происходит то, чему мы все свидетели, и что следует делать, чтобы можно было бы прогнозировать будущее, а в след за этим программировать будущее.

Но кто из нас, ныне живущих, способен отразить в своей программе всю полноту общественных интересов? А поскольку общественные интересы всегда и во всём опираются на исторически реальную объективность, в том числе и на прошлый опыт прародителей народов, то в данном случае опорой общественных интересов родовичей становятся знания Трашей, как бесценный источник информации о своих предках.

НАУКА И ЭВОЛЮЦИЯ

Эволюция Мироздания в лоне (межзвёздной среде) десяти Высших уровней Знаний; происхождение материи, органической жизни, Человека – одни из величайших и сокровеннейших тайн Нашей Формы Реальности. Всё, что с этим связано, испокон веков окружалось множеством суеверий. Народы, населяющие Землю, придумывали самые невероятные ответы на неизбежно возникающие здесь вопросы. Придумывали, ибо достоверные знания в этой сфере тысячелетиями оставались для них недоступными. Благословен Духовный Разум того, кто пытается проникнуть в святая святых – тайну жизни, несущей жизнь ради жизни. Ибо слепая вера терзает и сердце, и разумение человека и не оставляет ему ни малейшей возможности в деле удовлетворения потребностей осознания своего Я и удовлетворения его в материальном мире на период его нахождения в нём. Но то Место, в Котором Человеку предстоит пребывать в дальнейшем, после того, как Он, его достойная Сущность, его Данность, его Самость оставит этот – сей мир Мироздания, так же является материальным, но только иного свойства и качества.

Главная тайна этого посвящения лежит в устройстве мыслящей биологической конструкции сложной самочитаемой биохимической структуры энергетического блока центральной нервной системы и природы Человека и природы Творца всевидящего, всезнающего, всеобъемлющего, всемогущего, всепроникающего, вседержащего Сверхгиганского Кода Сверхгиганского генома, реализующего в Самом Себе эволюционный процесс Своих 46 уровней Знаний, обладающих самоорганизацией, самореализацией, самовоплощением, самообновлением, самостановлением, самовыражением, самокодированием. Который из трёх:

- Информация (непроявленная сущность);
- Гравитационная энергия (промежуточная сущность);
- Масса вещества (проявленная сущность),

складывающие гармонию и Красоту так называемых органических (упорядоченных структурно), не органических (не упорядоченных структурно), и высших (неосязаемых) миров. Сознание Я – Храм Творца и Человека – это не обряд, не ритуал, не орден, не церковь – это жизнь, несущая жизнь ради жизни, это синоним Творца, сложенного из умножения вибрационной волны высшего, десятого (10=1+0=1), как и первого уровня Знаний биологического числа жизни 37 на 27 (37+37+37+37+37+37+37+37+37+37+37+37+37+37+37+37+37+37+37+37+37+37+37+37+37+37+37= 999 = трём биологически сложенным числам пробуждения жизни 9+9+9 =27). Здесь и в этом иная математика будущей науки о биочислах.

Биологическое число 37 является числом нетленности, безсмертия, вечности, жизни.

Возьмем ещё одно биологическое число -137. Это число эманации так называемой «смерти» - постоянная Планка. 1/137 является безразмерной величиной. Гравитационная постоянная равна 2^{-137}. Число элементарных ячеек во Вселенной, образованные фундаментальными единицами измерений есть $2^{2\Pi \times 137}$. Число, обратное 999 есть число человеческое, 666. Оно сложено из восемнадцати биологических чисел жизни 37: 37+37+37+37+37+37+37+37+ 37+37+37+37+37+37+37+37+37+37 = 666 = 6+6+6 = 18 = 1+8 = 9, что равнозначно числу пробуждающейся жизни. Если вы заметили, что число органических веществ превалирует над числом неорганических, то должны бы были спросить себя, почему, к примеру, два элемента водород и углерод образуют так много соединений: метан CH_4, этан C_2H_6, пропан C_3H_8, бутан C_4H_{10}, бензол C_6H_6, толуол C_7H_8 и т. д., а при участии кислорода, водорода, углерода, могут образовываться разные вещества, имеющие к тому же одинаковый молекулярный состав.

Ответ прост: «В нашей форме Реальности всё простое стремится к сложному». Следовательно, главный закон материального мира через эманацию «смерть» перейти путём сложения или же умножения низших уровней Знаний, эманировавшие когда-то в простые элементы таблицы Менделеева, согласно закону равновестности координат Творца, перейти через это сложение и умножение в иное благодатное состояние. Например $H_2 + O = $ $= H_2O$. У кислорода и водорода были одни, присущие им свойства, а во взаимосвязи совершенно иные, отличные от них свойства по качеству.

Кроме этого, одни и те же уровни Знаний, сложенные при эманации в материю вещества, при различных комбинациях взаимосвязи и взаимозависимости могут обладать совершенно различными дальнейшими эволюционными свойствами.

Есть завершённая система «связанной» связи уровня Знаний и есть незавершённая система уровней связи Знаний. Это Высший и Низший уровни. Высший – Сознание Я, низший – инертный элемент в состоянии разной категории эманации. Низший инертный не вступает во взаимодействие, но подчиняется коду эволюционного процесса Высшего завершённого уровня (37+37+37=111).

Высший совершенный, совершенно завершённый уровень Знаний, Кодирующая установка подчиняется циклу самокодирования Своей Вечности, и выражается числом 360, равнозначным биологическому числу пробуждения жизни (360=3+6+0=9). Внутренний календарь энергетического блока центральной нервной системы – Человек, по которому работает всё в сложной самочитаемой структуре Его организма равен 360 дням, также равнозначным числу пробуждения жизни 9. Чела Асс Аки всегда считали, что жизнь на планете Земля пробуждается с наступлением первого дня весны, который принимался у них за день нового года, ибо с этого дня, считали они, органическая жизнь готова воссоздавать себе подобную.

В этот день совершался ритуал миграции далёких предков с планеты Ио звезды Регул, с высадкой их десанта на планету Земля. Праздники эти отмечались ежегодно вплоть до катастрофы, случившейся в 11 542 году до нашей эры, повлёкшей за собой изменение наклона оси вращения и переход планеты на другую орбиту, во внешнюю сторону от прежней, с разницей периода вращения вокруг Солнца на 5 дней. Это выражается несоответствием внутреннего календаря энергетического блока центральной нервной системы, по которому и ныне осуществляется жизнедеятельность сложной самочитаемой структуры организма Человека, вписывающаяся в 360 дней с периодом обращения планеты, равного 365 дням.

Представьте себе биологического робота, который будет несомненно создан гением Человека, а не методом совокупления с программой управления сборки его конструкции, вписывающейся в 360 дней, с повторяющимися циклами, скажем, по воспроизводству самого себя, причем, по ежедневно поступающим на поток для сборки своего потомка – различных деталей с программой управления доставки этих деталей, вписывающейся в 365 дней. Тогда, к примеру, по программе биоробота 27 января ему надлежит поместить в черепную коробку своего потомка левое, логически мыслящее полушарие головного мозга, а на ленте подъехала задница; что будет делать биоробот?

Разница в пять дней есть фактор сбоя всех систем организма Человека.

Этот сбой является самым главным фактором старения конструкции – Человек, с момента Зачатия. Есть ещё один фактор преждевременного старения организма человека, сокращающий срок его жизнедеятельности на одну треть. Это информация 66 гена, направленная на реализацию процесса окисления клеток. Эти два фактора преждевременного старения организма не учитывают взаимосвязи и взаимозависимости между организмом и средой обитания, поставляющей организму для его жизнедеятельности совершенно непригодную продукцию… по вине самого человека.

Все клетки организма рассчитаны на бесперебойную циклическую, импульсную подачу в Космос световых и звуковых сигналов с информацией о состоянии их внутренней сущности. Но в связи с тем, что они забиты шлаками, в т. ч. канцерогенного происхождения, вызывающих не только перерождение клеток, но и целых органов, информация в Космос посылается в искажённом виде.

В Космосе одномоментно для Вечности существует Три Мира. И если в нашем Материальном мире форма Разумной биологической жизни составлена из 18 биологических чисел жизни 37, отображающемся в числе человеческом 666, то в остальных двух, находящихся во взаимосвязи и взаимозависимости с нашим миром, присутствуют формы биологической жизни с числом 222 и 333 соответственно.

Одна из этих форм, а именно 222 сложена из **6** биологических чисел жизни 37:
37+37+37+37+37+37=222=2+2+2=**6**;

Другая из **9** биологических чисел жизни 37:
37+37+37+37+37+37+37+37+37=333=3+3+3=**9**.

Землянам, входящим в состав 37 потоков разумной биологической жизни (его) их материального мира, вооружённым несовершенными приборами дальнего видения, недоступна пока структура этого мира. Материальный мир, в котором живёт Человек, имеет ячеистую структуру. Самые старые объекты в нём имеют возраст $(10+П) \times 10^9$ лет Земного измерения эволюции планеты Земля. Материальный мир «разговаривает» языком математики – языком чисел. Возраст нашего Солнца – $4,05 \times 10^9$ лет. Возраст планеты Земля - $4,14 \times 10^9$ лет.

Солнечная система образовалась следующим образом. Первоначально на орбите Солнца вращались разрозненные облака эманировавших в «микрочастицы» электромагнитных излучений малой части 24 уровней низших Знаний вокруг ядра нашей Галактики. Спустя $0,27 \times 10^9$ лет с противоположной стороны обращавшихся сгустков праматерии планет, к этому времени уже обретших форму ядер, в микромире частиц эманировало в облако плазмы будущее Солнце. К моменту, когда сгустки будущих 11 планет совершили 24 полных оборота вокруг ядра Галактики, превращаясь в материю планет, Солнце вошло в семейство планет, совершив к этому времени 20 полных оборотов вокруг ядра Галактики. Скорость движения Солнца превышало скорость движения 11 планет. В связи с этим Солнце потеряло часть момента своего движения, передав его планетам. Следы органической жизни Человек должен искать не где попало, а в поясе движения Галактик, подобных нашей и у звёзд с малым моментом количества движения. Объекты материального мира человека разворачиваются по двойной спирали против часовой стрелки и скорость разлёта, удаления одних от других, увеличивается на 83,3333… км/сек. Конечная траектория, сложенная с начальной полёта каждого объекта и всех вместе взятых, выльются в форму орфического яйца благодаря постоянной гравитации 2^{-137}, и цикл жизни материи, для перехода в иное благодатное состояние, равен 36×10^{110} лет. Там, где материя потеряет (высвободит) всю свою энергию, в этом месте возникнет новое материальное облако, из которого в будущем образуются иные планеты или звезды. Космос никогда не погибнет, ибо обладает параметрами Вечности. Материальный мир, вызревающий в лоне 10 Высших уровней Знаний, не может погибнуть в космическом холоде, ни в коллапсе (жаре). Он не может пульсировать, то разжимаясь, то сжимаясь, поскольку составляющие его объёмные материальные образования двигаются по восходящим спиралям левостороннего направления, затем по нисходящей спирали, после достижения наивысшей точки удаления, затем по круговой траектории в плоскости, сменяющейся на нисходящую спиралевидную траекторию правостороннего направления, и после достижения высшей точки удаления, сменяется на траекторию восходящей правосторонней спирали. И этот эволюционный процесс информации, Гравитационной Энергии, Материи по длительности бесконечен, Вечен, как вечна вечно текущая Мысль. И в этом эволюционном потоке нет места ни времени, ни пространству, ни борьбе двух противоположностей, а есть место гармонии, Красоте Высшего Разума Сознания Я.

Материальные (проявленные информации низших уровней Знаний) объёмные объекты могут возникать в любом месте лона, вместилища Сознания Я Высшего Разума.

Так называемого «ядра» Вселенной нет, не может быть и никогда не было, как никогда не было большого взрыва, как никогда не рождалась материя из точки, как никогда не было определённого места реликтового излучения. Фон «реликтового» излучения занимает весь объём лона вызревания материи и поддерживается постоянством возникновения материи из эманации 24 низших уровней Знаний, зависящих от нарушения системы Равновесия 46 уровней Знаний, в которых 10 Высших, 12 промежуточных и 24 низших. 10 Высших – Начало и Конец. 1; 10 – Сверхгиганский код Сверхгиганского генома. Сверхгиганский Код - Творец – Начало Сверхгиганского Генома – вечнотекущей мысли, Его – «Конец» бесконечного процесса Эволюции Сознания 8 – внутренних Высших уровней Знаний есть Законы, по которым протекает развитие Жизни – Смысл Жизни – Жизнь. В момент рассекречивания древних Знаний, человечество станет свидетелем рождения 18 планет в созвездии Ориона. И это будет тогда, когда свет от рождения этих планет коснется лика планеты Земля, и коснётся он этого лика в 13 542 году от момента катастрофы, поглотившей Атлантиду. Планета Венера – это влетевшая в Солнечную систему в 1570 году до нашей эры, комета из туманности Оорта, где формируются все кометы с целью посещения Солнечной системы для уничтожения нарабатывающихся годами отрицательного энергоинформационного поля, связанного с отрицательной деятельностью человечества. Следующая Комета, после кометы Галлея, весом в 10^{12} тонн также будет нацелена на орбиту Земли. Если человечество будет и дальше оставаться на позиции ложного представления о возникновении Вселенной, т. е. придерживаться старого взгляда на картину мира, то оно не сможет вывести науку из тупика и неопределённости, в которые она попала.

Только тот объективно начнёт понимать эволюцию окружающей формы реальности, который начнёт постигать все формы движения материи, в том числе и сущность более высокой формы движения материи – биологической. Математически точно установлено, что все органические вещества, подобно неорганическим, взаимосвязаны. Такая же связь установлена и для Макро и Микрокосма. Все классы соединений, в том числе органических с неорганическими в нашей форме реальности генетически связаны между собой. В основе любых превращений лежат материальные превращения, впрочем, как и в процессах мышления. Все без исключения процессы происходят не под влиянием несуществующих потусторонних сил, а по запрограммированным законам по реализации эволюционных процессов эманировавших в материю уровней Знаний.

И хотя сформированная современная научная картина мира ещё очень и очень далека от истинной, тем не менее она позволяет объяснить некоторые процессы превращений. Процесс развития теоретических Знаний обуславливался в основном возникновением и разрешением противоречий между появляющимися новыми фактами и прежними теоретическими представлениями, недостаточными для объяснений новых фактов. На пороге третьего тысячелетия Современная научная мысль Землян почти что во всех сферах человеческой деятельности зашла в тупик и неопределённость, а человечество в целом подошло к точке своего заката и исчезновения. Этого следовало ожидать. Народ, не знающий своей истории не народ. Цивилизация, не знающая своего прошлого не может быть жизнеспособной.

Все в мироздании имеет только ему присущий объем Знаний и Информации.

Любые взаимосвязи осуществимы только на основе реализации Информации. Всё в мироздании имеет только ему присущий объём Знаний или Информации. Например, физические свойства веществ зависят от объёмных систем строения молекул, сложившихся из объёмных структур низших уровней эманировавших в материю Знаний. Мысль человека материальна и объёмна, ибо рождена от материи. И как бы дико, абсурдно и фантастично не выглядело бы на первый взгляд Землянина это суждение атлантов, я знаю, что оно истинно и нет в нём лжи и лицемерия, а потому со временем оно займёт подобающее ему достойное место. Начиная с малого и столь для вас необычного, мы с вами придем к большому, которое поможет выйти человечеству из точки его заката и исчезновения и твёрдою ногою встать на путь Свободного Разума дальнейшего поступательного развития вперёд в освоении третьего этапа эволюции интеллекта продолжительностью в 648 000 лет земного измерения эволюции («времени»). Второй этап в эволюции интеллекта человека на планете Ал Асс-66 (Земля) завершён 17 мая 1999 года. Он длился 432 000 лет.

Извечной проблемой человечества была разгадка своего прошлого. Эта проблема не может быть решена до тех пор, пока общество вплотную не займётся изучением, так называемых, мифов, легенд, сказаний, преданий, дошедших до наших дней из глубины веков. Ведь без прошлого нет настоящего и будущего. Вам предлагаю удалиться и разделиться с эпохой великих потрясений, с эпохой лжи и невежества.

Все процессы взаимодействий всегда обусловлены переходом системы информации в состояние с минимальной энергией в результате высвобождения части информации от взаимодействия. Чем быстрее идёт (протекает) фактор высвобождения (утечка) информации, тем в большую неупорядоченность приходят оставшиеся невостребованные на данный процесс взаимодействия пласты уровней информации. При этом эволюционный процесс вступивших во взаимодействие объёмных пластов уровней информации ускоряется и так называемый количественный энергетический фактор этого взаимодействия оценивается по значению теплового эффекта. Остаточное возбуждённое состояние вступивших во взаимодействие пластов информации вещества (материи) с учётом тех, которые были реализованы, т. е. высвобождены, обуславливают энтропийный фактор полученного от взаимодействия результата, и, как правило, с большей информационной неупорядоченностью.

Такой, казалось бы, бредовой нелепостью отличался нестандартный, на наш взгляд, образ мышления сгинувших в лету двух цивилизаций атлантов: Ат(л) Ассов, владевших огненной колесницей Неба (виманасс) и Асс Тланов, владевших посохом, генерировавших мощное поле, являвшимся одновременно конденсатором биополей их граждан. Так утверждают предания Чела Асс Аков, жалкого остатка потомков двух цивилизаций могущественной Атлантиды.

Сумел ли я пробудить любопытство читателя и желание познать истину, покоющуюся вот уже 13,5 тысячелетий в преданиях Чела Асс Аков, но дальнейшее изложение научных ценностей атлантов поражает всякое человеческое воображение, и в тоже время эта «фантастика» объясняет почти, а может быть и все неразрешимые вопросы, возникшие при построении современной научной картины мира. И если серьёзно отнестись к их видению окружающей человека форме реальности, то мне думается, это изменит наш мир, наше восприятие объективной действительности, ломая наше мировоззрение, миропонимание и выстроенную с таким трудом современную картину мира, ибо, оказывается, атланты отлично разбирались не только в энергетике Мироздания, до чего современная наука ещё не дошла, но они смогли выйти за его пределы во Вселенную и ещё дальше в Космос своим Разумом, построив Его информационную структуру, хотя надо полагать, что ни им, ни нам, ни нашим сверхдалёким потомкам никогда не удастся познать мир до конца. И это положение было выявлено атлантами и вполне обосновано.

Попутно отметим, что в Преданиях нет даже и намёка о войне Атлантов с Афинским государством. Её и не могло быть ввиду того, что атланты были сметены с лица Земли катастрофой, имевшей место в 11 542 году до нашей эры. Никакого Афинского государства тогда не существовало. Но если допустить, что оно существовало, то в войне с атлантами оно было бы попросту размазано, исходя из разницы научно-технического прогресса.

Древняя система Знаний атлантов опиралась на математические расчёты чисел межгалактической передачи информации, а так же построение Космической структуры Информации, в основе которой лежит информационный пласт составленный из 10 Высших уровней Знаний, который в свою очередь опирается на Наивысший пласт Знаний, названных атлантами Единым, который в составе 10-ти. Затем следуют 12 промежуточных уровней Знаний – 2-й пласт информации, и, наконец, Третий пласт информации, составленный из 24 уровней Знаний – Материальный мир – Мироздание.

И как далёкий оттолосок научного гения атлантов, является современная, до неузнаваемости искажённая, астрология, основанная на халдейской астрологической науке первичного искажения Истины цифрового кода систем материального мира, эквивалентного энергетическому потенциалу буквенного выражения информации. В преданиях Чела Асс Аков сохранилось выражение атлантов: «Ложный посыл рождает ложный результат». Так ли это? Чтобы извлечь признаки внутренней сущности системы, необходимо вычислить её цифровой код.

Согласно халдейской астрологической науке и современной методике астрономических расчетов, к примеру, имя Александр означает следующее: 1+4+6+3+1+1+6+5+9=36=3+6=9, что соответствует планете Нептун. Отсюда следует, что внутренняя суть Александра нептунская (под управление Нептуна). Таков результат системы раскладывания чисел на Русскую речь – её основу, алфавит.

Солнце	Луна	Марс	Меркурий	Юпитер	Венера	Сатурн	Уран	Нептун
1	2	3	4	5	6	7	8	9
А	Б	В	Г	Д	Е	Ё	Ж	З
И	Й	К	Л	М	Н	О	П	Р
С	Т	У	Ф	Х	Ц	Ч	Ш	Щ
Ъ	Ы	Ь	Э	Ю	Я			

Но как проверить, истинный или ложный изначальный посыл вложен в данную таблицу эквивалентности цифровой и буквенной систем передачи информации древних халдеев, которая используется всеми астрологами мира при составлении гороскопов, планет призвания, пентаклей? Это делается просто:

Два = 5+3+1=9 – абсурд.

Три =2+9+1=12=1+2=3.

Четыри = 7+6+2+2+9+6=32=3+2=5 – абсурд.

Пять = 8+6+2+3=19=1+9=10=1+0=1 – абсурд.

Шесть = 8+6+1+2+3=20=2+0=2 – абсурд.

Семь = 1+6+5+3=15=1+5=6 – абсурд.

Восемь = 3+7+1+6+5+3=25=2+5=7 – абсурд.

Девять = 5+6+3+6+2+3=25=2+5=7 – абсурд.

Итак, изначальный посыл – абсурд, ложь, и пользоваться такой таблицей перевода письменной информации в числовую, математический разговорный язык торсионной связи тридцати пяти потоков разумной жизни без нашей цивилизации и идущей за нами, моложе нас на 216 000 лет, не представляется возможным, даже если бы человечество и имело бы в настоящее время в своём распоряжении торсионный генератор и метод наполнения числовой информацией торсионного сфокусированного поля – луча на определённый объект Мироздания. На какой именно? Атланты говорят: на область вокруг светила с малым моментом количества движения в поясе конуса расположения нашей Галактики – Млечного пути в составе системы Мироздания левостороннего разворота её материальных объектов, словами Атлантов – на объекты биочисла пробуждения жизни-9, которое ясно проявится в их математическом тексте, обладателями и наследниками которого по праву считаются Чела Асс Аки. А что же в действительности слагает имя Александр? У атлантов оно слагало бы число Равновесности Космоса и число Юпитера 5. Относительно секретного значения чисел, а особенно биочисел (человечество на пороге создания науки о биочислах) существуют у разных народов свои предположения. Несмотря на то, что в этом направлении уже сделано много интересных открытий, но со смертью Пифагора, как считается, ключ к этой науке был утерян. А был ли у него ключ?

Пифагор родился в Сидоне и история его жизни странным образом совпадает с историей жизни Христа. Отцы того и Другого были пророчески извещены о том, что у них родится сын. Родился Пифагор в 595 году до н.э. и умер на 97 году жизни. Этот человек был инициирован в египетские, вавилонские, халдейские Мистерии, он был посвящен в Элевсинские Мистерии, в Мистерии Исиды Египта, совершённой жрецами Фив. В Финикии и Сирии его посвятили в Мистерии Адониса. Наконец в Индии, после многих лет учения, он стал инициированным в брамины Элефанта и Эллора и получил имя Яванчария.

Понятием Творца для Пифагора было Единое, которое есть Всё. Он характеризовал Творца как Высший Свободный Разум или Верховный Ум, рассредоточенный во всём Космосе, как причина всего и всех, их Разум и Сила. Творец представлялся Пифагору в виде Световой субстанции, с природой из субстанции Истины.

Пифагор верил, что объекты Мироздания несут в себе ту или иную заключённую в них информацию определённого уровня и что эта информация, эманировавшая в систему данного объекта, должна пройти весь предначертанный для неё путь «развития» - эволюции. Ему были известны методы получения числовой силы слов. Он знал также, что в получении числового значения слова, необходимо его возвратить в исходный язык. Считалось в те времена, что исходным языком являлись слова греческого и еврейского происхождения, которые могут быть успешно проанализированы этим методом, и все слова должны произноситься в древней транскрипции и в полной форме. Мало кому известно, что на основе чисел, которым Пифагор присваивал то или иное мистическое значение, он пытался построить математическую модель мира, но придя к полнейшему абсурду, уничтожил почти пятидесятилетний труд. И хотя великий масонский символист Альберт Пайк не понимал Пифагора, что видно из его труда «Символизм», Пифагор был весьма близок к истине.

Ибо размещая числа на числовую модель своей Вселенной, он вдруг обнаружил к своему великому изумлению, что синоним имени Творца, выраженный в числах, не накладывается на вершины кристаллической структуры из равносторонних треугольников. В местах, где должны наложиться три девятки 999, ложатся, почему то, две девятки и одна восьмёрка 998. А поняв, что эквивалентность соотношений чисел и букв не соответствуют своему назначению, Пифагор уничтожил весь свой титанический труд. Индийские 4 знаменитых Юги, как и греческие ометализированные века совершенно не соответствуют тому понятию, которые они символизируют в современный век. А ведь основанием Буддизма являются именно 4 Юги. Это будет показано ниже.

Если внимательно присмотреться к довольно таки странной на первый взгляд информации, лежащей в основе преданий древних Чела Асс Аков, то мы чётко увидим, что она имеет отношение не только ко временам сроком в 648 000 лет до нашей эры, но также и к гибели высокоразвитой человеческой цивилизации, имевшей место в 11 542 году до н.э., которая, якобы, превосходила по своим научным и техническим достижениям духовность науки и научную картину мира современного человеческого общества. Реальный путь, каким он видится в исследовании проблемы разгадки своего далёкого прошлого, а возможно и настоящего (той ли тропой бредёт ныне человечество?), а скорее всего и предвидение в какой-то мере своего будущего – это осознание дошедших до наших дней звёздной космогонии на основе информационной вибрации кода 111, сложенного из биочисел жизни Космоса 37+37+37 Сверхгиганского генома, если выразиться современным языком.

Это осознание, как уверяют Чела Асс Аки, станет осознанием традиционной концепции Атлантов об образовании всех без исключения объектов Мироздания из эманировавшей части вибрационной информации 46 уровней Знаний, составивших некогда (13,32 x 10^9 лет) так называемое полное чрево Космоса.

То, что сейчас считается проявленной материей, является блаженным состоянием 24 уровней низших Знаний, эманировавших в материальный мир, в наблюдаемое ныне Мироздание. Все три уровня Знаний: 10 Высших, 12 промежуточных и 24 низших составляют Космос – равновесную систему координат и при данном соотношении распределения Энергии, остаются в количественном виде неизменными, а в качественном претерпевают изменения, поскольку эволюционируют. Концентрация материи трёх видов: Информация, Энергия Гравитации, Материя (вещество) - равновесно, поскольку подчиняется закону РАЗ ДЕЛЕНИЯ пластов 46 уроней Знаний Сверхгигантского Кода Сверхгигантского генома. Все три составляющие Космоса равновелики по своему назначению. И в каждом из 3х - три: свет, тепло, гравитация. Равновесные концентрации веществ в мироздании находятся в строго определённом соотношении. И поскольку в лоне Космоса или иным языком в чреве Космоса, в котором вызревает мир, температура в каждый момент эволюции для всей системы в целом одинаковы (как одинакова температура реликтового излучения), то соотношение взаимных связей, составляющие Космос наполнителей есть величина постоянная и называется она постоянной равновесия, или равновесной системой «координат» Творца, как её называли Атланты.

Атланты утверждали, что по значению равновесной системы координат Творца можно судить о степени эволюционных процессов во Вселенной. Чем выше скорость эманаций вибрационных пластов информации, тем больше галактик во Вселенной.

Чем выше температура от складывания и умножения низших уровней Знаний, тем выше скорость их эманаций в вещество материи, через промежуточное звено, обратное электромагнитному излучению. При этом объёмы доматериальных образований имеют определённую скорость движения по кривой восходящей спирали; мгновенная скорость объёма доматериального образования в каждой отдельно взятой точке равновесной системы координат которой направлена по касательной к изломам спирали, хотя в масштабе Космоса изломы восходящей спирали выглядят прямыми на сотни тысяч километров. Поэтому при движении по восходящей спирали «доматериального образования», а через 0,18 x 10^9 лет земного измерения времени уже «материального» в виду возникшего наличия ядер в микромире материи в этом образовании, направление скорости его непрерывно меняется, а это, утверждают Атланты, является причиной изменения самой скорости в сторону постоянного увеличения, связанного, в свою очередь, с увеличением расстояния от места превращения и выражается коэффициентом пропорциональности, в пересчёте на наши единицы измерения K=83,3333… км/сек.

Это означает, что с увеличением расстояния с момента разворота Мироздания от места этого разворота, от места пульсирующего выброса доматериальных объёмов эманировавшей продукции вибрационной информации, иными словами от места «Зачатия» на 1 Мпс (миллион парсеков или ≈ 3,33 млн. световых лет), скорость движения объектов Мироздания, к примеру галактик, по восходящей спирали увеличивается на 83,3333.. км/сек. Эта закономерность справедлива как для большого числа галактик, находящихся на достаточно «близком» расстоянии друг от друга и наблюдателя, так и для далёких друг от друга одиночных объектов и от наблюдателя и имеющих огромные скорости. Эффект красного и фиолетового смещения свидетельствует о том, что Материальный мир (весь его объём) разворачивается по двойной спирали и против часовой стрелки, как сейчас сказали бы, имеет отрицательную кривизну. Попутно скажем словами Атлантов из предания Чела Асс Аков:

> Движение левое вашей материи
> Сознательно в правое сменит Творец
> И Мысль Его – кристалл обновления
> Конца и Начала и смысла венец.

От Разума жизнь. А это при здравом размышлении являет собой конструкцию Орфического яйца. Те объекты, которые удаляются от наблюдателя, находящегося в общем потоке движения, дадут для него эффект красного смещения везде и всегда, где бы он не находился: у основания ли расширяющегося конуса, образуемого общим движением потока объектов материи по восходящей двойной спирали, или же на достаточно удалённом от основания расстоянии.

Те объекты материи, которые двигаются по восходящим ветвям двойной спирали в обратном по отношению к наблюдателю направлении, т. е. навстречу к нему – приближаясь к нему слева и выше в любом случае дадут эффект фиолетового смещения. Как видите, погибшая цивилизация знала то, чего не знают современники XXI века, а именно следующее.

Причины разбегания галактик в разных направлениях, т. е. хаотичное расширение в сторону от наблюдателя; удаление, и в тоже время движение объектов навстречу наблюдателю – приближение. Но как видите, никакого хаоса нет. Идёт вполне закономерный процесс эволюции материального мира. Есть в нем структуры возрастом $(10+П) \times 10^9$ лет Земного измерения времени, а есть, к примеру, планета Ал-Асс-66 (Земля), возраст которой $4,32 \times 10^9$ лет, есть также звезда -77 (Солнце), возраст которой $4,05 \times 10^9$ лет. Попутно отметим, что представление атлантов о возникновении Солнечной системы коренным образом отличается от современной научной мысли человечества. Атланты утверждают, что по орбите вокруг центра нашей галактики первоначально стало обращаться объёмное образование сконденсировавшихся частиц. Спустя некоторое время на эту же орбиту вслед движения первого объёмного образования вышло второе образование, моложе первого. Скорость движения первого «облака» была меньше скорости движения второго «облака». К моменту, когда первое «облако» прошло 24 оборота вокруг ядра галактики образовав систему планет, второе «облако» совершило 20 оборотов, преобразовавшись за это время в наше Светило и вошло в зону взаимодействия 12 планет, а не 9-ти. Где остальные? Этот вопрос будет освещён ниже. Истина заключается в реальности видимого объёма и невидимого невооружённым глазом объёма объектов Мироздания, имеющего ячеистую структуру. Истина заключается в реальности Энергии Гравитации, имеющей структуру двойной спирали – это Мера. Истина заключается в реальности неограниченного ничем информационного поля – Космоса, имеющего невидимую кристаллическую структуру с узлами и связями («гранями» и если угодно «рёбрами»). Все объекты Мироздания движутся по правилу левой руки и движение это обуславливается наличием 24 смещающихся по линиям спирали с внешней стороны мощнейших энергоинформационных потоков. Скорость движения объектов Мироздания зависит от взаимодействия единого энергоинформационного поля Космоса с 24 потоками магнитных полей Мироздания и Его энергоинформационных потоков. Попутно заметим, что XX век ознаменовался колоссальным количеством ничем не оправданных зверств, ложью и невежеством, изменившими энергоинформационное поле Земли таким образом, что этот фактор повлёк за собой ускорение вращения планеты вокруг своей оси (что достоверно зафиксировано). Это повлекло, в свою очередь, ускорение эволюционного процесса взаимосвязи Человек – Природа, и искажение взаимоотношений из ложного видения научно-технического прогресса.

Такие взаимосвязи и взаимоотношения между людьми и между обществом людей и Природой никому не нужны и, в первую очередь, человеку, потому, что они противоестественны и отрицательно действуют на жизнь.

Объекты Мироздания, то, что наше общество называет Материальным миром, есть результат эманации высвободившихся 24 уровней низших Знаний, заключённых в бывший до него Материальный мир, т. е. прошедший свой эволюционный путь – этап эволюции Вечности с иными, совершенно отличными свойствами иных от наших элементов материи.

Сверхгигантский код (111) Сверхгигантского генома, сложенный из трёх биологических чисел жизни – безсмертия (37+37+37) «строит» Мироздание из 24 низших уровней Знаний через двойное число эманаций (137+137), т. е. «смерть уровней Знаний и рождение материи», или двойную «смерть» информационных волновых потоков, как вам угодно воспринимать данный фактор. В природе Космоса пустота – ничто, отсутствует. Это надо осознать, и не только это.

Равновесная система координат Творца – это вечно работающая система вечно текущей мысли, отличающаяся своей устойчивостью и самодостаточностью. В своих умопостроениях при расшифровке некоторой части математического текста атлантов, не ставьте запрета, как это сделал Альберт Эйнштейн при разработке знаменитых теорий относительности: «Выше скорости света в вакууме нет ничего».

Драматическая история развития астрономической картины мира свидетельствует о том, что ложное представление человека о возникновении Вселенной породило массу ошибок во взглядах на эту реальность. Ну, а во взглядах на Космос у человека и поныне нет никакого представления.

Причиной драматизма была не только власть религии, всевозможных её течений (по сей день не знающих, что все они имеют общий исток, и к сведению всех, чисто научный исток, до неузнаваемости искажённый тысячелетиями времени), но в гораздо большей степени инерции мышления, связанная с первоначальным посылом и полученным, в связи с этим, научным результатом, принимавшимся в качестве вечных философских принципов, а также «непогрешимость» авторитетов.

Фундаментом для создания новой научной картины мира стали физические теории – специальная и общая теории относительности величайшего физика, упомянутого ранее, Альберта Эйнштейна. Провозгласив все системы отсчёта, известные к тому времени, принципиально равноправными.

РУСИЧИ И СЛАВЯНЕ ДЕРЖАВООБРАЗУЮЩИЕ НАРОДЫ – ХРАНИТЕЛИ ЗНАНИЙ НА СВЯЩЕННОЙ ЗЕМЛЕ

«Праотцы были уведены Яром в край Русский», т. е. праотцы ранее не проживали в краю Рус Аков, а мигрировали в этот край, в котором уже до них праотцов (пока что ещё неизвестного народа) проживали Русичи. Если это было не так, то они, праотцы, не знали бы, что этот край назывался в их времена краем Русским, который в будущие века стал им родным Отечеством. И тогда они дошли до определённого места и поселились огнищанами на земле Руссов. И так прошло две тьмы – 20 000 лет. Слово тьма есть трансформация от слова ТУМЫН разговорного языка общения Рус Аков, означающего 10 000. Заметим, что деление на ОНЫ – десятки, ЖУСЫ – сотни , МИНЫ – тысячи, ТУМЫНЫ – десятки тысяч, сохранялось в войсках К Асс Аков (казачьих войсках) до XX века, и это было особенностью исключительно казачьих войск. Подобное повествование напоминает сома – технологию лечения в поиске истины. И ДОСЫ (побратимы), при этом, после принятия «лечения» ничего не знали, каким методом их лечил Тха М Асс и воспринимали восстанавливающееся зрение, как чудо. А это чудо полностью зависело от Знаний о природном лекарственном изобилии Assia terro!

Наследие Предков, которое необходимо Человечеству прежде всего потому, что оно способствует восстановлению Духовного Разума. Его непреодолимая мощь способна ответить на запросы сердца и ума, поскольку обладает логической силой, поскольку несёт в себе тройную смысловую нагрузку, поскольку является единственным документом на земле, дошедшим до современника, который лишь один сможет осуществить объединение науки и религии, находящихся ныне в антагонизме. Религия без доказательств, а наука без надежды на будущее, и стоят друг против друга, недоверчиво и враждебно, безсильные победить одна другую.

Каким же образом совместить потребности сердца с потребностями Разума, когда мир разделён глубокой раздвоенностью и скрытой враждой между государством и знаниями древних Посвящённых, а также внутри самой науки, в лоне всех религиозных конфессий, а главное внутри совести всех мыслящих людей?

Каковыми бы не были, после более тысячелетнего давления Вуду в образе Яхве, главного виновника наших бедствий, к какой бы философской, социальной школе мы сейчас ни принадлежали, люди сегодняшнего дня несут в душе своей два мира по характеру враждебные, даже можно сказать непримиримые, но вместе с тем возникшие так давно, что человечество даже и не помнит момента столкновения двух его ветвей так называемых «неандертальцев» и «гомо сапиенс», в результате которого одна из ветвей навсегда угасла, исчезла с лика Земли. Эта величайшая потеря обусловила односторонний, однополюсный путь развития оставшейся на царствие на земле ветви биологической Разумной жизни.

И как отзвук тех далёких событий, человечество пожинает плоды своего страшного преступления.

И ныне, разделившееся в самой себе, проклятое, человечество идёт прямиком в бездну хаоса, большая часть из которого рабы, меньшая часть, так называемая «господа?».

А потому поставлен вопрос: «Быть или не быть!». За Разумом слово!

Нельзя не признать, что такое положение вещей на весах правосудия не мало способствует последней окончательной битве двух направлений развития интеллекта, энергия которых достигла максимума в этой взаимной борьбе и на чаше весов склоняется в пользу Созидателей.

И это видно теперь всем, потому что энергия Созидателей внушала поэзии, музыке, изобразительному исскуству, творческому разумению, в конце концов великой скорби черты неслыханного пафоса и величия.

Слишком долго длившаяся и черезчур обострившаяся несправедливость, как и следует ожидать, разродится противоположным действием к моменту перехода человечества в век тонких космических Энергий. А это время уже пришло и ожидает последнего слова Ассов – коренных жителей Assia tera.

Что есть Таши? Таши на языке Челла (древних) есть краеугольный камень. Он сдвинут и бездна готова поглотить тех, кто в течении 1000 лет измывался над Святой Рассой, кто мешал труженику жить достойной человеческой жизнью, она готова поглотить волосатое отродье в «человеческом?» обличье.

Подумать только, что наука всё это время занималась только одним физическим миром; нравственная философия за это же время потеряла всякое влияние над умами; религия ещё владеет до некоторой степени сознанием масс, но она уже потеряла всю свою силу над интеллектом просыпающегося Сознания, сколько же землян покинуло этот мир, чтобы возник царственный образ Духовного Разума, обладающего великим милосердием, светящийся верой в премудрость Всевышнего, всё ещё терпящего «шалости» «человече» – разрушителя, из-за юношеского возраста человечества. Теперь же налагается вето на «шалость».

Вопрос поставлен: «Быть или не быть!» И даже глухой, да пусть услышит звенящий голос Арка Има – утверждающего, что «Все вожди нашего времени на земле, все как один – неверующие скептики!»

И хотя бы они были бы безукоризненно честны и искренни, всё же они сомневаются в своём собственном деле и от того пользы от них, как от *******.

И в общественной жизни, и в частной, они не способны предвидеть завтрашний день, грозящей катастрофой и даже предугадать хотя бы рост инфляции, или, хотя бы, замаскировать свои мрачные действия относительно населения страны.

И вот, при таких обстоятельствах литература и искусство в стране потеряли свой божественный смысл.

Отучившись смотреть в Вечность, преобладающая часть молодёжи предалась тому, что утеху душевности и духовности начала искать в ежедневных попойках, сексуальной развращённости, накачивании своего тела наркотиками, унижая этим, прекрасное имя природы – Человек.

Ибо то, что подразумевается под этим именем, достойно Бога, но глядя на разгул беспредела в стране, и, в данном случае, власти чиновничьей элиты, открывшей широчайший простор низменным инстинктам, чёрная плесень порока или изматывающее душу покрывало энерго-информационного поля отрицательного свойства общественных пошлостей, достигших апогея, трансформируется в Сознании погибающего поколения в отрицание души и Высшего Разума, превращая детей в скотов.

А бедная психика подростка, ещё недоразвитая, ещё не подключенная к энергетическому блоку центральной нервной системы, потерявшая свои крылья, стонет и скорбно вздыхает в глубине души, тех самых гибнущих малолеток, которых оскорбляет современная власть, которая не желает признать право на жизнь безвинных детей.

Благодаря материализму, позитивизму, скептицизму и узурпации власти кланом разрушителей, человек в РФ утерял верное понимание истины и прогресса.

Научная мысль, используя лишь экспериментальный метод по изучению Мироустройства превратила Истину в идею внешней материальной атрибутики. Наука считает, что к Истине можно приблизиться через накопление фактов, опираясь на теории относительности Энштейна, да головотяпа Дарвина, а в результате зашла в тупик и неопределённость.

В области изучения форм наука права. Но что печально, это что философы и моралисты к началу третьего тысячелетия стали думать точно также.

С материалистической точки зрения современных учёных причина, смысл и цель жизни останутся непроницаемы для человеческого ума.

И когда человек на данном этапе творческого эволюционного развития, попытается представить себе, что он знает всё в точности о Мироустройстве, что в том числе, какие процессы происходят в глубинах астрономических объектов Солнечной системы, что если бы человечеству было известно даже то, какой поток разумной биологической жизни обитает на планетах у Сиги Сириуса, представителями которых на Земле являются Айны и Догоны и на планетах у звёзд с малым моментом количества движения в нашей галактике, - разве научный мир получил бы вследствие этого ясное представление о причине возникновения, смысле и цели неосязаемой материи под названием Сознание Я Вечности или же вообще о Мироустройстве?

С позиции современной науки нельзя смотреть на поступательное движение человеческого общества, как на вечное движение к неизвестной Истине, не подлежащей определению и навеки недоступной, поскольку по состоянию на сегодняшний день исследователям так и не удалось выяснить кем являются Челла Асс Аки Тибета и Средней Ассии, для мудрецов и теософов истина для которых являлась совсем иною, нежели для позитивистов философии, мыслителей для которых боги всегда, выражали силы природы, но в мыслях посвящённых Бакши, эти силы проникнуты идеей единого Создателя.

В древние времена Великий Предок превратился в ИМУ в арийского Гермеса Трисмегиста.

Чтобы понять эту истину перевоплощения нам придётся окунуться в ВЫСШУЮ ЭЗОТЕРИЧЕСКУЮ ШКОЛУ ТРАНСЦЕНДЕНТАЛЬНЫХ ЗНАНИЙ, привлечь на помощь таблицу перевода энергетического потенциала буквенного выражения мысли в эквивалент энергетического потенциала чисел Траши Тибета, а так же метод определения числовой силы знаков Пифагорейской математики, поскольку первый таинственный посвятитель Египта в тайны учения, являющийся человеком, кастой и божеством, в котором каста олицетворяет жречество, хранящее оккультные традиции; божество – планета Меркурий, уподобляемая – вместе со своей сферой – определённой категории духов, божественных посвятителей; одним словом, Гермес Трисмегист = 8693612911368112 = 67 = 6+7 = 13 = 1+3 = ④

А чтобы проверить правильность рассуждений, касающихся цифры **4**, повторим себе вопрос; какую пространственную фигуру образуют –

ДВЕ ПЕРЕСЕКАЮЩИЕСЯ ПРЯМЫЕ?

546 2696 1 642 3 8 16 14 29 4 3 5 6 = 103 = 1+0+3 = ④

Ответ: КРЕСТ

49612 = 22 = 2+2 = ④

Гермес Трисмегист - исполнитель сверх земной области небесного посвящения в Код Знаний Сознания Я.

Им = 1+3 = ④

Число ④ есть СИМВОЛ ТВОРЦА = 113465246962 = 49 = 13 = ④, который несёт в себе, как эманация 4+9 = 9+4 – РИБОНУКЛЕИНОВАЯ КИСЛОТА = 9136784561764244 115622 = 94 = 13 = = ④, потому, что оно (число 4) символ имён Высших сущностей так же и по Свято – Русским Ведам.

ТРИГЛАВ = 2918524 = 31 = 3+1 = ④

У МЕНЯ ПОЛЕ СОБЫТИЙ = 8367426561635212 = 67 = 13 = ④ ⟶

⟶ МУДРОСТЬ = 38596126 = 40 = 4+0 = ④

⟶ ОТ ВЕКА Я ПОМАЗАНА, ОТ НАЧАЛА, ПРЕЖДЕ БЫТИЯ ЗЕМЛИ = 157 = ④ ⟶

⟶ Я РОДИЛАСЬ, КОГДА ЕЩЁ НЕ СУЩЕСТВОВАЛИ БЕЗДНЫ = 175 = ④

⟶ КОД ЗНАНИЙ + ПОЛЕ СОБЫТИЙ = 37 + 39 = 76 = 7+6 = 13 = 1+3 = ④

⟶ СОЗНАНИЕ Я + НАСТОЯЩЕЕ + ПРОШЛОЕ + БУДУЩЕЕ = 37+42+43+44 = 166 = =1+6+6 =13 = ④

ТРИГЛАВ = ④ или ТРЁХГЛАВЫЙ = 29758552452 = 49 = 4+9 = 13 = 1+3 = ④, который по Ведам, прямо указано ⟶

⟶ НЕБЕСНЫЙ ИСТОЧНИК = 7636175211268714 = 67 = 13 = ④ ⟶

⟶ ЯСНАЯ КНИГА = 4172447182 = 40 = 4+0 = ④ ⟶

⟶ СВАРГА + ПЕРУН + СВЯТОВИД

142982   26987   1442 641 5 = 85 = 8+5 = 13 = 1+3 = ④ ⟶

⟶ т. е. ТРИ ОСНОВЫ СОЗНАНИЯ Я

291   6 17 6 4 5 163 7 27 1 4   4 = 76 = 7+6 = 13 = ④

БЕЛБОГ = 365368 = 31 = 3+1 = ④ ⟶

⟶ ТВАСТЫРЬ = 24212596 = 31 = 3+1 = ④

ВЕЛЕС = 46561 = 22 = 2+2 = ④;

ЯР = 49 = 4+9 = 13 = ④; ТАРХ ДАЖЬБОГ = 67 = 13 = ④; ИМ = 13 = ④ ⟶

⟶ ВНУК РОСИ = 47849611 = 40 = ④

Дети Има зовутся КУМАРЫ = 483295 = 31 = 3+1 = ④

Потомки Има ⟶ ОСЕДОН = 616567 = 31 = 3+1 = ④

В чём здесь дело? Дело в том, что:

СЛАВЯНИН   как и   ЧАЛА Касс Ак

1524 4 71 7 = 31 = 3+1 = ④   82 52 4211 24 = 31 = 3+1 = ④

Отожествлял МИР = 3+1+9 = 13 = 1+3 = ④;   СВЕТ = 1+4+6+2 = 13 = 1+3 = ④;

СОЛНЦЕ = 165766 = 31 = 3+1 = ④в МУДРОСТЬ = 40 = 4+0 = ④

ДУХОВНЫЙ РАЗУМ = 5856475292383 = 67 = 6+7 = 13 = 1+3 = ④

а Звёздный Мир = 49 = 4+9 = 13 = ④в ПРИСУТСТВИЕ ЖИЗНИ = 58 = 5+8 = 13 = ④.

СЛЕДСТВИЕ = 156512416 = 31 = 3+1 = (4) :

Поскольку СВОЙСТВА НИЗШИХ УРОВНЕЙ ЗНАНИЙ = (4)

Эманировали в ЭЛЕМЕНТЫ МЕНДЕЛЕЕВА = 85 = 13 = (4)

поскольку ТРИ ОСНОВЫ СОЗНАНИЯ = (4) ⟶

ЗНАНИЯ + ПРАХ ЗЕМНОЙ + ДЫХАНИЕ ЖИЗНИ = (4)

Пора бы усвоить подобное единство кристалла – тетраграмматон = **4**

Это видение, или метод, называемый «Эзотеризмом», приложенный к истории настоящих текстов в состоянии привести людей к результату величайшего значения, которое выразит: древность, непрерываемость, глубочайшую основу единства эзотерической доктрины всех времён и народов, как фактор чрезвычайной важности, который ожидает человечество, которое с надеждой взирает на Русс Аков – Снежной Страны Металла.

Основные принципы эзотерической доктрины можно раскрыть таким образом: Сознание Я – Первопричина, Абсолют – Я Творец – Код Знаний – Вышнее – Созидатель – есть единственная Реальность – неосязаемая Материя; проявленная Материя – лишь её внешнее выражение, изменчивая по пути движения своего усложнения, поскольку творчество вечно и непрерывно; непроявленная материя – поле взаимодействий.

По праву Сияющего света «С». За единицу времени $t_0 = r_0/c = 10^{-23}$ секунды, время, за которое свет проходит расстояние, равное радиусу электрона. Эти фундаментальные единицы измерений образуют элементарную ячейку Вселенной.

С использованием фундаментальных единиц астрономы получили постоянную Планка $\hbar = h/2\Pi$ равную 137, биологическому числу эманации – качественному изменению материи из одного состояния в другое (скажем перехода Информации – Знаний в состояние Энергия «первая смерть» и из состояния Энергия в состояние масса вещества «вторая смерть») по откровению Ага Асс Фера.

При этом гравитационная постоянная равна 2^{-137}. Масса Вселенной $M = 10^{55}$ грамм $= 2^{137\times2}m_0$. Отношение радиуса электрона к радиусу Вселенной равно 2^{-137}, т. е. гравитационной постоянной. Число Элементарных ячеек во Вселенной равно $22^{\Pi\times137} = 2^h$, где h – постоянная Планка в фундаментальных единицах.

Отсюда следует, что Вселенная создавалась последовательным удвоением Элементарной ячейки – «первоклетки».

В течении первых 137 удвоений Вселенная развернулась по двойной спирали по отношению к наблюдателю с будущей земли против часовой стрелки от объёма 10-40 см³ до 100 см³. В настоящее время основание разворота конуса Вселенной – его диаметр достиг $[(10+\Pi)] \times 10^{26} + 0,18 \times 10^{26}$ км.

Высота разворота конуса Вселенной равна $[(10+\Pi)\times24] \times 10^{21} + 0,18 \times 10^{21}$ км.

Возраст Вселенной $(10+\Pi) \times 10^9$ лет земного измерения времени от ядер в микромире материи. До ядер в микромире материи $0,09\times2$ эманации $\times10^9$ лет. Количество нейронных клеток головного мозга достигло $(10+\Pi)\times10^9$ шт.

Возраст планеты Земля $(1+\Pi)\times10^9$ лет.

Последовательное удвоение элементарной ячейки указывает на то, что Вселенная создавалась и развивалась как самовоспроизводящий автомат, т. е. создание и развитие Вселенной было запрограммировано. Только в первых двух циклах происходило творение 90 000 000 лет информация ⟶ в Энергию и 90 000 000 лет энергии в массу вещества.

Мы жили на 37 цикле высвобождения Энергии и на втором его этапе развития интеллекта продолжительностью в 432 000 лет.

С 17.05.1999 г. перешли на третий этап развития интеллекта, продолжительностью в 648 000 лет, после чего вступим в четвертый этап продолжительностью в 864 000 лет, затем пятый – 1 080 000 лет, далее 1 296 000 лет и ещё далее 1 512 000 лет и ещё 1 728 000 лет, а там последует 1 944 000 лет.

Примечание: там, где стоит слово «Вселенная» его следует заменить на термин «Наш Макромир».

Вопрос: «Какая связь, обнаруженная трансценденталистами существует между возрастом нашего Макромира и количеством нейронных клеток головного мозга?» $(10+\Pi)\times10^9$ лет = $=(10+\Pi)\times10^9$ шт.

Ответ: Самая непосредственная. Количество нейронных клеток ежегодно возрастает на

1 шт. из серого и белого вещества мозга.

Нейронная клетка появилась вместе (одновременно) с возникновением нашего макромира, а дальше работала генетическая информация – поставившая запрограммированное живое устройство в этот мир.

Вот с этой точки зрения осуществляет своё познание малочисленный тайный союз трансценденталистов, познание духовного через проявленную материю нашего Макромира. Таким образом высшее индивидуальное достижение станет эквивалентно абсолютному состоянию истинного Бытия. Правильно двигаться к этому означает целесообразный способ поведения в движении к Абсолюту через познание эволюционного развития Мироустройства на основе проверенных научных данных и разумного накопления Знаний, а не так, как это делается школами от религиозных конфессий. То для профанов – чем бы они не тешились…

Рост и изменение личности в просвещении являются безграничными при условии отмежевания от иллюзий и накопившихся за тысячелетия ошибок из-за предубеждённости к возможностям человеческого Разума. А следовало бы знать при этом, что доминировать на планете предопределенно всё-таки состоянию разумной жизни, основанной на Знаниях, обладающих способностью творческого начала. Тот, кто хочет проникнуть в глубины вечно текущей мысли, должен придерживаться учений тех инициированных жрецов трансценденталистов, которые были первыми хранителями божественного откровения, скрывших истинные Знания под покровом «священных писаний», которые профаны будут хранить вечно, не имея ключа для вскрытия шифра и совершенно не понимая смысла, вложенного древними предшествующей цивилизации. У которой мистерии были хранителями этих откровений и вложенных в них тайных Знаний, столь глубоких и непостижимых для всех, кроме наиболее возвышенных интеллектов и столь мощных, что открывать их можно только тем, которые поклоняются Эль Эль Ону, которого почитали, которому служили все древние народы, как Владыке неба и Земли до возникновения религиозных конфессий, при жреческом правлении наций на Земле, последним из Правителей которых был первосвященник Всевышнего МЛХСДК, кто посвятил свою жизнь безкорыстному служению человечеству.

Языком Мистерий являлось символическое письмо – язык всей Природы, потому что каждый закон и сила, действующие в нашей форме реальности, проявляются и становятся доступными, пока что, ограниченному уму человека посредством символов, идеальный метод сохранения Знаний о Мироустройстве. Далеко смотрели посвящённые древности. Они понимали, что на Земле после катастрофы, отбросившей человечество на десятки тысячелетий назад в поступательном развитии вперёд, возникает на остатках когда-то величественных Знаний, множество лжеучений и Золотой век науки и искусства сменился мрачными веками отрицания самого важного – правды о тех Знаниях, которые наполняли бездну, когда ещё не было в ней начальных пылинок Вселенной. Во все времена Знания были, есть и будут при Коде Знаний. Кто найдёт их, найдёт жизнь. Все не навидящие познание Знаний любят смотреть. Вам скудоумные говорим: «Идите, ешьте хлеб наш, и пейте вино, нами растворённое».

Оставьте неразумие, и ходите путём Разума, ибо его пищей были есть и будут Знания, потому со Знанием сильны вы, исходящим из уст Вышня.

Ригведа ст.5. Влага, хаос несли в своей груди того, превыше неба и Земли – богов и Ассов давших людям Знания.

А вот из источника, которому более 6500л.: «И сыны богов, увидав дочерей человеческих, что они прекрасны, брали их себе в жёны, какую кто выбирал, и после того, как сыны богов стали входить к дочерям человеческим, те стали рожать им». Это сильные издревле славные ЛЮДИ.

Не говорите в гордыне сердца своего: «Человека создала Вселенная. Человек вписан в Её Природу, а Она Плод Высшего Разума».

Разум человека определяется качеством его мышления.

Тот, чей ум порабощён звериными инстинктами – скот.

А тот, чей ум проповедует ложные догмы – лжец.

Тот, чьи умственные способности обращены на моральные дела человеческие – Человек.

Тот, чей интеллект поднимается до рассмотрения реальности Кода Знаний, тот уже полубог, поскольку его существо соприкасается с великолепием, к которому его подвел его разум.

Поскольку начальная структура, из которой возникла проявленная и непроявленная формы материи есть Первичная, Предкосмическая субстанция, называемая Информацией, то тоньше её в нашей форме реальности ничего не существует, разве что только Код Знаний. Это аркана, совместно с математическими текстами древности хранилась в самом закрытом храме на Земле Трашами и остается скрытой из года в год. Кому выпадает счастье раскрыть Эту великую аркану, тот познает сокровища философских, научных и религиозных истин. Так какому из богов апеллируешь ты, Серж, считая, что в целом ты правильно двигаешься к единению? И можешь ли указать мне, недошедшему до твоего уровня развития по твоему мнению, который из богов является непостижимым для тебя и от которого следует отталкиваться. Ты говоришь: «Время может делать свое дело». А я говорю: «Время не может делать своего дела, поскольку оно является лишь характеристикой материального мира, а не самостоятельной физической величиной».

СОДЕРЖАНИЕ

www.ingramcontent.com/pod-product-compliance
Lightning Source LLC
Chambersburg PA
CBHW072059220326
41599CB00029BA/5749